面对孩子，我们都

或者是关心则乱，或者是人云亦云。

让我们在孩子下次生病前，

成为更加理性、更加优秀的父母。

增订本

在孩子下次生病前

小儿外科裴医生　　裴洪岗 / 著

人民卫生出版社

图书在版编目（CIP）数据

在孩子下次生病前 / 裴洪岗著 . —增订本 . —北京：人民卫生出版社，2019

ISBN 978-7-117-28512-4

Ⅰ.①在⋯ Ⅱ.①裴⋯ Ⅲ.①小儿疾病—防治 Ⅳ.①R72

中国版本图书馆 CIP 数据核字（2019）第 099177 号

人卫智网 www.ipmph.com 医学教育、学术、考试、健康，购书智慧智能综合服务平台

人卫官网 www.pmph.com 人卫官方资讯发布平台

在孩子下次生病前（增订本）

著　　者	裴洪岗
出版发行	人民卫生出版社（中继线 010-59780011）
地　　址	北京市朝阳区潘家园南里 19 号
邮　　编	100021
E － mail	pmph @ pmph.com
购书热线	010-59787592　010-59787584　010-65264830

印　　刷	北京顶佳世纪印刷有限公司
经　　销	新华书店
开　　本	710×1000　1/16　印张：27
字　　数	359 千字
版　　次	2019 年 8 月第 1 版　2022 年 1 月第 1 版第 4 次印刷
标准书号	ISBN 978-7-117-28512-4
定　　价	65.00 元

自　序

我大学本科读的是儿科系，研究生读的是小儿外科，毕业后在深圳市儿童医院做了 12 年的小儿外科医生。在行医过程中，发现一方面医生很辛苦，另一方面患者的就医体验很差，漫长的排队时间，却只能得到几分钟的诊疗，医生和患者其实都不满意，大家都想去改变，却发现很难。

从 2013 年年底开通微信公众号 drpei 以来，我开始写育儿科普文章，内容包括儿童常见病的应对方法、育儿路上的那些常见陷阱的提醒，也包括一些行医路上的体会和思考。写作过程中我本着"让父母少花钱，让孩子少受罪"的目标，尽力让自己的科普内容遵循循证原则，做到可靠、可信，就这样坚持了 3 年，到了 2016 年累计写了近两百篇文章。很多家长一遇到孩子的健康问题，第一反应就是到我的公众号里去查找答案，因为他们觉得这些内容实用可靠、通俗易懂。

无论是在微博还是在微信平台，一篇文章发布后阅读都集中在前三天，一周后就鲜有人问津，但这类常识性科普文章应该要有比时评性文章更长的生命周期，纸质出版可以让这些知识走得更广、更远，于是在 2016 年有了《在孩子下次生病前》这本书。

转眼间，这本书出版已 3 年，累计有近 10 万的读者。对我而言，过去的 3 年是充实的 3 年，从医院辞职，创建了"怡禾"这个咨询平台，开了自己想开的那家诊所，同时维持着公众号的科普写作。

在繁忙的工作之余，之所以把写科普这件事坚持了下来，是因为之前的写作给家长带来了一些帮助，形成了一些口碑，网上的读者也越来越多。

读者的关注是一种认同，也是一种压力，想偷懒的时候，想想还有那么多人在等着更新，就会打起精神来写，这个动力也促使我把育儿问题写得更全面、更细致，所以才有了今天这本增订本图书。

就内容而言，这3年新写的内容也足以撑起另外一本新书，只不过和前面的内容一样，新内容也都是面向年轻父母们的养育指导，而且和前面的内容可以互为补充，把这些内容放在一起，读者查阅时会更方便，所以还是放弃了单独成册的想法，而以原书的增订本形式出版。

这次增订再版，一方面依据读者的关注程度重新编排了文章的分类体系，读者阅读及使用会更方便；另一方面增加了近3年新写的内容，算是我6年育儿科普写作的一个汇总。现在的增订本几乎涵盖了所有常见的儿童健康问题，而且很多问题是中国特有的育儿困惑，相信会给中国家长们带来帮助。

熟悉我的读者可能知道，我很推崇循证医学的理念，所以整个写作的过程中，也是尽力遵循着这一理念，在很多问题的论证过程中，其实是一种思维方式的展示过程，相信这个过程对读者科学观念的建立也会有所帮助。

对于图书而言，不管是3年前的《在孩子下次生病前》，还是现在的增订本，内容其实都来自公众号 drpei，如果您是这个公众号的资深读者，想必书里的大部分文章都有读过，如果是为了看新的内容而买书，恐怕会让您失望。但买书的好处是遇到问题可以随时翻阅，还可以放在家里和家人一起阅读，如果通过阅读这本书，家人能够在孩子的养育问题上形成共同观念，就会减少很多家庭纷争。

书中的内容都曾经在网上发布过，也经历过很多读者的审阅，我也相信书中的内容会比较可靠，但仍难免会有疏漏之处，同时，医学的进展也可能让书中的一些知识变得过时，所以大家还需辩证看待。

裴洪岗

2019 年 6 月

目录

1 发热

2　当医生遇到自己的孩子发热（1）

6　发热会把什么烧坏

9　孩子发热什么时候要去医院

11　孩子发热应该首选物理降温吗

19　退热贴、湿毛巾裹腿为什么这么流行

22　灌肠退热有多神奇

26　孩子发热到底应该怎样穿衣服

28　退热药的是是非非

30　退热药到底要不要交替使用

32　不用退热药体温会不会越来越高

34　打针能快些退热吗

37　当医生遇到自己的孩子发热（2）

40　发热要不要用抗生素

43　发热抽筋，不是做得越多越好

47　孩子发热能不能等自愈

50　夏天孩子发热，会不会是中暑

52　孩子发热的十大误区

55　总结帖：如何应对孩子发热

2 咳嗽、感冒和肺炎

60　孩子咳嗽怎么办

64　孩子咳嗽有什么不能吃吗

68　孩子咳嗽的七大误区

71　如何应对孩子感冒

76　感冒不注意，会不会拖成心肌炎

79　孩子感冒不用药会怎样

83　孩子感冒的八大误区

86　区分不了感冒和流感怎么办

89　关于 13 价肺炎疫苗，你需要知道这些

92　孩子有黄鼻涕，需要吃药吗

94　雾化比输液危害还大吗

97　家长应该具备的抗生素使用常识

3 担忧

102　囟门问题，看这篇就够了

105　竖抱会影响孩子的脊柱吗

108　宝宝几天不拉臭，有问题吗

111　宝宝"挣"大便，有问题吗

113　大便里有未消化的食物，是消化不良吗

116　孩子边吃边拉有问题吗

118　总用开塞露，会有依赖吗

120　关于孩子肚脐的烦恼

123　肚子会着凉吗

126　孩子能喝冰东西吗

128　婴儿喝奶要不要喂水

130　孩子尿路感染是因为喂奶不喂水吗

133　孩子溢奶应该怎么睡

136　孩子出汗和尿床要紧吗

140　孩子站得早，会变"O""X"形腿吗

143　孩子大腿皮纹不对称有问题吗

149　孩子的淋巴结要不要紧

151　如何维护孩子的骨骼健康

4　纠结

156　医生说法不一样，到底该听谁的

160　打疫苗会不会导致川崎病

164　孩子黄疸能不能打疫苗

167　手足口病疫苗要不要打

170　打完疫苗的洗澡问题

173　问题疫苗，该想清楚的问题

176　如何挑选湿疹膏

179　孩子需要吃打虫药吗

182　肋外翻需要补钙吗

184　天气热出汗，能不能马上洗澡

186　孩子可以不穿袜子光脚玩吗

188　夏天孩子要喝藿香正气水吗

189　孩子包茎，需要切包皮吗

193　孩子一天睡多久最合适

195　给孩子拍背排痰，用实掌还是空掌

197　检查，做还是不做

200　手术时机的选择，医生的说法为什么不一样

5　应对

204　如何应对宝宝黄疸

208　幼儿急疹——育儿路上的纸老虎

211　孩子肚子痛怎么办

215　让家长头痛的婴儿肠绞痛

219　孩子呕吐怎么办

222　孩子便秘怎么办

227　孩子排便少，便秘还是巨结肠

231　孩子便血有哪些问题

234　孩子拉肚子，要不要吃"腹泻奶粉"

237　了解这个病，或许可以避免一些悲剧

243　防不胜防的肠套叠

245　一次沉重的选择

251　肛裂，被忽视的常见病

253　肛周脓肿和肛瘘

256　孩子得了疱疹性咽峡炎怎么办

259　孩子打鼾，父母怎么办

262　如何应对手足口病

265　手足口病，需要避开哪些坑

268 如何应对"秋季腹泻"

274 如何应对孩子湿疹

280 从梅克尔憩室看医学的局限性

283 一次离奇的肠镜

287 如何给孩子选用驱蚊剂

291 牙齿，别让孩子走自己的老路

294 当医生遇到自己孩子手术

 讲究、传言与谣言

302 小时候没那么多讲究，你为什么还是好好的

304 把便（1）：国内外都存在的问题

307 把便（2）：到底有多少危害

311 把便（3）：把，还是不把

317 海淘退热药有必要吗

321 哪些食物能提高孩子的免疫力

323 匹多莫德能提高抵抗力吗

326 在洗澡水里滴去痱水有用吗

329 枕秃不是病，全民补钙才是病

333 医生让你"忌口"背后的真相

336 绑腿可以让孩子的腿变得又长又直吗

340 我们为什么更愿意相信外人而不愿意相信家人

342 要不要让老人帮忙带孩子

345 看病要不要找熟人

349 现在不讲究，以后要吃亏

7 伤害

352　警惕夺命的气管异物

354　警惕祸从口入——消化道异物

357　好心给孩子吃补品，却可能让孩子丧命

360　不要再给孩子喝酒了

362　血的教训：伤口出血，先按压止血

364　把孩子独留车内，到底有多危险

367　摇孩子会不会把孩子摇傻

370　被动操，玩不好真的很被动

373　打与被打的背后

376　婴儿戴脖圈游泳安全吗

378　保护孩子，远离学步车

382　宝宝生后要挤乳头吗

384　警惕滥用的利巴韦林（1）

387　警惕滥用的利巴韦林（2）

392　父母病了，孩子吃药

395　非处方药里的处方药

399　没用还可能有害的儿科用药

403　孩子病了到底用什么药

408　育儿强迫症之喂食强迫症

411　如何培养孩子自主进食

414　育儿强迫症之穿衣强迫症

419　**后记　接受自己的不完美**

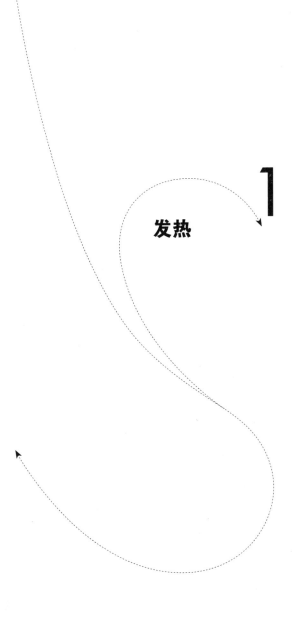

发热

1

当医生遇到自己的孩子发热（1）

去医院看病时很多人会想，家里要是有个医生就好了，起码看病就不用发愁了；有孩子的家长想，家里要是有个儿科医生就更好了，孩子生病就不用发愁了。确实，和普通家庭相比，有医生的家庭看病要方便很多，但医生在面对自己家人生病时，却承受着大家想不到的压力。每次同事们说到自己孩子生病的事，都是一肚子的苦水。

有个同事说，每次孩子发热，老婆就问："病毒是不是你从医院带回来的？"外婆说："你是儿科医生，连自己孩子的发热都治不好。"另一个同事说："儿子拉了一天肚子，我说在家多喝点水观察一下，外婆却问要不要到医院找个老医生看看？"对比自己的经历，我对同事们的苦衷也是感同身受。

在女儿还不到1岁的时候，有一天她突然出现发热，体温迅速窜到39℃多，平时活泼可爱的她突然一下就萎靡不振了，小脸红彤彤的，趴在大人怀里昏昏欲睡，一家人顿时紧张起来。

自己虽然在医院里主要做外科，但自认为对腹泻、感冒之类还是应付得来。看孩子除了有点流鼻涕，并没有其他症状，听了听肺部，看了看喉哝，也没发现什么异常，看体温上升得这么迅速，感觉还是像病毒感染多一些。所以我也没特别在意，嘱咐家人多给她喝水，体温太高了就给她喝点布洛芬。

家里当时还有两个医生，外婆是退休的中医，妻子是超声科医生，相对于她们，我的专业肯定更对口。发热第 1 天，她俩虽然也紧张，但基本还是听从我的安排。到了第 2 天，孩子没有好转的迹象，如果不吃退热药，体温基本维持在 38.5℃以上，一吃退热药，体温降下来，她又有精神玩闹了，药效一过，体温又往上蹿。

我密切观察着女儿的情况，好在除了发热，其他都挺好，能吃能睡。但家里人有点扛不住了。外婆说："孩子总这样是不行的，会烧坏脑子，不能总是在家自己喝点'红药水'（布洛芬），还是去医院打一下针吧。"妻子从没做过临床，第一次看到孩子生病本来就紧张，听外婆这样一说就更紧张了，跟着说，"你自己是搞外科的，孩子发热的情况你也看得不多，还是去找个内科医生看看吧。"

拗不过她们的轮番轰炸，我妥协了，跟她们说那就去医院查个血吧，如果没事的话还是得回家继续护理观察。带着女儿到医院检查了血常规，白细胞不高，比正常值还低一点，中性粒细胞比例也不高。我跟家里人说，"看吧，还是第一考虑病毒感染，发热得有个过程，除了等待没什么好办法。"但妻子还是不放心，说："既然到了医院，你就找个内科医生给看看吧。"

来医院前就算到会有这样的结果，无奈，带着妻子和女儿找了个内科医生，医生看了看说，"喉咙不红，肺部听起来也没事，应该还是病毒感染……发热会有个过程，再继续观察就好了。"听到这样的话，家人坦然多了，虽然这些话我在家说过无数遍，但内科医生说一遍似乎抵我说十遍。

回到家女儿还是发热，但血常规也查了，内科医生也看了，家人也安宁了一天。到了第 4 天，孩子仍然是高热不退，外婆再也不能保持淡定了，说不能再拖下去，一定要带女儿去打针。我说再耐心一点吧，孩子虽然发热，但一般情况还好，很多病毒感染都要发热三五天，打针也解决不了什么问题。但她看到孩子发热的样子，已经什么都听不进去了……争吵一番后，我以我对孩子有监护权为由坚持住了，就差没签字表示后果自负了。

到了第5天，孩子依然高热，妻子和外婆已经不和我说话了，在她们眼里，我俨然已是个残害自己孩子的罪人。我自己倒没有动摇，因为看着孩子仍然没有什么别的症状，坚信发热总会有个尽头。

果不其然，还没吃退热药，到了中午，孩子体温就逐渐趋向下降了，到了下午就已经恢复正常了，然后全身出现了大片大片的疹子。热退疹出，是幼儿急疹———一种病毒感染引起的自限性疾病的典型症状。我长长地出了一口气，妻子不言语了，外婆幽幽地说："没想到幼儿急疹能烧得这么厉害。"

回头想想，都是一家人，大家的愿望肯定都是希望孩子好，谁都不可能在孩子生病的问题上存私心。家人之间本该信任无间，但三个人对疾病的认识和判断却存在差异，所以还是产生了分歧和矛盾。

面对疾病，具备专业知识的医生之间都会存在分歧，更何况医生和没有医学知识的孩子父母之间，因为紧张和担心，家人之间都会产生质疑，更何况本为陌生人的医生和患者之间。

孩子一发热，大部分家长的愿望都是孩子早点退热，觉得热度退下来，孩子就恢复健康了，自己就安心了，所以会不顾一切地想办法给孩子退热。不论发热的原因是什么，在很多人眼里打针才是真正的治疗，打上针家长心里才踏实，不打针就是医生不负责任，由此引发的医患矛盾不胜枚举。

我想说的是，现在大部分孩子都是独生子女，他们承受着几代人的关爱，我作为一名儿外科医生，以一个父亲的身份作出的医疗决策，在有儿内科医生认同的情况下，都会被自己家人质疑。

试想，如果我不是孩子的父亲而是陌生的医生，她们会怎么看待这个医生？如果我不是孩子的父亲而是陌生的医生，面对这样的质疑，还会愿意这样坚持原则吗？

发热会把什么烧坏

孩子发热往往昏昏欲睡、满脸通红。一摸孩子浑身发烫，很多家长都是心急如焚，怀疑孩子是不是得了什么重病，即便知道是自愈性的病毒感染，也会担心烧得太厉害会不会导致哪里出问题。

事实上，发热虽然会让孩子不舒服，但目前并没什么证据能证明发热会给孩子造成伤害，除非是少见的热性惊厥持续状态和中暑。相反，目前还有证据说，体温升高可以减少孩子体内微生物的复制和繁殖，也可以提高人体的炎症反应，有利于致病微生物的清除，发热对孩子病情恢复其实是有利的。

一个民间流传很广泛的说法是发热会烧坏脑子，所以孩子一发热，家长就很担心，又是退热药，又是冰敷，又是洗温水澡，还有煮绿豆汤来驱寒等，中西结合无所不用。即便在美国，也有1/4的监护人会在体温不到37.8℃的情况下就给孩子使用退热药，这些都属于"发热恐惧症"的表现，国内的父母更是如此。

在这种恐惧心理的作用下，家长会作出很多不理性的事。除了上面已经提及的，还有的非要去医院让医生给孩子输液或者打退热针，个别家长甚至因为用药后体温没有立即下降而迁怒医生。

恐惧，一部分源自未知的危险。儿童发热大部分是由普通自限性病毒感染引起的，但确实也可以是一些严重疾病的表现，对一些未知风险的担心、焦虑是正常的。就算是儿科医生面对自己的孩子发热，绝大多数也一样会焦虑。对于孩子发热，医生反复强调要观察孩子的精神状态，警惕一些严重疾病的症状和表现，发现不对劲要及时就医。

但恐惧很大一部分也来自于误解，比如很多家长认为发热会烧坏脑子，发热可能会让心脏坏掉，这些误解会进一步加大家长对于发热的恐惧。

为了规避一些未知的风险，跑医院、做化验、做检查是家长付出的代价，但这样的代价如果可以换来一些风险的降低，则并非完全没有意义。但如果是因为一些误解引发的恐惧，让很多家长作出不理性的选择，让孩子多吃了一些不该吃的药，让孩子冒一些不必要的毒副作用的风险，甚至引发一连串的错误，命悬一线，那就真是追悔莫及了。

为了消除对孩子发热带来的恐惧，家长需要记住的是，**发热并不是一种"病"，而是应对身体状况的一种生理机制，甚至有利于对抗感染**。每个孩子在成长的过程中都需要经历发热。

没有证据表明发热本身会恶化病情，发热也不会烧坏脑子。有些颅内的感染，比如化脓性脑膜炎会发热，也可以引起脑组织损伤，留下后遗症，但脑子坏了不是发热本身引起的，而是感染引起的，脑子坏了和发热都是感染"惹的祸"。

那发热会让心脏坏掉吗？发热的确会加快代谢，增加氧气的消耗量，增加心排血量，加重心脏的负担。但这点负担对健康的孩子几乎不构成威胁，更不会让心脏坏掉。但对于心脏本身有问题，存在心肺功能不全或贫血的孩子，这些增加的负担的确有可能导致心功能衰竭。所以，对存在这些基础疾病的孩子，我们要更积极地退热；对于健康的孩子，完全不用担心发热会让心脏坏掉。

当然，一些心脏的疾病，如心内膜炎，或者一些可能损害心脏的炎症，比如川崎病，也会导致发热。但还是那个道理，造成心脏受伤的是疾病，而不是发热。

所以请记住，发热是症状而不是疾病，有些能造成器官损害的疾病同时会有发热的症状，但发热本身不会烧坏脑子、心脏或者其他器官。如果发热烧坏了家长的理智，倒是可能给孩子带来不必要的伤害。

孩子发热什么时候要去医院

孩子发热，很多家长最想搞清楚的就是发热的原因。如果知道不是什么大事，担心和焦虑就会有些许减少。

但是孩子发热的原因有很多，有时候孩子发热几天，病好了也没弄清楚是什么原因导致的发热，这其实是很常见的。有时候是因为目前的医学水平很难确定；有时候是因为弄清楚原因的代价很大，做检查的代价甚至比疾病本身带来的危害更大；有时候是因为弄清楚病因也做不了什么或者根本不需要做什么。

知道发热的原因自然更好，但医生有时候都搞不清楚原因，对于家长就更难了。但不管什么原因引起的发热，应对的原则却是一致的。对家长来说，知道如何应对发热，知道什么时候该去医院，比纠结发热的原因更重要。

如果孩子发热，首先要知道的是：不同年龄段的孩子，发热的原因和处理措施是不一样的。

★**新生儿期（0～28天）的孩子发热：** 10% 以上的新生儿发热是严重感染所致，比如菌血症、脑膜炎、肺炎等，而新生儿的免疫系统又很不完善，容易导致严重后果。在此阶段出现发热，家长最好的决定就是带孩子去医院。

★ **1~3个月的孩子发热：**很大部分是自限性病毒感染引起的，但也有较大比例是细菌感染所致。同样因为孩子小、不安全，鉴别起来很难，医生需要做些检查才能将风险较低的那部分孩子筛查出来，家长在家是无法判断风险大小的，所以要及时把孩子送到医院。

★ **3个月以上的孩子发热：**以病毒引起的自限性感染居多，很多情况下可以在家观察护理。但如果自己没有把握，还是应该去看医生。如果选择在家观察，观察什么呢？最重要的是孩子的精神状态，关注孩子的精神状态比关注孩子的体温更重要，如果精神状态不好，也要去医院。

对于家长而言，判断孩子精神状态良好相对简单一些，如果孩子还有劲儿玩，会和大人互动，那说明精神状态还不错。但是，要让家长判断孩子精神状态不好，就没那么容易了。发热会让很多孩子昏昏欲睡，很难判断是真的精神状态不好，还是发热让孩子犯困。对于这种情况，医生有时都判断不准，更何况家长。如果自己心里没底，还是早点去医院，不要存有侥幸心理。

其他需要及时就医的情况

★如果孩子发热的同时有头痛、脖子硬、抽搐、喉咙痛、耳朵痛、身上出皮疹或淤斑、反复呕吐、腹泻等伴随症状，应该去医院。

★ 2岁以下的孩子持续发热超过24小时，2岁及2岁以上的孩子持续发热超过3天，应该去医院。

★无论任何年龄，体温反复超过40℃，或者出现其他家长自己心里没底的情况，也应该去医院。

孩子发热应该首选物理降温吗

我们都发过热，可能也有过这样的体会：开始发热时，觉得怕冷，甚至一边发热一边寒战，恨不得用几层被子把自己捂住才舒服，这时量体温却并不太高。

孩子其实也一样，开始发热时会寒战、手脚冰凉，体温却还没达到要吃退热药的程度，很多医生都说 39℃ 以上可以考虑吃退热药，39℃ 以下以温水擦浴这样的物理降温为主。一边是孩子冷得发抖，一边却说应该物理降温，有没有觉得哪里不对？

从发热的机制谈起

要正确地理解该怎么退热，首先要先明白发热的原理。

人体的体温受下丘脑体温调节中枢调控。如果把人体比作一间房间，体温调节中枢就像房间里空调的遥控器，在身体健康的时候，遥控器会把室温控制在 37℃ 左右，所以体温是相对恒定的。

当细菌、病毒或其他病原体入侵身体时，它们会被人体的免疫系统发现，并做出反应来清除这些"敌人"，发现和清除这些"敌人"的过程中会产生一些致热源。这些致热源会通过一连串的信号传递，最终通过一些介质，比如前列腺素 E2，将"敌人"入侵的信号传递给位于下丘脑的体温调节中枢，体温调节中枢调高体温设定点做出应对，就好像本来室温设定为 37℃，这时遥控器会将温度调成 39℃，就导致了发热。

为什么有炎症时会调高体温设定点？这可能是人体长期进化出来的一种保护机制。把体温调高后，一方面，可以抑制入侵人体的病原体的活性；另一方面，可以促进人体免疫细胞的产生，增强免疫细胞活性，有助于清除入侵的"敌人"。

体温调节中枢一旦把体温设定点提高了，就会给身体发出信号，通过神经、激素的调节来提高身体的代谢水平，加速产热并减少散热，比如通过肌肉的颤动来增加产热，通过收缩皮肤的血管来减少散热，就像把房间的门窗关闭，同时空调压缩机开始加速运转来产生暖气以提高房间的温度一样。这就是为什么在开始发热的时候，孩子寒战，手脚摸起来冰凉。有经验的家长都知道，这时候孩子体温还会上升。

在体温上升阶段，温度往往不会太高，按照一些医生的意见，在 39℃以下物理降温，用温水擦浴，这就像房间内一边在开空调制暖，一边却给房间里泼水降温，结果就是让空调白白耗费更多能量去产热。

退热药和温水擦浴的降温机制完全不同，它是通过抑制前列腺素的合成，中断或减弱发热信号的传递，让体温调节中枢收不到信号或者收到比较弱的信号，导致本该上调的温度设定点调不动或者调得没那么好，相当于控制空调的遥控器，让房间的制暖失灵。

所以，退热药控制体温的方式比温水擦浴等方式要高效得多，这一点也被很多研究所证实。和药物降温相比，温水擦浴的降温幅度小，而且持续时间短，过 30 分钟左右就会回升。退热药，如对乙酰氨基酚和布洛芬，退热效果可以持续 4～8 小时。

更重要的是，发热本来就是身体应对疾病的一个正常反应，所以应对发热不是以退热为目的，而是让孩子尽量舒服。在体温上升阶段，孩子本来还畏寒，这时再用比体温还低的水去刺激他，只会让他寒战得更厉害。

温水擦浴即便能够带走一些热量，使体温在短期内降低一点，如果感染没改变，体温调节中枢温度设定点不下调，孩子只能靠更高的代谢、更多的寒战来升温，等于丢失的热量要靠孩子自己的能量消耗来补偿。退热药除了能退热，它还有止痛效果，可以同时缓解发热带来的头痛、肌肉酸痛等不适，可以改善孩子的舒适度。

体温上升阶段是这样，那高温持续和体温下降阶段呢？当房间的温度达到了空调设定的温度，空调压缩机会停止运转。人体体温控制机制也类似，当体温达到了体温调节中枢的温度设定点，这时身体达到了产热和散热的平衡状态，就不需要通过肌肉的寒战来产生额外的热量来提高体温了，也不需要通过收缩皮肤血管来保温了。

此时，如果体温调节中枢还没有将温度设定点下调，采用温水擦浴这样的降温方式，每降低一点温度，就等于破坏了产热和散热的平衡，多损失的热量就要靠身体产热来弥补。就像在房间内通过空调的运转使室温达到了设定的温度，但这时你在房间里泼水降温，结果就是空调压缩机又要开始运转了。

如果免疫系统将入侵的病毒、细菌等病原体"镇压"住了，致热源就会逐渐减少，体温调节中枢收到的调高体温的信号会越来越弱，或者这个时候你给孩子吃了退热药，体温设定点就会逐渐向正常体温回归。

当体温高于温度设定点的水平，身体会减少产热，并增加散热，具体的表现是停止寒战，增加出汗以带走热量，扩张皮肤血管增加热量的散发。很多人会发现孩子出了一身汗之后，体温就正常了或没那么高了，所以喜欢给孩子捂汗。事实上不是出汗把病治好了，而是身体的炎症减轻了，大脑调低了体温设定点，加强了出汗这样的散热方式，使体温恢复正常。

在体温下降阶段，关键还是温度设定点下调了，身体降低代谢水平，减少产热，增强散热。当然，这个时候给孩子一个更低的环境温度，比如温水擦浴，可以进一步增强散热，这就是吃退热药配合温水擦浴降温效果会更好的原因。但其实孩子本来体温已经在自然下降了，如果不是父母自己焦虑得不行，并不是非要加速这个过程用擦浴来折腾孩子。

所以，无论是在体温上升、高热持续，还是体温下降阶段，都没有必要温水擦浴，这也是所有的权威医学机构都首选退热药退热，而不是温水擦浴的原因，《美国儿科学会育儿百科》第 6 版删除了温水擦浴的内容，中国最新的发热指南也明确建议不要温水擦浴退热了。

感染是引起儿童发热的主要原因，但不是唯一原因，肿瘤、炎症、药物等也可以引起发热。原因不同，针对病因的治疗也不同，但是如果发热的机制是一样的，那么对症退热的方式也就没什么区别。

环境温度过高引起身体无法散热导致的中暑则是另外一回事了，这种高热和体温调节中枢无关而和不能散热有关，所以应该用物理方式来降温。

发热是身体应对感染的一种保护机制，药物降温是首选，但不等于说发热就一定要吃退热药。对乙酰氨基酚和布洛芬都是相对安全的退热药，过量使用会有肝肾损害的风险，对于没有其他基础疾病的孩子，除非是体温超过 39℃或有明显的不舒服表现，也不要随意给孩子吃退热药。

还需要指出的是，在体温上升阶段，孩子畏寒、寒战时可以给他适当保暖，但不等于要给孩子捂汗，出汗是人体启动了散热机制的一个表现，不是疾病痊愈的标志，捂汗可能让孩子热量无法散发，导致超高热、中暑等危险，尤其是那些还不会诉说的孩子。

应对发热，还是要记住那个原则：**孩子怎么舒服怎么来**。

听听权威机构的意见

几年前翻阅《尼尔森儿科学》，我第一次看到物理降温措施对退热没用的观点，当时我的第一反应是书可能写错了，毕竟在我的长久认知里，发热首选物理降温，物理降温不行再进行药物降温。于是我检索了医学信息搜索引擎"PubMed"，查证的结果颠覆了我之前的观点。然后，就有了《孩子发热应该首选物理降温吗》这篇文章。

文章刚写完时，自己还有点不踏实，于是请了两位儿科医生朋友一起帮忙审阅，他们读完觉得文章说得有道理，但观点太超前，让我再谨慎一点。我又反复核查，觉得结论已经够清楚了，就在网络上发布了。

文章反响很大，有人赞同，也招来很多非议，说我标新立异、哗众取宠，但我对自己的查证有信心，所以并没有退缩。几年下来，接受这个观点的人越来越多，包括家长，也包括很多儿科医生。现在，我在网络上再说这个观点的时候，已经很少听到骂声了，我以为这个观点已经被大部分人接受了。

前不久有媒体再次转载了这篇文章，结果评论里全是惨不忍睹的讨伐声，很像几年前文章刚发布时的样子，让人感觉存在平行空间，大家各自活在自己的世界里。这也让我意识到，了解这个观点的人不是已经很多，而是太少了。我真的希望这篇文章能让更多人看到，让平行空间发生一点交叉和同步，让更多的孩子少被折腾。

目前，没有任何一家权威医学机构把物理降温作为退热的首选方式，这是为什么呢？

在美国儿科学会关于发热的最新指南里，反复强调的一点是，除非是超高热，发热本身不会对孩子造成伤害，相反，发热有利于对抗感染。一些引起发热的疾病，比如严重的细菌感染，是需要针对病因进行抗感染治疗的。但除非是发热导致孩子出现明显的不适，否则并不需要进行退热。发热的治疗目标是改善孩子的舒适度，而不是退热。

孩子的舒适度很难用客观的指标去衡量，一般认为体温在 39℃以上孩子会比较难受。如果孩子没有明显的不舒服，也没有其他基础疾病，那么体温在 39℃以下通常不需要退热，自然也不需要温水擦浴和冰袋。

如果体温超过 39℃或孩子感觉明显不舒服时，又该如何应对呢？

有些措施不能退热，但可以让孩子更舒服一点，比如当孩子感觉热得难受时，可以给他适当减少衣物、开空调，自然可以采用。有些治疗措施可以退热，也可以改善孩子的舒适度，比如服用布洛芬或对乙酰氨基酚这样的退热药，不但退热效果好，还可以缓解疼痛，改善孩子的舒适度，当然也可以采用。

物理降温的方式很多，包括泡澡、温水擦浴、酒精擦浴、冰袋冰敷、退热贴、吹风扇等。它们退热的原理是通过皮肤和外界环境接触，借助流动的水或空气将人体的热量带走，达到退热的目的。但它们退热的效果并不好，反而可能让孩子更难受。

其中，温水擦浴是用得比较多，也是研究得比较多的方式。

早在 1970 年，就有研究对两组发热的孩子分别采用温水擦浴和吃安慰剂的方法进行对比治疗。结果发现，1 小时后退热的孩子数量在两组之间没有明显差别。当然，这个研究的样本量很小，还不足以得出明确的结论。其他大部分研究认为，擦浴在短时间内是可以降低体温的，但效果主要是体现在 30 分钟内，之后体温就会逐渐回升。

擦浴的方式有很大的变数，持续时间、水温都可能影响其退热效果。极端一点，假如让孩子直接泡冷水，我相信只要时间足够长，体温总是能下降的，甚至可以让孩子丧失体温。但是，这样做就和我们"提高孩子舒适度"的目的背道而驰了。

擦浴利用水和身体的温差以及水的蒸发带走热量，温差小了没有效果，温差大了会引起身体的不适。很多研究都证实，擦浴会导致不少孩子哭闹、寒战。我们自己也体会过发热，昏昏沉沉想睡觉时，谁会乐意被人用凉毛巾擦来擦去？

针对发热的治疗目的是让孩子不难受，温水擦浴却可能让孩子更难受，而且这种方式的降温效果差、持续时间短，自然不是一个好的治疗方式。你也许会觉得上面引用的研究不全面，但专业指南和各个权威机构对物理降温的评价是业内专家们在全面评估当前的研究后做出的建议，我们可以看看这些专业指南和权威机构是怎么说的：

美国儿科学会旗下的科普网站（HealthyChildren.org）（最后更新时间：2015年11月）	大多数情况下，让发热的孩子更舒服且最方便的方式是口服对乙酰氨基酚或布洛芬。然而，有时候你可能想结合温水擦浴或只想温水擦浴。比如知道孩子对退热药过敏，或者不能耐受（罕见），可以优先选用擦浴。如果发热让你的孩子极度不适，或者孩子呕吐，建议配合退热药使用擦浴。
香港特别行政区政府卫生署（最后修订时间：2013年8月）	温水浴并不能帮助宝宝退热，但若宝宝有以下情况，很多人都会给宝宝泡温水浴来令他舒服一点：①不能服用口服药物；②服药后呕吐；③表现烦躁或非常不适。
英国国家卫生与临床优化研究所（NICE）指南（最后更新时间：2013年5月）	温水擦浴不推荐用于治疗发热。
加拿大儿科医生协会（最后更新时间：2013年9月）	不推荐给孩子进行温水擦浴、酒精浴或擦浴。
《尼尔森儿科学》（第20版）（出版时间：2016年）	不认为温水浴和冷毯这样的物理方式对退热有效。
美国儿科学会《儿童发热与退热药的使用指南》（发布时间：2011年3月）	把体温降到正常是不是就改善了孩子的舒适度，我们并不清楚，外部降温方式，比如温水擦浴，可以降低体温，但提高不了舒适度。

《中国0至5岁儿童病因不明急性发热诊断和处理若干问题循证指南》	2008年11月版：物理降温效果不及退热剂，可作为辅助退热方法。物理降温与退热剂联合应用时，体温下降快于单用退热剂，高热时推荐使用退热剂同时联合温热擦身的物理降温方法。 2016年2月版：虽然在对乙酰氨基酚退热基础上联合温水擦浴短时间内退热效果更好些，但会明显增加患儿不适感，不推荐使用温水擦浴退热，更不推荐冰水或乙醇擦浴方法退热。

对于温水擦浴，专业机构的意见要么明确说没用，不推荐；要么说在退热药不能用的时候才可以考虑，或者在体温过高孩子非常难受的时候配合退热药用一下。中国的指南也由原来的物理降温可以作为辅助退热方法，转变为明确不推荐温水擦浴了。

至于冰袋冰敷、退热贴、湿毛巾裹腿这样的小面积接触皮肤的降温方式，既降不了温，又让孩子不舒服，自然应该放弃。酒精擦浴可以短时间降温，但可能导致孩子酒精中毒，应该禁止。

所以，对于没有其他健康问题的孩子，当体温在39℃以下或没有明显不舒服时，不需要退热；当体温在39℃以上或者孩子感觉明显不舒服时，首选服用退热药而不是温水擦浴这样的物理降温方式。只有当孩子不能吃退热药时，才可考虑选用，或者当孩子非常难受，也就是发热所带来的不适已经大大超过了温水擦浴所引起的不适，才应该考虑加用。

当然，接受上面的观点，首先要接受退热的治疗目标是提高孩子的舒适度这个医学界的主流观点，这其实牵涉价值观的判断，也并不是所有人（包括部分医生）都认同。作为家长，如果你非常担心退热药的副作用，情愿孩子忍受那些不适去获得擦浴所带来的那点降温效果，那也是你的自由。

退热贴、湿毛巾裹腿为什么这么流行

当了爹妈最不愿看到的就是孩子生病，一看到他烧得昏昏欲睡，一摸浑身发烫，恨不得生病的是自己，要是能让孩子立即好起来该多好啊。这个时候，如果有人告诉你一种不打针、不吃药的方法，能立刻让孩子退热，家长自然很想试一试。

退热贴退热

不知何时开始，退热贴已经成为发热的标配，不管是大人还是小孩，只要一发热，无论体温、状态如何，先给额头来上一贴。至于退热贴贴上到底有没有用，会给孩子带来什么感受，并没有太多人仔细想过。

在说明书上注明退热贴是靠水凝胶的水汽挥发带走热量，其实这是物理降温的一种方式，效果和用湿毛巾敷额头差不多。事实上，即便是将孩子泡在温水里，降温效果也是非常有限的，一块还没巴掌大的水凝胶贴在额头能降什么温呢？

有些家长喜欢用退热贴的另外一个原因可能是觉得发热要保护脑子，因为很多人认为发热会烧坏脑子，但事实上除非是超过41℃的超高热或颅内感染引起的发热，发热并不会烧坏脑子。人体的体温会通过血液的流动达到平衡，不是说在额头贴块退热贴，把额头一小块皮肤的温度降低了一点，就能把颅内的温度也降低。即便是降低了一点点温度，但是凉下来的一点点血很快也要流向身体其他部位了。

还有些退热贴里面添加了冰片、薄荷、桉叶油之类的物质，这些东西和清凉油一样，会让局部皮肤感到凉意，但并不是真的降低了温度。

同时，我们还要知道，退热治疗最重要的原则是让孩子舒服，退热贴给额头局部带来的这种凉意并不是所有孩子都能耐受的，有些家长会发现孩子抗拒这个东西。其实我们也可以亲身感受一下，在自己额头上糊一块黏糊糊冰冰凉的东西会不会舒服。

当然，舒不舒服孩子自己说了算，如果你的孩子就是喜欢贴，那也不是不可以，但不是所有的孩子都能表达，有时候他只是无法拒绝你。你还要知道，有些孩子贴了退热贴会过敏，那就成了花钱让孩子受罪的事了。

那退热贴是不是一点好处都没有呢？可能也不能这么说，和孕妇穿着所谓的防辐射服一样，孩子贴着退热贴就像贴着一个"我生病了"的标签，也许可以让别的孩子离他远一点。

另外，孩子一发热很多家长就很焦虑，不知道该怎么办，给孩子贴上个退热贴，好歹觉得自己做了点什么，说白了也可能是折腾孩子安慰自己。

很多家长会说，到了医院医生也是先给开退热贴啊。确实，很多医生并没有仔细想这个问题，看到其他医生开自己也跟着开，当然还有些医生真相信退热贴有用。

其实，类似"神奇"的退热方法还有很多，比如喝黄豆水或绿豆水退热、藿香正气水敷肚脐退热、小儿推拿退热……

湿毛巾裹腿退热

湿毛巾裹腿，只不过是把毛巾从额头挪到了小腿，然后用"德国医生"

和"德国妈妈"的说法"加持"了一下，就被当成一种神奇的退热方法了！

事实上，就退热而言，没有比退热药更有效的退热方法。那为什么这么多人宁愿相信上述这些效果差甚至无效的"神奇"退热方法呢？

首先，这些方法符合人们心中对退热的期望——简单、奇效、无副作用。

其次，孩子发热大部分是由自愈性疾病引起的，即便不做任何特殊处理，到一定时间大部分孩子也会退热，而这类"偏方"传播量一大，用的人一多，总有一部分孩子刚好是在采用了这些方法之后的时间节点上退热的，然后家长就想当然地认为是这些偏方见效了，这就是自愈性疾病的治疗中一直充斥着偏方、秘方的原因。

最后，给孩子吃了退热药退热，大家会觉得这是理所当然的，不值得称道；吃了退热药体温却没退下来反而觉得不能接受。但对于道听途说的偏方就没这么高的要求了，反正是抱着试试看的心理。用了后热度真退了，奔走相告，信偏方的人就越来越多；用了没效果，就想着反正是偏方，没用就没用呗，又没什么明显的副作用，这就是为什么听起来偏方比退热药还神奇的原因。

只不过，家长没碰到过并不等于副作用不存在，比如退热贴导致的过敏。温水擦浴、腿上裹湿毛巾不至于有什么风险，爱擦就擦，爱裹就裹吧，别神化它就好，至于舒不舒服只有孩子自己知道。

灌肠退热有多神奇

很早就有人和我说过，他们那边很流行灌肠退热，问我怎么看。我以为这只是一些地区特有的习惯，好像并不是什么普遍现象，也就没怎么在意。后来，又看到有家长说给孩子肛门里打小柴胡和野菊花来退热。再后来，不少人说自己那里也很兴这个，我才纳闷起来，就在网上做了个调查，引来的评论真是让人大开眼界。

调查发现，灌肠治疗在不少地区很流行，而且花样百出，不光用于发热，什么感冒、腹泻、肺炎、便秘，都给灌。灌的有盐水这样的普通液体，有亚胺培南这样的高级别抗生素，也有利巴韦林这样国内常用的抗病毒药，地塞米松之类的激素自然也不在话下，当然更少不了柴胡、板蓝根等常用的中药及中药注射液。

开展这项治疗的医生说法不一，有的说吃药不见效就灌肠；也有的说灌肠孩子不受罪、效果更好；还有的说灌肠更安全，甚至还打着"绿色疗法"的旗号。我上网搜了一下，发现真有一些医药论坛里津津有味地讨论着小儿灌肠疗法，不少纸媒、网络媒体也宣传过这种疗法。

灌肠能够退热吗

灌肠（直肠给药）有何神奇，是否存在一些特别之处呢？比如像一些医生宣称的比口服药物效果要快，与退热药相比副作用少呢？

我们知道，最常用的给药方式有口服和注射两种，相比之下直肠给药并不那么常用。这是为什么呢？首先，直肠给药存在操作麻烦、药物容易外泄、吸收面积小、吸收不规则、不易控制用量等问题，有些药物本身的刺激性还可能造成局部溃疡。如果是插管灌肠，还可能引起肠道损伤，甚至存在穿孔等风险。而且，不是所有的药物都可以通过直肠给药，除非是专门针对直肠给药设计的栓剂，或者药品说明书里注明可以直肠给药的才可以用。

目前安全有效的儿童退热药就是对乙酰氨基酚和布洛芬，这两种药常见的是口服剂型，栓剂也有，但比较少。

如果灌肠这么神奇，为什么厂家却不多生产一点栓剂呢？事实上药厂一点也不笨，因为这两种药和大部分药物一样，直肠给药没有什么特别优势，使用原则是能口服就口服。首先口服给药方便、操作简单，厂家通过加入调味剂将药品调成孩子喜欢的口味，孩子不需要承受什么痛苦就可以完成服药。对于布洛芬，有些孩子会有胃肠道不适，但一般症状较轻微。

医学研究已经证明，口服退热药的效果一点也不输于直肠给药，既然效果一样，口服方便、接受度好，当然优先选择口服给药了。况且，口服给药还可以根据孩子的体重精确控制用药剂量，而栓剂的剂量在出厂时都是固定的，不好根据孩子体重个体化调整用药剂量，这也是退热栓不常用的原因。

至于给孩子直肠内灌入激素来退热，给药方式就不再吐槽了，糖皮质激素本来就不是退热药，2008年《中国0至5岁儿童病因不明急性发热诊断和处理若干问题循证指南》已经明确说了：反对使用糖皮质激素作为退热剂用于儿童退热。

灌肠能否用于物理降温

虽然说药物灌肠退热不合理，退热栓也没有神奇之处，但这些都是药物降温的讨论范畴，那灌肠这种方式能不能用于物理降温呢？把凉水从肛门里打进去再让它流出来，多少是可以带走一部分热量的，如果用冰水灌入，降温效果可能会更好。然而，冰水灌肠的不适感可想而知。所以，没有权威机构推荐冰水灌肠退热。

很多人可能会问，"既然灌肠退热效果不好，为什么很多孩子一灌肠就好了呢？""一灌肠就好了"当然可能会有，而且应该不会少。首先，除了上面说的盐水本身可以带走部分热量有助降温外，灌入的一些药物（比如感冒药里很多含有对乙酰氨基酚）被吸收后也可以起到退热的效果。其次，人体本身就有体温调节机制，即便不吃药，温度高到一定程度绝大部分也会自己调节下来，这也是超高热很少见的原因。最后，孩子发热大部分是呼吸道、肠道病毒感染引起的，基本都是自愈性疾病，不用药大部分自己也会好，灌肠治疗后孩子退热一点也不奇怪。

所以灌肠退热没有任何神奇之处，对于发热，在不适合口服退热药的时候，可以用一下退热栓，在超高热的情况下可以试用一下冰盐水灌肠。其他的灌肠方法，无论用的是什么药物，都不会对发热有额外的好处。灌肠对退热没有神奇的效果，对于其他疾病，如感冒、腹泻、肺炎也一样。相反，本来不需要特别治疗或者口服药物就可以解决的问题，如果折腾孩子去灌肠，反而可能面临更多的风险。

至于抗生素，能够局部使用的情况很少，因为吸收有限而且容易产生过敏及耐药，我国的《抗菌药物临床使用指导原则》里，根本也不存在经肛门灌入这种给药方式，也没有哪种抗生素的说明书里写了可以灌肠给药。把口服药和注射针剂拿来灌肠，无一不是违规用药。至于利巴韦林这样的抗病毒药，居然被一些人拿来灌肠治疗还真是超乎想象。

无论是给孩子灌药还是灌水，灌肠只是给药的一种方式。塞个退热栓不至于有什么危险，但插管打液体和药物灌肠就有可能造成穿孔、出血等肠管损伤，孩子因为肠壁更薄弱，所以风险更大。给孩子用不该用的激素、抗生素，随意改变药物的使用方式，可能增加过敏、耐药风险，局部药物刺激也可能引发结肠炎，灌肠还可能改变肠道正常菌群环境，诱发肠道感染，长时间保留大量液体灌肠还可能导致孩子水、电解质紊乱，甚至死亡。

孩子发热到底应该怎样穿衣服

孩子发热要怎样穿衣服

如果记住应对发热就是"尽量让孩子不难受"这个原则，就很容易知道答案。

孩子觉得冷的时候就给他穿盖，直到他不觉得冷为止，这其实也是帮助孩子体温尽快达到体温调节中枢设定温度的过程。家长不给他穿盖，他就要用更多的寒战来产热，消耗更多的体力。这时给孩子物理降温更是适得其反。

当孩子觉得热的时候，说明体温调节中枢已经下调了设定温度，就应该减少衣被，增加散热，帮助孩子降温。不减少衣被，热量散发不出去，体温就难以恢复正常。

发热的过程，体温会经历上升、高热、下降阶段，这个过程可能会反复。体温上升阶段，孩子会觉得冷，这时要穿盖衣被；体温下降阶段，孩子会觉得热、出汗，这时要减少衣被。

请记住：**冷就穿，热就脱，孩子怎么舒服怎么来。**

会说话的大孩子很容易护理，但对于不会说话的婴儿，发热的护理就需要家长更加细心，尤其是在穿盖方面，需要观察孩子有没有寒战、手脚冰冷这些情况。如果孩子的体温已经到了体温调节中枢设定的温度，还继续给他穿盖包裹，就可能无法散热，导致中暑、捂热综合征等问题。

捂汗能够帮助退热吗

家长可能都有这样的经验，孩子发热后，往往出了一身汗，热度就退下来了。有鉴于此，很多家长会觉得应该在孩子发热的时候多穿盖、多捂汗，汗出了，病也好了。如果孩子处于体温上升期，多穿盖衣被确实会让孩子好受一些，但是在体温下降阶段，也就是孩子觉得热的时候再这样做，就不太妥当了。

孩子觉得热，是体温调节中枢已经下调了设定温度，此时人体实际体温高于体温调节中枢的设定温度，这时身体会启动包括出汗在内的散热机制，结果就是出一身汗之后，发现体温差不多恢复正常了。其实，是孩子要好了才会出汗，不是出汗让孩子好了。

裴医生贴士：孩子发热出了一身汗，能不能洗澡

在退热过程中，孩子很容易出汗，如果觉得身上黏糊糊不舒服，孩子有力气，并且愿意去洗澡就可以洗，家长将水温调到孩子感觉舒适的温度就好。同时要知道，洗澡只是为了清洁舒适，而不是为了退热，因为洗澡对退热的作用很小。

发热可以洗澡，但不需要为了退热而去洗澡。

退热药的是是非非

发热是孩子最常见的症状，退热最常用的方法是吃退热药。但关于退热药，父母们一定听过很多说法，也有很多困惑，比如到底要不要吃、什么时候吃、要吃哪些退热药、退热药有什么副作用……

到底要不要吃退热药

在回答这个问题之前，我们大人可以回想一下自己最后一次发热的感觉。我自己的体会是那时体温才 38℃，就已经觉得头痛、浑身无力，话都不想说一句。很多大人自己发热难受的时候会忍不住吃退热药，但孩子发热的时候却以"为了孩子好"为名，不给孩子吃药而让他硬扛着，这是不人道的。

同时我们也要清楚，发热是症状，不是疾病，发热给孩子带来的主要问题是难受，吃退热药的主要目的是让孩子舒服一些，而不是别的。

明确了上面两点，我们就可以知道：**孩子发热是可以吃退热药的，孩子发热很难受的时候，我们应该给孩子吃退热药。**

那应该如何判断孩子是因为发热而难受呢？小一些的孩子不能诉说，

每个孩子对发热的耐受程度也是不一样的，所以很难准确判断。为了便于操作，《尼尔森儿科学》的推荐是39℃就可以用退热药。但这样的推荐并没有什么数据支持，只是专家们觉得到了这个温度大部分孩子会觉得不舒服，就可以用药。具体到个人，我的孩子如果她能吃、能玩、能睡，39.5℃我也不会给药；但如果她哭闹、烦躁不安，38.5℃我也给。

对于有心肺功能不全、贫血、糖尿病或遗传代谢性疾病的孩子，因为发热会加快代谢，也会增加氧气的消耗量，产生更多的二氧化碳，增加心排血量，为避免发生心力衰竭、代谢不稳定等情况，可以在38.5℃之前用药。发热也容易诱发癫痫发作，所以有过癫痫发作的孩子应该更早给药，但应听从医生的意见。

退热药的选择

至于退热药的选择，无论是世界卫生组织，还是美国儿科学会、中国的发热指南，都认为布洛芬和对乙酰氨基酚是对儿童相对更为安全的退热药。布洛芬只能用于6个月以上的孩子，而且不要给频繁呕吐、脱水的孩子用，以免产生肾损害；对乙酰氨基酚可用于3个月以上的孩子，呕吐的孩子可以用对乙酰氨基酚栓剂，但过量使用也有肝损害的风险，所以除非孩子明显难受不适，不推荐在38.5℃以下给没有其他基础疾病的孩子用药。

退热药到底要不要交替使用

由于现在有两种常用的退热药，又有用一种药退热不满意的情况，所以就有了交替或联合用药的做法了。关于高热时对乙酰氨基酚和布洛芬交替使用的问题，确实存在一些争议，但近些年，很多权威医学机构对这个问题还是有了很明确的说法。

国外的权威著作《尼尔森儿科学》，最新的版本里面依然是明确建议家**长只选用一种退热药。**

加拿大儿科医生协会的科普网站也明确指出：**不要将对乙酰氨基酚和布洛芬交替使用，因为可能导致剂量错误。**

澳大利亚的 NPS 网站（政府拨款的非营利循证医学机构）也**不推荐以退热为目的交替使用这两种药物，但缓解疼痛或不适可以。**

我国 2017 年在《中国循证儿科杂志》发布的《中国 0 至 5 岁儿童病因不明急性发热诊断和处理若干问题循证指南》里，也是**强不推荐对乙酰氨基酚联合或交替布洛芬用于儿童退热，因为容易导致药物过量或中毒。**

有些家长可能会问，不交替用药，孩子反复发热，只用一种药体温控制不住怎么办？吃一种药没到 4 小时又烧起来怎么办？

在提出这个问题之前，我们需要知道，使用退热药的目的并不是让孩子体温正常，而是缓解孩子的不适，让孩子不那么难受，事实上，退热药起效后体温一般是下降 1～1.5℃，而不是恢复正常。

同时我们还要知道，发热本身不会对孩子造成伤害，所以吃完药之后即便体温仍在 38.5℃以上，只要孩子头痛等不适症状得到了缓解，我们使用退热药的目的就达到了，不需要追求将孩子体温降到自己所预期的正常水平。

正如澳大利亚 NPS 网站上所说，**研究没有显示联合或者交替用药对孩子退热有什么好处**。所以，既不建议联合用药，也不建议交替用药。

联合或者交替用药，追求孩子体温正常，只不过是为了缓解家长自己的"发热恐惧症"，但却可能增加孩子不必要的风险。现在是只有两种常用的退热药，如果有三四种或更多，肯定有人会把能用的退热药都轮着用一遍。

不用退热药体温会不会越来越高

前面说过，发热不会烧坏脑子，也不会对身体产生危害，除非是41℃以上的超高热或热性惊厥持续状态。那如果孩子发热而不用退热药，体温会越来越高吗，会到42℃甚至更高而导致危险吗？

答案是不会的。

人体的体温是受下丘脑的体温调节中枢调控的，平时体温调节中枢会把体温控制在37℃左右，所以体温是相对恒定的。当发生感染、炎症时，体温调节中枢可能会把设定温度调高，导致发热。

但体温调节中枢并不会无节制地把体温调高，而是很少超过41℃，不会超过42℃，这是因为**发热存在一个"玻璃天花板"效应**。早在1949年，就有人注意到了这个效应，作者统计了357个高热患者的体温，发现只有4.3%的患者体温超过了41.1℃，但没有一个人体温超过42℃。

这应该是人体的一种自我保护机制，这种保护机制是如何产生的，目前还不是很清楚，可能和调节体温的下丘脑神经元有关，也可能和体内的抗致热源物质有关，但发热存在上限是被临床和实验研究证实了的。所以，孩子发热没吃退热药，**体温并不会越来越高而烧坏脑子**。

虽然少见，但也确实存在体温超过 41℃的超高热，这种情况可能是体温调节中枢出了问题，比如一些药物影响了体温调节中枢导致恶性高热，或者颅内出血影响了体温调节中枢。

还有一种导致超高热的原因，就是外部环境温度过高，比如夏天在太阳底下暴晒，或者用厚厚的被子给孩子捂热，人体接受或产生的热量超出了身体的散热能力，导致正常体温调节功能失效了，也可能导致体温过高。

退热药是通过调节体温调节中枢的温度设定点来发挥作用的，如果是体温调节中枢出了问题，或者环境温度过高导致的体温上升，用退热药也不会有效果。也就是说，如果真的出现超高热，用退热药也是没用的。

所以，孩子发热时，如果不用退热药，体温可能会升高，会让孩子难受，但不会无限制地升高，因此不需要担心烧坏孩子；如果体温真的达到能烧坏孩子的温度，那也是体温调节中枢出了问题，靠吃退热药也没有用。

退热药的作用只是退热止痛，给发热且明显不适的孩子服用可以让他不那么难受。但对没有基础疾病的孩子来说，任何时候即便不喂退热药，也不会耽误病情，因为退热药没有治病的作用。观察孩子的精神状态，警惕发热背后的那些严重疾病，比关注体温更重要。如果担心出现超高热，当孩子体温反复超过 40℃时，就应及时去看医生。

想明白这一点，就不需要为要不要用退热药而纠结了。

第

11

篇

打针能快些退热吗

孩子一发热，家长都恨不得马上退热，如果总不退，就会想着到医院打针，因为很多人认为打针能好得更快一些。其实，有的医生在自己孩子发热时，最后可能也忍不住给孩子打一针退热针。问题在于，发热时打针真能好得快些吗？

口服是把药吃进去，然后通过肠胃吸收进血再发挥作用；打针的形式会更多一些，可以直接把药推进血管里，也可以通过吊瓶把药慢慢滴进血管里，还可以把药打进肌肉里，然后吸收入血发挥作用。打针不用担心肠胃吸收不完全，也不需要先经过肝脏的代谢破坏，确实起效会更快，药物利用率也会更高。

我已经反复说过，发热是症状而不是疾病。打针的目的，或者是用于退热（对症，所谓治标），或者是用于治疗引起发热的疾病（治病，所谓治本），那我们就分别说说。

首先，如果不考虑发热背后的病因，仅就退热而言，吃药和打针都是用退热药去调节体温调节中枢来实现降温，只不过给药方式不同，用的药也有些不同。但不论是世界卫生组织、美国儿科学会，还是中国的发热指南，儿童退热推荐的都是口服对乙酰氨基酚或布洛芬，而不是打退热针，而且很多国家都没有退热针，这是为什么呢？

常见的退热针剂

退热针剂主要有来比林、安乃近和安痛定三种。

来比林： 来比林的成分是阿司匹林赖氨酸盐（赖氨匹林），是阿司匹林和赖氨酸的复合物，经人体代谢后释放阿司匹林，从而发挥退热镇痛的作用。但阿司匹林会增加儿童瑞氏综合征的风险，尤其是那些存在水痘、流感等病毒感染的孩子。瑞氏综合征一旦发生，死亡率很高，虽然少见但很凶险，所以无论是口服还是注射，都不应以退热为目的给 12 岁以下的孩子使用阿司匹林类药物。

安乃近： 安乃近是 1920 年德国人发明的一种解热镇痛药。1922 年上市后，在世界各国作为非处方药广泛使用了半个世纪，后来发现它有一个比较严重的副作用，就是会影响血液系统，尤其是会增加粒细胞缺乏症的风险。

粒细胞是一种白细胞，它的减少会导致免疫能力降低，增加感染的风险。根据药物说明书，安乃近导致粒细胞缺乏症的风险为 1.1%。此外，安乃近还可能导致自身免疫性溶血、血小板减少性紫癜、再生障碍性贫血等。

因为这些血液问题都是比较麻烦或严重的问题，再加上有其他更安全的解热镇痛药，如对乙酰氨基酚和布洛芬，安乃近就渐渐退出了很多国家的药房。

安痛定： 安痛定是一种复方制剂，其中包括氨基比林、安替比林、巴比妥三种成分。氨基比林大家可能会觉得陌生，但氨基比林和亚硫酸钠的结合物其实就是安乃近。

氨基比林、安替比林和安乃近都同属于吡唑酮类解热镇痛药，都有潜在的骨髓抑制以及造成粒细胞缺乏症的风险。

在没有更好的替代药品，或者一个药品的严重副作用没被发现之前，使用它是情有可原的。在已经有更安全的替代药品时，自然应该选择更安全的，更何况发热本身除了造成孩子不适，并不会有别的危害，为了缓解发热的不适而去冒粒细胞缺乏症甚至再生障碍性贫血的风险，显然是不值得的。

我国在 1982 年就已经将氨基比林针剂和安替比林的单方淘汰了，但对安乃近和氨基比林 + 安替比林的复方药物安痛定却予以保留，目前仍在一些基层医院被当做退热针给孩子用。

打针、输液退热带来的风险

另外，打针起效虽然可能快一些，但因为药品没有经过人体固有的保护屏障直接进入血液，发生不良反应也可能更多、更快，所以不论什么药，用药原则都是能口服尽量口服，能不注射尽量不注射。在有更安全可靠的口服退热药可以选择的情况下，只有发热恐惧症的人才会给孩子打退热针。

至于静脉输液，同样因为有输液反应的风险，不是首选的用药方式，只有在严重的细菌感染、不能进食、中重度脱水等情况下才考虑使用。门诊因发热需要输液的情况很少，真正需要输液的发热患者往往要住院治疗。

绝大部分病毒感染引起的发热并没有特效的抗病毒药，以对症治疗为主，输液不会使退热更快，但是一旦发生输液反应，反而可能导致发热。细菌感染引起的发热，如果输了敏感抗生素，则可以通过控制感染来帮助退热，但单就退热效果而言，输液不会比吃退热药起效更快。

在发热时注射 / 输注抗病毒药、糖皮质激素、维生素，则大部分是无指征的。一些宣称能够清热解毒的中药注射液，不但对退热没帮助，反而有发生严重过敏反应的风险，更不建议给孩子使用。

所以，退热首选的是口服退热药，不能口服可以用退热栓，需要在门诊输液的情况很少，输液也不会比吃退热药退热更快，打退热针退热更快但不安全，没必要打。

当医生遇到自己的孩子发热（2）

2014年过年前，妻子休假带着孩子回娘家，走之前我感觉孩子已经有点呼吸道症状了，到娘家第二天孩子就出现高热，体温迅速升高到40.2℃，并伴有喉咙痛和一侧耳朵痛。

这是孩子第一次不在我身边的时候生病，经过幼儿急疹那一次，以及此后的多次验证，家人终于确认我不仅是孩子他爹，还真的是一名儿科医生，在孩子的健康问题上我已经拥有了更多的话语权，所以妻子第一时间打电话给我。

和所有的家长一样，我听到自己孩子生病的第一反应也是心急如焚，但视频里只能看到她病恹恹躺着，其他情况都不清楚。我只能让妻子继续观察女儿的体温，多休息、多喝水、物理降温（当时我也认为物理降温有效），体温太高了就给退热药。

因为孩子走之前已经有些呼吸道症状，又说耳朵痛，还刚坐了飞机，我担心是呼吸道感染合并中耳炎，就嘱咐妻子如果第二天女儿还高热的话就带她去医院看看。到了第二天，仍然持续高热，于是妻子带着女儿去了当地的儿童医院，血常规显示女儿的白细胞显著升高，中性粒细胞比例也高。医生通过实验室检查和查体，考虑化脓性扁桃体炎可能性较大，建议静脉应用头孢类抗生素，同时开了清开灵颗粒。

妻子问我要不要给女儿输液，我没有看到孩子，在诊断上我完全信任医生，孩子感染症状和指标都有，用抗生素应该没有问题。但依据我个人的临床经验判断，化脓性扁桃体炎病原菌以溶血性链球菌为主，首选药物是青霉素，头孢类抗生素虽然级别高，但效果未必更好。虽然孩子有高热的症状，但没有病原学基础，直接上第三代头孢类抗生素针剂在我看来还是有些过了。由于女儿的状态还不错，也能进食，于是我建议妻子先不输液，可以回家先吃之前吃过的阿莫西林观察一下。至于那个中药，我肯定不会给女儿用。

吃药当天，孩子仍然是持续高热，妻子又有些坚持不住了，还是想到医院去输液……我顶着压力叫她再坚持一下。到了下午，女儿的体温开始下降并趋向正常，3天后所有的症状都消失了。

那家医院是我大学及研究生实习的医院，那个医生说不定也曾经是我的带教老师，在目前的医患关系下，我特别能理解他的用药思路。就像前面讲的，很多人到医院就是要求立刻解决孩子的病痛，发热就要求早点退热，不然就要问责医生。在这种压力下，迁就患者加保护自己成为很多医生无奈的选择。

在抗生素指征很明确的时候，有很多种选择，选择更强力的广谱药物，用起效更快的静脉给药方式，短期效果又快又好，患者、医生皆大欢喜。至于风险，短期内发生输液反应毕竟少见，远期产生的问题也很难关联到这次治疗上去。口服阿莫西林，按国内的要求还需要做皮试，起效慢，碰上耐药菌的机会也大，效果不好就可能被质疑，吃力又不讨好，大部分患者都不愿承担任何风险，哪个医生愿意去选择呢？

我本身不排斥输液，也不排斥使用抗生素，如果病情需要，我也会毫不犹豫地使用。我只是觉得，医生给出的方案有医生的立场，我自己的孩子我愿意为她承担一些风险，选择可能对她更好的方案。我作出这种选择是因为我自己是儿科医生，而且愿意自己承担责任。

本来医生在诊治自己或者亲人的时候会受很多感情因素的干扰，更容易犯错，如果有信任的医生，我情愿找他们去看。我自作主张也是无奈之举，因为，转换为患者的身份，医生对当前的医疗系统也有很多不信任的地方，这也是大多数医生自己看病也会找熟人的原因之一。

那么那些没有任何医学知识的人该怎么办？除了学习一些常规的处理方法外，如果你没有儿科医生朋友，拿不准的时候还是应该去看医生。到了医院，除了可以拒绝那些没用还可能有害的儿科药物外（见本书相关文章），也只有相信医生。无论如何，在医学问题上，受过专业训练的医生懂得肯定比普通人多，虽然有时在细节处理上可能不会完美，但大体的方向不会错得太离谱。更何况，按医生的方案去做，出了问题还是找得到人负责，因为自己的选择而出了问题，眼泪只能往肚子里吞。

看到这里大家可能失望了，但这却是无奈的事实。疾病千变万化，哪怕就是发热，也可能是不同疾病、不同病情的表现，我分享的自己女儿两次发热的经历都是不需要输液的，但不等于所有的发热都不需要输液。有些重症感染，不但要输液，还可能要住进重症监护室（ICU）。即便医生用心去诊断，也难免会有误诊、漏诊的时候。患者通过学习可以提高一些医学知识，但要超越以看病为生的医生还是不太可能，所以相信医生比相信自己出错的机会要小很多。

要让孩子们得到更可靠、更安心的医疗服务，我们所能期望的是医疗行业能不断改进。但这需要我们一起去努力改变现状，包括整个社会信任的重建，包括患者的宽容和医生的自律，也包括科普教育，但更主要的还是医疗体制的改变。

发热要不要用抗生素

我在微博上分享了自己孩子所经历的两次发热，都是没有输液的，有人就得出了"发热不要输液"的结论。

与一感冒就吃抗生素的人相反，确实也有很多人认为孩子发热就不应该用抗生素，不需要打针、输液，应该自己在家观察，等待孩子自身免疫系统的"抵抗"。

在缺乏科学认识的背景下，我们对很多事物的态度容易走向两个极端，要么神化，要么妖魔化，比如输液、抗生素、X线，再比如医生、医院……

有些家长听说输液、抗生素有风险、有并发症，就拒绝输液、拒绝抗生素，哪怕已经出现了严重的细菌感染；有些家长听说X线有辐射，就拒绝检查，哪怕是怀疑孩子骨折；有些家长听说哪里手术出事了，就拒绝手术，哪怕是不手术就治不好的病……这些都是对事物没有正确认识导致的误区。

抗生素有风险，但在抗生素发明之前，一个今天看起来很普通的感染就可能要了所有人的性命；在没有输液技术之前，很多患者甚至会眼睁睁地错失抢救的时机；在没有 X 线检查之前，很多疾病都会因为无法"猜"到明确的诊断而贻误治疗。

儿童发热虽然很大一部分是由病毒感染所致，比如普通的呼吸道病毒感染，目前药物很难影响病程的长短，只能对症处理，但病毒感染也有些很严重的类型。先不说那些比较危险的病毒感染，比如乙型脑炎病毒，一些常见病毒感染导致的疾病也会有重型表现，比如手足口病、轮状病毒肠炎，虽然大多数可以自愈，但每年这些疾病的流行季节都会有一些重型病例出现全身多器官损害，甚至危及生命。这些严重的情况有时也需要针对性用药。

有些呼吸道病毒感染后会合并细菌感染，出现下呼吸道感染甚至肺炎，在早期可以单纯表现为发热。很多家长都知道发热的时候要注意观察孩子有没有其他症状，比如精神状态，但这种判断还是需要一定的经验和专业知识的。发热的孩子很多都昏昏欲睡，如何区别是因为体温升高导致的活动度降低，还是本身就有神经系统症状，有经验的医生有时候都会判断错误，更何况家长。

可能很多人都知道抗生素的使用原则，能不用尽量不用，能口服尽量口服。但什么时候要用，什么时候不需要用，以哪种方式用，作出这种决策需要专业的判断，也就是说只有医生才能决定抗生素使用与否、如何使用。

儿童发热大部分情况下不需要用抗生素，所以很多家长都有没用药孩子自己好了的经验，这样的经验在网上随处可见。但医生的经验却和家长恰恰相反，因为医生每天处理大量的病例，每个医生都曾经碰到过一些严重感染需要用抗生素的病例。医生的工作很多时候是从大量的不需要用药的病例里找出少数几个需要用药的病例，因为这种病例风险更大，所以医生会对这种病例保持特别高的警惕。

抗生素虽然有副作用，但使用正确的话，还是利大于弊的。当病情需要时，医生和家长都不该犹豫，该用的时候不用就可能延误病情，最后吃亏的还是孩子。具体哪些情况要用，要由医生来决定，不是家长凭直觉、凭感情、凭所谓的"经验"来决定，更不是凭谁家老人或某位邻居的只言片语来决定。

经历不同，看待问题的角度也会不同。在医学问题上，医生的认识水平肯定要高于患者，作出的决策有循证依据，正确率也会远高于患者自己的判断，这就是为什么我强调要尽量相信医生。

也许很多人会说，我倒是想相信医生，可每次去医院，医生还不就是给开抗生素？担心医生乱用药，甚至是很多家长选择不去医院的一个原因。

抗生素是处方药，应该由医生来决定用或不用，但有些医生滥用抗生素也是不争的事实。即便在美国，每年为治疗呼吸系统疾病开出的没有治疗意义的抗生素处方也可达上千万份之多，中国的情况更不容乐观。

任何一份医学临床指南中对一种药物使用的效益和风险分析，都是从患者角度出发的。但在现实中，医生做医疗选择的时候难免会受其他因素的影响。滥用抗生素的原因有很多，有客观的，也有主观的。有时是病情复杂，很难判断是细菌性还是病毒性感染；有时可能也和医生对疾病、药品了解不够深入有关。

在医患关系紧张的环境下，当医疗决策可能影响到自己的人身安全时，为避免漏诊、误诊带来的病情延误，以及担心家长可能会找自己的麻烦，医生可能更愿意选择更积极的治疗，把可疑的细菌感染当成细菌感染来治疗，让自己安心一点。这些是我们短期内无法改变的现实，家长所能做的便是找到更值得信任的医院和医生。

发热抽筋，不是做得越多越好

孩子发热就怕抽筋，抽筋就怕抽坏脑子，因为对发热抽筋的担心，很多家长对发热充满恐惧，以至于孩子一发热，家长就会想尽一切办法给孩子退热，吃退热药、冰袋冰头、贴退热贴……这些担心有必要吗？这样做有用吗？关于发热抽筋，父母们需要知道哪些？

所谓的发热抽筋，医学上称为热性惊厥，是指由发热引发的抽搐。以前认为是高热引发的，所以称为高热惊厥。但事实上，只要体温高于38℃都可能发生惊厥，而不只发生于高热状态，所以"热性惊厥"的称呼更为准确。惊厥多见于体温上升阶段，每100个孩子里大约有4个孩子会遇到热性惊厥。

别人家孩子发热不抽，为什么我的孩子会抽？热性惊厥的原因现在还不那么清楚，比较明确的是和遗传素质有关，直系亲属有热性惊厥史的，孩子发生热性惊厥的风险就会高一些。此外，热性惊厥主要发生在6~60个月的孩子，可能和孩子还处于一个神经发育不成熟的年龄段有关。

孩子发热惊厥时，往往全身僵直、四肢抽动、双眼翻白、意识不清，甚至口吐白沫、大小便失禁。每个家长看到孩子这个样子都会惊慌失措，有的家长按住孩子试图不让他抽，有的去掐人中，有的往孩子嘴里塞东西来防止咬伤。但慌乱不会对孩子有任何帮助，也不是做得越多就越好，不但对孩子没有任何好处，反而可能造成不必要的伤害。

正确做法是**让孩子在床上或安全的平地躺下，解开衣领，可以让孩子头侧着或者侧卧，以防呕吐时误吸、呛咳、窒息**。抽筋一般不会咬伤舌头，即使咬伤也会很快长好；而抽搐时孩子肌肉挛缩，牙关紧闭，强行将硬物（如勺柄等）从牙间塞入，或者强行掰开孩子嘴都可能造成损伤，塞进去的东西可能损伤牙齿或堵塞呼吸道引起窒息。所以，不要往孩子嘴里塞东西或给药。相反，**抽搐时如果孩子嘴里有东西，可能的话还应该轻柔地取出**。美国国立神经疾病与卒中研究院网站上关于热性惊厥的处理建议就是这么说的，美国儿科学会旗下的科普网站上也提到抽搐时不要往孩子嘴里塞任何东西。至于按住孩子、掐人中等方法，不但阻止不了抽搐，反而可能造成损伤。

家长与其慌乱地做这些有害无益的事，不如镇定下来记录一下孩子抽搐的时间。如果内心足够强大，还可以拿手机把孩子抽搐的情形录下来，好让医生判断病情。大部分的热性惊厥持续时间很短，通常不到1分钟，90%在5分钟内自发缓解，如果持续超过5分钟，需要就近就医或者拨打120求救。如果既往有过30分钟以上热性惊厥的孩子，再次出现长时间发作的可能性较大，一旦再次发作，应尽早就诊，使用止痉药终止抽搐。

无论抽搐持续多久，抽搐结束后最好还是带孩子去医院检查一下，如果最后确认是简单型热性惊厥，一般无须特别处理。但医生需要检查一下发热的原因，尤其要排除一下颅内感染的可能，1岁半以内的孩子可能需要做腰穿，是否需要进一步做其他检查需要医生检查孩子后再决定。

热性惊厥看起来很吓人，小部分孩子惊厥的时候会摔倒或者呛到，但绝大部分的热性惊厥不会对孩子造成伤害，也不会影响孩子的脑子以及智力发育，长大了学习也不会比别的孩子差。

热性惊厥本身不伤害孩子，只不过有热性惊厥的孩子远期出现癫痫的风险略高于普通人群。总体来讲，大约 2% 的热性惊厥会发展为癫痫，复杂型概率更高。这种趋势是由孩子的身体条件，尤其是遗传素质决定的，不是热性惊厥直接导致的，药物治疗也改变不了这种趋势。

即便这样，鉴于孩子热性惊厥时可怕的样子，很多家长还是想知道应该怎么去预防。可惜的是，孩子是否会再抽搐取决于孩子自身，目前没办法改变。发生热性惊厥的年龄越小，再次发生的可能性越大，首次热性惊厥时不到 1 岁，再次发生的可能性大约为 50%，直系亲属有热性惊厥史的，再次发生热性惊厥的风险更高。

每个孩子在其成长过程中都要经历发热，家长没办法控制孩子完全不发热，也没办法控制孩子是否遇到或者什么时候遇到热性惊厥，孩子出生后家族遗传因素亦没办法改变，所以没什么好办法去预防，唯一能做的是等孩子长大。3 岁以后发生热性惊厥的机会就小了，5 岁以后就更少了。

因为这种情况被称为热性惊厥，很多家长，包括一些医生都认为应该积极退热，但事实上研究已经证明，包括布洛芬和对乙酰氨基酚在内的退热药，都预防不了热性惊厥的发生，原因可能是惊厥主要发生在体温变化阶段。热性惊厥的孩子本来就不是每次发热都会发作，不能说这次服用退热药没发作，就认为退热药能预防热性惊厥。如果孩子 1 岁以内每次发热都抽搐，那可能不是简单的热性惊厥，需要找专业的儿科神经专科医生看看。

预防不了惊厥并不是说就不要吃退热药，如果孩子体温超过 39℃ 且明显不舒服，该用药还是要用药，发热该怎么处理还是怎么处理，不需要为预防热性惊厥额外做什么，做了也没用。

如果孩子抽搐的时间比较长，医生可能会用地西泮静脉注射、咪达唑仑肌内注射等方式止痉，预防性使用这些药可能会降低再次抽搐的风险，但因为热性惊厥本身不会对孩子造成什么伤害，而使用这些药物发生副作用的概率较大，所以没必要预防性使用。

　　大部分的热性惊厥都是简单型，但复杂型热性惊厥，也就是持续时间超过 15 分钟，局部的、不对称的抽搐，24 小时内反复抽搐，这种类型发展为癫痫的机会要大一些，是否需要预防性使用抗癫痫药物，需要儿科神经专科医生进行评估后再决定。

　　　　　　　　　（本文特别鸣谢北京大学第一医院姜玉武教授的专业指导）

孩子发热能不能等自愈

面对孩子发热，一部分人热衷于赶紧打针、吃药，但也有人近乎狂热地倡导所谓的"自愈"。他们信奉"达尔文医学"，认为发热能帮助孩子获得对于疾病的抵抗力，所以不能用药，要等自愈。而且，这些人也拿出了支持自愈观点的证据——很多孩子发热自愈的例子，有的孩子发热40℃以上，有的孩子发热十几天，坚持不用药等自愈也都好了。

那么，孩子发热到底能不能等自愈？

造成孩子发热的原因很多，比如感染、炎症、肿瘤及免疫、代谢疾病都可能引起发热，但大部分还是感染引起的，其中又以病毒感染最为多见。

病毒感染导致的感冒、流感、支气管炎、肺炎、轮状病毒肠炎、手足口病、疱疹性咽峡炎、幼儿急疹等都是儿科的常见病，都可能出现发热，目前确实没有针对引起这些疾病的病毒的抗病毒药，所以这些疾病主要还是靠自愈，而且这些疾病也确实大部分都可以自愈。

所以孩子发热不用药，然后自愈了，是很常见的。在现代医学诞生之前，我们的祖先也大多是靠自愈繁衍了下来。

但现在有了现代医学，借助于现代药物，生病了不但有更高的存活机会，人们能活得更长久，生病时还可以不用像我们祖先那样只能咬着牙硬扛。比如有了麻醉药，我们外伤或手术时可以感受不到疼痛，有了退热药，在高热的时候也可以不用那么难受了。

发热不是病而只是一个症状，并不会烧坏脑子，但会让人难受，这个滋味我们大人发热时都体会过，吃退热药可以让我们不那么难受。现代医学已经证明，合理使用对乙酰氨基酚和布洛芬这样的退热药是安全的，美国儿科学会等权威医学机构也都建议孩子烧得难受时应该使用退热药。

所以，哪怕是可以自愈的病毒感染性疾病，哪怕退热药不能让孩子好得更快一点，孩子烧得难受时依然可以吃退热药，就像麻醉药对伤口恢复没帮助，但做手术时我们还是要用一样。大人自己发热吃药让自己舒服一些，孩子发热了却以为他们好的名义让他们硬扛，这不过是欺负孩子没有选择的权利。

另外我们要知道，即便是自愈性的病毒感染，也不等于所有的孩子都会自愈。轮状病毒肠炎可以让孩子脱水、休克，流感、病毒性肺炎可以让孩子呼吸衰竭，手足口病可以让孩子因心肌炎、脑炎而死亡。

此外，孩子发热除了那些常见的可以自愈的病毒感染性疾病外，还有一些凶险的病毒感染性疾病，比如病毒性脑炎等；还有一些严重的细菌感染，比如脑膜炎、脓毒血症等；可以是川崎病这样的炎症性疾病；也还可以是肿瘤、白血病这样的恶性疾病。

作为儿科医生，需要在接诊的大量的患有可自愈常见病的孩子里，小心辨别出那些可能有严重问题的孩子，但即便小心翼翼，仍难免会有遗漏。没有医学基础的家长，如果相信发热就是孩子在自我修复，是孩子在获得抵抗力，盲目地在家等待自愈，那就可能延误孩子的治疗，给孩子造成不可逆的伤害。

其实现代医学也并没有建议孩子一有发热就用退热药，只有在孩子体温超过39℃、烧得难受的时候才建议用。除非是 3 个月以内的孩子，也并不是一出现发热就建议去医院。所以，发热等待自愈并不是不可以，但不应该盲目让孩子硬扛，家长需要懂得观察。

宣扬不打针不吃药的"自愈疗法"，符合很多人心中对"绿色疗法"期望，在很多国家都有一批信徒。同时，因为很多人对于"过度医疗"现象的疑虑，担心很多本可以自愈的疾病到了医院也可能要做一些没有意义的治疗，吃一些没用甚至还可能有害的药，所以这更给了所谓的"自愈疗法"滋生的土壤。

作为家长，我们需要知道，不论是过去还是现在，地球上时时刻刻有人发热，不管你是选择等待自愈，还是选择"跳大神"，或者选择现代医学，因为大部分发热是自愈性疾病引起的，所以大部分人都能痊愈，但也总有一部分人病情恶化。不是别人家孩子选择自愈好了，你家孩子自愈也就能好，不是上次选择自愈好了，这次选择自愈也一定能好。在所有的选择里，现代医学能让孩子最大概率得到痊愈。

我们还要知道，现代医学其实是逆天而为，让不能存活的存活下来，让能存活的活得更好，从某种角度上说甚至不利于人类的进化。自然选择优胜劣汰，确实有利于人类整体的进化，但前提是淘汰一部分没经受住某次选择的人。即便我们的医疗体系确实有进一步提升与改进的地方，但大家的健康状况还是比缺医少药的时候要好太多。

当别的孩子生病了上医院找医生，你却让自己的孩子选择了自愈，等于让自己的孩子放弃医学的帮助而接受自然的选择，等于让他接受不公平的竞赛，结果更大的可能是别人家的孩子胜利了，你的孩子却被淘汰了，让自己的孩子成为"流星"。

第

16

篇

夏天孩子发热，会不会是中暑

　　作为家长，孩子一发热就会想很多问题，可能不可能的都会担心。比如夏天天气热，孩子一发热，很多家长除了担心感冒、手足口病这些，还会担心，孩子发热会不会是中暑？

　　在回答这个问题之前，我们先了解一下发热和中暑的区别。

　　前面已经说过，当身体由于感染、炎症或其他问题产生了致热源，下丘脑里的体温调节中枢能接收到信号，然后调高体温设定点，同时发出信号让身体增强产热，减少散热，体温上升，这就是发热。

　　当人在高温环境里或剧烈活动时，外界传导过来的热量或者自身活动产生的热量过多，人的温度感受器也会将信号传递给体温调节中枢，体温调节中枢会给身体发出散热信号，增强出汗等散热方式，以维持正常体温。

　　但如果持续处于高温环境或剧烈活动状态下，环境传导过来的热量和自身产生的热量超出了人体的散热能力，体温就会被动地上升，甚至超出人体的耐受极限，就导致了中暑。

　　所以，虽然结果都是体温升高，但发热和中暑的机制是完全不同的。

　　发热是身体主动升温，而中暑是身体被动升温。如果把人体比作房子，发热更像我们主动开了暖气，而中暑则更像房子失火。

只不过发热常见、中暑少见，所以我们平时习惯于把体温升高都叫发热，以至于大家分不清发热和中暑了。

理解了上面这些，就很容易回答前面的问题。如果孩子在太阳底下暴晒，尤其是在高温下被关在密闭的空间，比如车里，同时身体发烫，就要考虑是中暑了；如果在家里吹着空调却发热了，那就不要担心中暑。

理解了发热和中暑的不同机制，也就能更好理解怎么去处理发热和中暑。

如果房间开着暖气，要降温只需要用遥控器把暖气关了，如果不关暖气而想通过在房间里浇水来降温，自然效果差。所以，发热降温要靠退热药，而不是物理降温。

如果房子着火了，要做的是浇水灭火，而不是去关暖气，因为不是暖气导致的着火。所以，中暑降温要靠物理降温，而不是吃退热药。

发热是人体启动的自我保护机制，体温高了体温调节中枢也会启动散热机制，所以发热导致的温度上升是有限制的，极少会超过41℃，发热不会烧坏孩子。

中暑是被动的体温上升，所以体温上升不受限制，会给大脑和其他器官造成伤害，是一种死亡率很高的危险状态。

如果你发现有人中暑了，首先要做的是把他转移到阴凉的地方，然后尽量除去他的衣物以散热，用凉水或者冰袋降温，同时拨打求救电话。

即便抢救得当，很多中暑者也救不过来，所以预防中暑很关键。天气热记得开空调，要避免给孩子过度穿衣，尤其是不会说话的婴儿。高温天气不要让孩子长时间在户外活动，也千万不要让孩子一个人单独在车里，哪怕是开着窗，因为你不知道有多危险。

孩子发热的十大误区

发热是孩子最常见的症状，是父母们最关注的问题之一，也是流言和传说的集中地。说得再多，恐怕也消除不了所有的误区。所以，在这里集中总结一下最常见的发热十大误区，看看你中招过几个。

发热是一种病

发热本身不是疾病，而是疾病的一个症状。有发热这个症状的疾病很多，最常见的是感染性疾病，从普通感冒，到严重的脓毒血症，都可能会有发热。吃退热药把体温降下来，并不意味着病就好了。

根据体温判定病情

低热可以是普通感冒，也可以是肺结核；高热可以是幼儿急疹，也可以是脑膜炎。体温的变化规律对疾病的诊断有一定参考意义，6 个月内的孩子发热时体温越高，出现严重疾病的风险越大。但是，发热时体温的高低和病情严重程度并不成正比。相对于体温的数值，孩子的精神状态对于病情的判断更有意义。

发热要赶快退热

发热是人体应对感染的一种防御机制，对病情恢复有好处。对总体健康的孩子来说，在引起明显不舒服之前（一般认为是 39℃）不需要降温。

发热会烧坏脑子

人体的体温受下丘脑体温调节中枢控制，发热时体温很少超过 41℃，所以发热不会烧坏脑子。发热然后脑子出了问题的有可能是脑膜炎引起的发热，导致问题的是脑膜炎本身而不是发热。体温超过 41℃多半是因为中暑（如炎热的夏天把孩子忘在停于室外的车里）或者捂热等导致孩子无法散热。

发热不用药不会退热

儿童疾病以呼吸道、肠道病毒感染多见，大多会出现发热，大多也是自愈性疾病，病程过了体温就会恢复正常。每个孩子都要经历发热，在现代药物产生之前人们基本是靠自愈繁衍下来的。但大部分能自愈不等于就不需要用药，在烧得很难受时，退热药能改善孩子的舒适度。有严重细菌感染时，抗生素能提高孩子的存活率，但前提是抗生素的使用必须是由医生根据病情来决定的。

吃了退热药体温应该马上恢复正常

退热药起效一般需要半个小时到 1 个小时，起效后体温一般可以下降 1~1.5℃，但不一定降到正常。退热药持续时间为 4~8 小时，药效过了体温还是可能再度上升。吃退热药的目的不是让体温正常，而是减轻发热带来的不适。

退热药可以预防热性惊厥

孩子发热是否惊厥和用不用退热药没有关系，而和孩子本身的体质有关系。热性惊厥主要发生在体温的变化阶段，目前的研究都证实退热药不能预防热性惊厥。

孩子发热睡着了也要把他弄醒喂退热药

服用退热药的目的是让孩子更舒服，但既然孩子睡着了，他就基本感受不到不适，所以就不需要弄醒了孩子喂药，睡着了总比醒着舒服。

发热了输液退热快

输液主要用于严重细菌感染、不能进食、中重度脱水等情况，而非专门针对退热。儿科门诊需要输液的情况很少，输注抗生素或者补液也不会比吃退热药退热更快。常用的"退热针"赖氨比林，在退热速度上虽然比口服退热药快，但没有口服退热药安全，12岁以下儿童还有发生瑞氏综合征的风险。需要退热时首选口服退热药。

清热解毒的中药可以退热

目前没有哪种中药被证实能够退热，包括藿香正气水敷肚脐，因为发热本来就是很多自愈性疾病的症状，不能因为孩子退热了就认为是这些药物起了作用。

关于发热的误区虽然很多，但是只要家长记住"发热对孩子病情有利但会引起不适，关注孩子精神状态，警惕一些严重疾病，孩子怎么舒服怎么来"这些原则，就很容易避开这些误区。

第

18

篇

总结帖：如何应对孩子发热

之所以用了这么大的篇幅写发热，是因为发热是孩子最常见的健康问题，是让家长焦虑最多的问题，是误区最多的问题，也是每个家长的必修课。看了前面那么多关于发热的文章，相信大家对发热会有更深入的理解。这里系统总结一下。

发热是指孩子体温（肛温）高于38℃。导致孩子发热的原因有很多，感染、炎症、肿瘤以及免疫、代谢疾病等原因均可引起发热，不同年龄段孩子发热的原因和处理措施不一样。对家长来说，判断孩子发热的原因很难，那应该如何应对？

3个月以内的孩子

1个月以内的孩子，只要体温高于38℃，就应该去医院。因为在这个年龄阶段，尤其是新生儿期间（0~28天），10%以上的发热是严重感染所致，比如菌血症、脑膜炎、肺炎等，而新生儿的免疫系统又很不完善，容易导致严重后果。

1~3个月的孩子发热，很大部分是自限性的病毒感染引起的，但也有较大比例是细菌感染所致。同样因为孩子小不安全，鉴别起来很难，医生需要做些检查才能将风险较低的那部分孩子筛查出来，家长自己在家是无法判断风险大小的，要做的就是及时把孩子送到医院去。

3 个月以上的孩子

3 个月以上的孩子，如果在家观察，判断孩子精神状态很重要，如果精神状态不好也要去医院。

判断孩子精神好相对简单一些，如果孩子还有劲玩，会跟大人互动，那说明精神还不错。但是，要判断孩子精神不好就没那么容易了。发热会让很多孩子昏昏欲睡，很难判断是真的精神不好了，还是发热让孩子犯困，医生有时都判断不准，家长就更难了。如果自己心里没底还是早点上医院，不要有侥幸心理。

如果根据自己的判断选择在家里观察，又该如何对待发热呢？

孩子发热家长焦虑是正常的，儿科医生面对自己孩子发热也一样会焦虑，但我们不要因为焦虑和担心就作出不理性的选择，比如自己给孩子吃抗生素，或者跑到医院要求医生给孩子打针。

但其实，发热虽然会让孩子不舒服，但目前并没什么证据能证明发热会给孩子造成伤害，也不会烧坏脑子，除非是少见的热性惊厥持续状态和中暑。相反，体温升高可以减少孩子体内微生物的复制和繁殖，也可以提高人体的炎症反应，有利于致病微生物的清除，发热对孩子的病情恢复是有利的。

孩子的发热比成人频繁很多，原因是孩子的免疫系统不完善，没接触过的细菌、病毒都容易造成感染，所以容易发热。发热是免疫系统起作用的表现，孩子的免疫系统正是在和病菌接触的过程中不断完善的，等孩子大了，发热的频次也会越来越少，所以发热是孩子成长过程中不可避免的。

既然发热是有利的，所以不要一发热就立即想着给孩子退热，而且有些病毒感染之后就是要烧好几天，退热药只能短期内将温度降低一些，不能预防热性惊厥，也不能缩短生病的过程。你急或者不急，总还是要烧那么几天的。

那退热药有什么作用呢？就是改善孩子的舒适度。我们大人也都发过烧，有时候 38℃就觉得非常难受，头痛、浑身无力，话都不想说一句。不过孩子对发热的耐受能力似乎强于大人，有的孩子 39℃的时候一样可以玩。

那什么时候给孩子用退热药呢？如果用一句话概括，就是当孩子觉得很不舒服的时候。但每个孩子对发热的耐受能力不一样，所以用药的时机也可以不一样。中国最新指南的意见是**体温 39℃就可以用，或者发热让孩子明显不舒服时也可以用。**

在所有的退热方式里，退热针起效最快，但并不安全；物理降温很安全，但几乎没有效果，还可能增加孩子的不舒适感；服用退热药是所有退热方式中最为安全有效的，所以退热首选服用退热药。

因为退热药也可能产生副作用，一般不推荐在 38.5℃以下给没有其他基础疾病的孩子用药，但对有心肺功能不全、贫血、糖尿病或遗传代谢性疾病的孩子，因为发热会加快代谢，也会增加氧气的消耗量，产生更多的二氧化碳，增加心排血量，为避免心功能衰竭、代谢不稳定等情况，可以在 38.5℃以下用药。发热也容易诱发癫痫发作，所以有癫痫发作史的孩子也应该更早给药。

无论是世界卫生组织、美国儿科学会，还是中国的发热指南，都认为**布洛芬和对乙酰氨基酚是对儿童相对更安全的退热药。**布洛芬只能用于 6个月以上的孩子，而且不要给频繁呕吐、脱水的孩子用，以免产生肾损害；对乙酰氨基酚可用于 3 个月以上的孩子，对呕吐的孩子也可以用栓剂。

中国以前的指南认为对超高热的孩子，可以交替使用这两种药，但2016 年最新的指南已经明确不推荐联合或者交替使用这两种退热药了，因为这样会增加用错药或过量的风险，所以建议只选用一种。用药量和方法参考说明书使用即可，不要自行减量或加量。发热伴随代谢的增加，水分需求增大，无论是否使用药物，都应该让孩子多喝水，不愿意喝水的孩子也可以试试淡一点的果汁。如果出汗过多，为避免脱水，可以给孩子喝口服补液盐。

穿衣服要选择轻薄能吸汗的，**厚度以孩子舒适为度**。热的时候可以开空调，不能给发热的孩子捂汗。退热贴并不能退热，温水擦浴这样的物理降温退热效果有限，还可能增加孩子的不适，如果不是因为穿太多衣服、中暑等体温过高的情况，**不建议使用**。因为孩子皮肤娇嫩，酒精可能经皮吸收引起中毒，故**不能为发热的孩子进行酒精擦浴**，**也不要自己在家给孩子吃抗生素**。

自己在家处理最重要的还是要**观察孩子的精神状态**，觉得精神状态不好就应该去医院。如果孩子发热的同时有头痛、脖子硬、抽搐、喉咙痛、耳朵痛、皮疹或淤斑、反复呕吐、腹泻等伴随症状，也应该去医院。2岁以下的孩子持续发热超过24小时，2岁及2岁以上的孩子持续发热超过3天也应该去医院。任何年龄体温反复超过40℃，或者出现其他自己心里没底的情况必须要去医院。

总结下来就是，发热对孩子病情有利但会引起不适，应对发热要注意孩子的精神状态，警惕一些严重疾病的表现，让孩子多喝水，体温超过39.0℃或孩子明显不舒服时可以服用退热药，发现不对劲、心里没底的情况就去医院。至于其他的事情，孩子怎么舒服怎么来。

2

**咳嗽、
感冒和
肺炎**

孩子咳嗽怎么办

大家可能也有这种经验，喝水时不小心呛到了，然后忍不住咳嗽，这是因为水进入了呼吸道，呼吸道受到刺激，通过神经把信号传给大脑，大脑分析后作出反馈，指令身体作出咳嗽的动作，通过咳嗽，呼吸道里产生强大的气流，把呛进去的水冲出来。

如果没有咳嗽，这些水就可能停留在气道里出不来，甚至随着吸气的动作流进肺部。通过咳嗽，把不该进入气道的水排出，保证了呼吸道的通畅，避免了气道堵塞、继发感染等风险。

除了呛水、气管异物这样的机械性刺激，引起咳嗽的原因还包括化学性和炎症性刺激。化学性刺激如吸入烟雾等刺激性气体，孩子偶尔咳嗽几声，可能是呼吸道对空气的变化有点反应，不一定有什么问题；炎症性刺激包括病毒、细菌、支原体等微生物感染引起的炎症反应，还有哮喘这样的由过敏和感染等因素共同导致的慢性炎症，炎症刺激是最常见的引起咳嗽的原因。

孩子偶尔咳嗽几声，可能是呼吸道对空气的变化有点反应，不一定有什么问题，再加上儿童期感冒这样的呼吸道病毒感染很常见，感冒好了咳嗽也慢慢自己就好了，病毒感染也是孩子咳嗽的主要原因。孩子出现咳嗽，大部分情况下不用紧张。

呛水了，通过咳嗽可以把水咳出；呼吸道感染了，呼吸道的分泌物、坏死脱落组织增多了，形成痰液，通过咳嗽可以把痰液排出，有利于感染的恢复。所以，咳嗽对呼吸道是有保护作用的。此外，咳嗽也是反映呼吸系统状况的一个信号。孩子不停咳嗽，提示孩子呼吸系统可能有状况。所以，咳嗽可能是生病的信号，但咳嗽本身并不一定是坏事。

被水呛到了，如果咳嗽把水咳出去了，就不再咳嗽了。如果是细菌感染引起的肺炎，那通过抗生素的治疗，肺炎减轻了，咳嗽也可能就慢慢好了。如果是过敏引起的哮喘，那可能需要用激素去抑制过敏反应才能缓解咳嗽。治疗咳嗽，去除引起咳嗽的病因才是关键。

找到病因，并把病因去除了，咳嗽自然会好。但医学确实还没有发达到能解决所有疾病的程度，有些咳嗽医生们还很难确定病因，有些即使知道了病因，也没有很好的去除病因的治疗方法，比如普通感冒，就只能对症治疗。

咳嗽对人体有保护作用，止咳可能会让孩子失去这个保护，所以如果孩子能咳出痰的话，不但不应止咳，还要鼓励孩子咳嗽，以免痰液堵在呼吸道里。但咳嗽太频繁也确实会给孩子造成很多困扰，尤其是晚上咳嗽影响睡眠，对于喉咙痒诱发的干咳，咳不出什么东西只会让孩子难受。这个时候，除了要去除致咳的原因外，也应减少这类频繁的干咳，让孩子更舒服一些。让孩子更舒服一些，也是咳嗽治疗的主要目标。

让人遗憾的是，根据目前的研究显示，成人常用的止咳药如右美沙芬、可待因在儿童的效果很有限，而且可能产生很多副作用，比如成瘾、呼吸抑制等，严重的甚至可能致死。所以，美国建议 4 岁以下的孩子不要使用非处方的止咳药和感冒药，英国、加拿大、澳大利亚的建议是 6 岁以下，2015 年欧洲药品管理局更要求 12 岁以下儿童禁用可待因治疗感冒引起的咳嗽。2017年国家药品监督管理局也发文要求修改含有可待因药品的说明书，要求增加：12岁以下儿童禁用；哺乳期妇女禁用；已知为CYP2D6超快代谢者禁用，患有慢性呼吸系统疾病的12～18岁儿童和青少年不宜使用。

但我们也可能听过这句广告词——孩子咳嗽，就怕咳出肺炎！这句广告词是如此深入人心，很多家长听到孩子咳嗽，马上就给孩子吃药。事实上，咳嗽会咳出肺炎的逻辑和发热会烧坏脑子差不多，把因果关系搞错了。脑膜炎的孩子可能会发热，但发热不会引起脑膜炎，肺炎可能引起咳嗽，但咳嗽不会咳出肺炎。

很多家长说"我的孩子就是咳嗽几天之后就肺炎了啊"，那是因为孩子咳嗽的时候已经有肺部感染了，咳嗽可能是肺炎的早期表现，而不是咳嗽咳出了肺炎。因为这些错误的宣传，大家对咳嗽有了很大的误解。

不能盲目用止咳药不等于不需要咳嗽治疗，当孩子咳嗽的时候，和发热的家庭护理一样，我们同样要注意孩子的一般状况。

如果觉得孩子精神状态不好、呼吸困难、有口唇发青等缺氧表现，要尽早看医生；孩子越小，出现重症肺炎、缺氧等风险越大，3个月以下的孩子咳嗽要早点看医生。

咳黄、绿色痰不一定是细菌感染，但如果同时有发热等症状也要看医生；频繁咳嗽持续时间较长，或者孩子咳嗽得越来越厉害，那可能是因为细菌感染、过敏，甚至气管异物等原因引起的，最好找医生检查一下。

因为引起咳嗽的原因很多，变数也很大，所以很难一一列举哪些情况一定要看医生，只要家长自己心里没底，早点看医生总不会有错。但大部分咳嗽没那么严重，如果选择在家护理：必要时可以给1岁以上的孩子喝2～5ml蜂蜜（有研究认为对于夜间咳嗽，蜂蜜比止咳水效果更好，但1岁以内孩子不能吃，以免肉毒中毒）。

如果孩子到了4岁，咳嗽严重到影响睡觉、上学，医生也同意使用止咳药的话，选用一种含有右美沙芬的药就可以，因为大多数非处方止咳药里都含有这种成分，同时吃多种的话可能引起过量。空气干燥会加重咳嗽，这时可以开加湿器。另外，不要让孩子接触烟草，主动和被动吸烟都可加重咳嗽。

总结下来，咳嗽可能提示孩子呼吸道有状况，但咳嗽也是一种保护性反射。很大部分儿童咳嗽是病毒引起的，情况不严重，但要注意观察孩子的一般状况及伴随症状。治疗咳嗽的关键是针对病因治疗，有时需要等时间，如果不是医生的建议，不要给 4 岁以下的孩子吃止咳药。

孩子咳嗽有什么不能吃吗

"药食同源"的观念在国内深入人心，这也很容易理解：吃点东西，一方面能满足口欲，另一方面还能治病，这样的好事谁不喜欢？

正因如此，国人在生病时对食物也有很多禁忌，比如孩子咳嗽时，就常有家长追着医生问："某某东西能吃吗？"流传的关于咳嗽时不能吃的食物清单也很长，这些说法有道理吗？

咳嗽不能吃橘子

关于这个禁忌，有两种常见的说法，一种是认为橘子是热性的，吃了会"上火"，导致咳嗽。

"上火"没有明确的定义，只要是不舒服又不知道怎么解释的症状，不管是脸上长痘，还是嘴唇长疱，也包括咳嗽，都可以归因于"上火"。食物的寒热性也是毫无依据的分类，所有以"上火"为由不能吃某种食物，只是一种偷懒的解释，是不足为信的。

另一种说法是，橘子含有果酸，会刺激咽喉部，还会引起胃食管反流，引发或加重咳嗽。这个说法听起来似乎比较科学，但这是真的吗？

橘子确实含有果酸，但食物的刺激主要针对消化道，而咳嗽的感受器主要是在呼吸道，只要不呛入气管，是不至于引发咳嗽的。吃橘子时果酸对口腔、咽喉的刺激最强烈，我们可以看到有人酸得皱眉，但看不到有人酸得咳嗽。

那果酸会引起胃食管反流，进而加重咳嗽吗？胃食管反流病确实可以引发咳嗽，如果有慢性咳嗽找不到原因，的确需要考虑这个问题。但胃食管反流病是胃食管的结构和功能问题所导致的，不是食物引发的。所以，对于没有胃食管反流病的人来说，不管是什么时候，也不管吃什么食物，都不用担心加重咳嗽。

那对于有胃食管反流病的人呢？对这些患者而言，确实经常被建议回避一些食物，比如橘子和碳酸饮料，但这只是基于推测的谨慎建议，并没有实际证据证明这些食物会加重胃食管反流，有的医学指南也明确说不常规推荐回避。

所以，如果孩子有胃食管反流病，如果你担心加重，想忌口橘子这类比较酸的食物，可以忌口；如果没有这个病，就不用额外担心这类食物会加重咳嗽。

咳嗽不能吃肉

有种说法是肉会生痰，所以咳嗽不能吃肉，这种说法也是没有依据的。

痰主要是由呼吸道黏膜里的杯状细胞分泌产生的。发生了呼吸道感染、过敏或其他炎症反应时，呼吸道分泌物会增多，以黏附病原体，保护呼吸道，这其实也是一种人体的自我保护机制。

所以，痰液的产生主要是受呼吸道炎症的影响，而不是进入消化道的食物。除非你对某种肉类过敏，过敏反应也引发了呼吸道症状，否则不需要因为担心咳嗽而不吃肉。

不能吃鸡蛋、海鲜

鸡蛋、海鲜之所以被当成一种禁忌，是因为它们是常见的导致过敏的食物。虽然不常见，但食物过敏是可以出现反复咳嗽、喘息等症状的。所以，和肉的道理一样，如果对海鲜、鸡蛋过敏，不论是否有咳嗽，都需要暂时回避；如果不过敏，不论是否有咳嗽，都可以吃。

不能吃甜的

这也是一种流传比较广的说法，但这种说法显然是没依据的。事实上，甜味剂不但不会引发或者加重咳嗽，反而可能减少咳嗽。有研究显示，蔗糖水漱口可以提高咳嗽的阈值，让人不容易咳嗽。也有研究发现，蜂蜜可以减轻孩子的夜间咳嗽。

所以想想蜂蜜，再想想咳嗽"糖"浆，就知道咳嗽不能吃甜的这种说法是无稽之谈。

不能喝牛奶

不光是在国内，在国外也有一种说法，认为牛奶和奶制品容易生痰，会导致鼻涕和痰液增多。但是，这些同样是没有被证实过的。

确实有人感觉喝奶后喉咙像裹着什么东西，鼻涕或痰更浓，难以吞咽。澳大利亚临床免疫和过敏协会还专门讲到过这个问题，说最近的研究显示，这是因为牛奶的稠厚质感产生的，其他类似稠厚的液体同样可以产生这种感觉。

不能吃辛辣、油炸食品

之所以有这种说法，可能是因为这些有刺激性或坚硬、粗糙的食物会刺激咽喉，然后导致不适。

这倒是可以理解的，哪怕是不咳嗽，吃辣椒也可能辣得我们一把鼻涕一把泪。如果鼻咽部分泌物多，夜间睡眠时向后滴入咽喉部是可能引发咳嗽的。

但辛辣食物刺激引发分泌物增多是短暂的，一旦感觉不辣了，这些症状也就消失了。所以，不需要因为担心咳嗽而忌口这些食物。当然，油炸食品确实不健康，是应该尽量少吃。

咳嗽是一个神经反射的过程，咳嗽感受器受到刺激，把信号传递到大脑里的咳嗽中枢，大脑再发送指令给神经肌肉，引发咳嗽动作。咳嗽产生的气压可以帮助消除呼吸道的分泌物，去除这些刺激。所以，这是人体维持呼吸道清洁的一种保护机制。

咳嗽感受器主要分布在呼吸道而不是胃肠道，食物对咳嗽的影响非常小。吃下去的止咳药发挥作用，主要是通过抑制咳嗽中枢来实现的。除了罂粟壳这些含有阿片成分的植物，没有什么食物具有明确的止咳效果（甜味剂可能可以降低咳嗽的敏感性）。

那为什么有这么多食物不能吃的说法呢？儿童感冒等呼吸道疾病多发，咳嗽是一个很常见问题，有的咳嗽还不好一下就确定原因，尤其是那些慢性咳嗽。在原因不明的情况，很多人会默认先后发生的事情有因果关系，而国人又有药食同源的观念，就很容易把咳嗽的锅甩在食物上。

了解了咳嗽发生的机制就会知道，相比于整天想着吃什么或者忌口什么来止咳，不如多关注一下孩子咳嗽背后的原因，比如孩子周围是否有二手烟、三手烟、油烟等空气污染问题，是否有过敏等问题。如果是病毒感染引起的呼吸道感染，需要的只是时间，忌口不会让孩子的咳嗽好得更快一点。

孩子咳嗽的七大误区

秋冬季节，呼吸道感染增多，孩子咳嗽的问题困扰着很多家长。大部分家长对咳嗽存在很多误区，在这里我将常见的 7 个误区总结一下。

一、咳嗽就是生病了

咳嗽是身体的一种保护性反射，如果呼吸道发生感染，炎症反应或分泌物刺激呼吸道是可以引发咳嗽的，这也是咳嗽常见的病因。

但是，疾病可以引发咳嗽并不等于咳嗽都是疾病引起的，除了呼吸道感染、烟雾、刺激性气体等同样可以引发咳嗽，所以我们不要一看到孩子咳嗽就认为孩子病了需要吃药。

孩子偶尔咳几声通常是正常现象，如果孩子频繁、持续咳嗽，则意味着生病了，但大部分还是患了普通感冒。

二、咳嗽会咳出肺炎

"孩子咳嗽，就怕咳出肺炎！"这句广告词很多人听过，也深入很多家长的心，所以孩子咳了几天家长就会担心咳出肺炎，然后给孩子吃药。

事实上，肺炎是呼吸系统感染，可以出现咳嗽的表现，但咳嗽不会导致肺炎。相反，咳嗽有助于清理呼吸道，有助于疾病的恢复。

肺炎可以有咳嗽，咳嗽总不好而且有发热，呼吸急促、费力，精神不好这些症状，需要警惕肺炎，但咳嗽不会咳出肺炎，不需要担心咳嗽引发肺炎而用止咳药。

三、咳嗽不吃止咳药不会好

感冒之后，可能很长一段时间孩子什么都好就是还有咳嗽，很多家长会觉得不用药咳嗽是不会好的。

事实上，咳嗽是感冒所有症状里持续时间最长的，也是缓解速度最慢的。但随着病情的恢复，感染引起的呼吸道炎症反应减轻，呼吸道分泌物减少，孩子咳嗽还是会逐渐减轻直至消失的。

如果孩子咳嗽总不好，需要警惕存在其他问题的可能，比如鼻窦炎、哮喘、胃食管反流、气管异物等。如果你很担心，可以带孩子去看医生，如果找到病因，可以针对病因进行处理。

对于儿童，尤其是 4 岁以下的儿童，止咳药的效果并未得到明确的验证，而且存在引发严重不良反应的可能，所以不要给 4 岁以下的孩子用止咳药。对于大孩子及成人，止咳药的作用也就是缓解咳嗽，并不能改变病情发展的方向。

四、咳嗽要多喝水

"咳嗽多喝水，可以保持呼吸道湿润，可以稀释痰液，进而缓解咳嗽。"很多人都是这样想的，包括以前的我也是这样想的。但后来查证发现，目前并没有证据证实多喝水对减轻咳嗽有帮助；相反，呼吸道合胞病毒感染可能引起抗利尿激素水平异常，如果这种情况下摄入过多的液体还可能引发低钠血症等问题。

所以，如果孩子渴了可以喝水，如果咽喉部干痒刺激引起咳嗽，可以喝水湿润一下；对于 1 岁以上的孩子，睡前喝点蜂蜜水也可能缓解夜间咳嗽，但不需要因为咳嗽而特意多喝很多水。

五、咳出绿痰说明有细菌感染

呼吸道发生感染后，我们的免疫系统会做出反应，比如白细胞会去吞噬一些病毒或细菌。在这个过程中，有些白细胞会释放一些含铁的蛋白，导致痰液变绿。所以，不论是细菌还是病毒感染，只要有炎症反应就可能产生绿痰，绿痰并不代表一定是细菌感染。

对儿童来说，不论是上呼吸道感染还是下呼吸道感染，最常见的还是病毒感染。不管有没有绿痰，大部分情况是不需要用抗生素的，所以不需要因为看到孩子咳绿痰就吃抗生素。

六、拍背可以帮助排痰

很多家长，包括一些医护人员，会试图通过拍背，让痰液松动移位，然后更容易排出来。但无论是儿童毛细支气管炎，还是肺炎，目前的研究都没有发现拍背之类的物理治疗对病情改善有帮助。

七、咳嗽做推拿有用

对于咳嗽发生的机制，现代医学已经有了比较清晰的解释，即主要分布在呼吸道里的咳嗽感受器受到刺激后发送信号到大脑里的咳嗽中枢，咳嗽中枢再给身体发出指令引发咳嗽。

消除了刺激，比如气管异物取出来了、呼吸道感染控制了，或者用一些中枢止咳药抑制了大脑的咳嗽中枢，都可以止咳。在身体表面推拿干预不到咳嗽反射的过程，不会对咳嗽产生影响。有的人推拿一阵子后咳嗽好转了，是因为呼吸道感染很多是自愈性疾病，这是疾病自然的转归，和是否做推拿没有关系。

如何应对孩子感冒

记得有一次女儿又生病了，刚开始是叫着喉咙痛，不肯吃东西，到了晚上又睡不好了。因为她曾经得过化脓性扁桃体炎，所以妻子很紧张，晚上吵着要给女儿吃点药。我说："吃什么药？"她说："消炎药啊，以前她扁桃体炎就是吃消炎药好的。"

我直接无语，顶住压力没给她吃。到了第 2 天，女儿开始出现鼻塞、流鼻涕，晚上又发热了。我确定她是感冒了，于是没让她去上学，在家休息几天，几天后女儿自己就好了。但这次感冒也导致女儿腺样体肥大的症状加重，促使我下定决心为女儿做了手术，当然这是题外话。

感冒是最常见的疾病，几乎人人都会自我诊断，只要一咳嗽、发热，或打个喷嚏，很多人的第一反应都是——是不是感冒了？然后，就可能开始吃药了，包括各种感冒药，甚至是抗生素。

对于感冒，尤其是儿童感冒，我们其实有很多误区。

虽然很多人给自己或给自己的孩子诊断过感冒，也自己用过药，但大部分人对于什么是"感冒"其实很含糊。

"感冒"这个词在中文里早就有，但传统上我们对感冒没有明确定义，把流涕、鼻塞、喷嚏这些症状都笼统称为感冒；现代医学里的感冒（cold）通常是普通感冒（common cold）的简称，是一种病毒感染引起的上呼吸道感染，因为以流涕、鼻塞为主要症状，所以又称为急性鼻咽炎。也就是说，普通感冒都是病毒感染引起的，病毒感染后可能会合并细菌感染，但比较少见。

感冒很常见，因为免疫系统尚未发育完善，所以孩子患感冒更为常见。2岁以内的孩子，一年可以有8~10次感冒。在幼儿园、孩子多的家庭里，因为交叉感染，感冒的发生会更频繁。好在，感冒可以自愈，如果不是孩子太小，一般不会发展成什么严重疾病。所以，得了感冒并不可怕。

但感冒的症状没有特异性，流涕、鼻塞、喉咙痛、咳嗽以及发热这些症状可以是感冒，也都可以是其他疾病的表现。一旦孩子真的出现了感冒的症状，很多家长就会"脑洞大开"，比如喉咙痛会担心是不是化脓性扁桃体炎；孩子老流鼻涕会担心是不是鼻窦炎；孩子咳嗽了会担心是不是肺炎；孩子发热了会担心是不是什么细菌感染。对病情不确定产生的焦虑，会让家长们做出很多不理性的选择。

孩子生病了，保持警惕是对的。确实，有些症状看起来像感冒，但实际上却是一些严重疾病的表现，比如流行性脑脊髓膜炎早期的症状和感冒很像，但毕竟发病率很低，凭家长自己是无法判断的，自行盲目应用抗生素，对感冒的孩子不但没有帮助，反而可能导致腹泻、皮疹、过敏等药物不良反应，也会增加发生哮喘、湿疹、肥胖等的风险。

即便知道孩子感冒了，很多家长并不相信感冒自己能好，尤其是老人，认为生病了不打针、吃药就不可能会好。看着孩子生病难受很心疼，忍不住就给孩子吃点什么药，不管它有用没用（很多人相信是有用的），用了就觉得自己做了点什么，能心安一些。所以，很多感冒的孩子吃了抗生素、各种感冒药、中成药，过几天感冒好了，家长还以为是吃药吃好了，下次孩子再感冒，就容易按自己的感觉给孩子喂药。

事实上，感冒是自限性疾病，目前没有针对感冒的抗病毒药，任何声称对感冒有抗病毒作用的，无论西药、中药，都是骗人的。感冒都是自己好的，而不是医生治好的。

对大人来说，感冒药也只能缓解感冒症状，并不能治愈感冒。就儿童而言，感冒药不一定能缓解症状，还可能产生副作用，所以美国食品药品管理局（FDA）建议4岁以下的孩子不要使用非处方的感冒药和止咳药。至于中成药，因大多没有经过严格的临床药物试验，有效性和安全性都没有被明确验证过，而且很多还添加了西药成分，如果和其他感冒药同服，很容易造成药物过量，所以更不能吃。

有些孩子即便去找医生看了，确定是感冒了（病毒是罪魁祸首），也知道吃药对感冒没有用，但觉得提前用抗生素可以预防继发的细菌感染。但事实并非如此，无论大人还是小孩，感冒时预防性使用抗生素不仅不会带来好处，反而可能产生药物的副作用。

很多人会觉得，虽然抗生素是处方药，但一到医院，医生通常给开抗生素，这确实也是事实。感冒滥用抗生素在国外也很常见，1998年美国的一项调查显示，44%的感冒孩子被开了抗生素。这个比例在国内只会更高。

这是因为感冒的诊断有很大的主观性，面对一个上呼吸道感染的孩子，很多医生也知道绝大部分是病毒感染，合并细菌感染是少数，但如果漏诊了可能出现并发症的孩子，家长可能会找自己的麻烦。在不好区分是细菌感染还是病毒感染的时候，开抗生素至少不会错得太离谱，药物过敏这样的急性严重并发症毕竟发生率不高，远期并发症很难关联到这次用药上来。大家都在滥用的时候自己滥用算不得大错，该用的时候没有用就是大错了。首先权衡自己的收益和风险是人的天性，在管理不规范的时候，滥用抗生素对医生自己而言收益大于风险，所以更多的医生会选择开药。

根据中国台湾的一项研究，医生和药剂师的孩子，因为感冒、急性支气管炎而使用抗生素的比例明显低于其他孩子，这就是父母的认知给孩子带来的帮助。可见只要家长多学习一点有关常见病的常识，孩子就能少吃一点亏。对疾病越了解，心里就会越淡定，乱用药的机会也就越低。

裴医生贴士：关于感冒的九个常识

因为感冒是孩子最常见的疾病，知道下面这些简单的知识，就可以让孩子避免很多误区：

1. 感冒大部分持续 1 周，也有约 10% 的患者要持续 2 周。最先出现的症状常常是喉咙痒痛，随后出现鼻塞和流涕，喉咙痛常在 2~3 天后自行缓解，在这之后以鼻子的症状为主。大约 30% 的孩子会出现咳嗽，其他症状消失后咳嗽还可持续 1~2 周。

感冒时，最常见的症状是流鼻涕，症状持续时间最短的是发热，持续时间最长、好得最慢的是咳嗽（幼儿、大孩子和成人的症状会有些区别）。

2. 和其他疾病一样，观察孩子的一般状态和精神反应很重要，精神状态不好，或者同时出现呼吸困难、口唇发紫等要赶快去医院。

3. 年龄小的孩子患感冒容易出现严重并发症，所以 3 个月以下的孩子患了感冒要早点去医院。

4. 感冒合并耳朵痛，或者咳嗽超过 2 周要去医院。

5. 鼻塞、流鼻涕超过了 10 天要警惕鼻窦炎，所以鼻塞、流鼻涕的症状超过 10 天也应该去看医生。

6. 抗病毒药物和抗生素对普通感冒（即我们通常所说的"感冒"）无效，用了这些药不但对病情没帮助，还可能产生很多副作用。当孩子合并急性中耳炎、鼻窦炎、咽炎时，可以根据情况使用抗生素。流感不同于普通感冒，可以进行抗病毒治疗，但抗生素和抗病毒药物使用与否、怎么使用要由医生来决定。

7. 不要给 4 岁以下的孩子吃非处方类感冒药，包括抗组胺药（如氯苯那敏）、止咳药（右美沙芬、福尔可定等）、解充血药（如伪黄麻碱、去氧肾上腺素等）。如果不是医生的意见，4~6 岁的孩子也尽量不要用这些药。12 岁以下儿童，不要用含可待因的药物。

8. 孩子患了感冒可以让他多休息，如果发热可以多喝水，喉咙痛大多可以自行缓解；如果有鼻塞，可以用生理盐水滴鼻，湿润鼻腔后可以用球形吸管将鼻涕吸出；在孩子房间放一个加湿器可以帮助湿化鼻腔，有利于液化鼻涕，让孩子更舒服一些。至于发热和咳嗽的应对和处理，可以参看本书中的相关文章。

9. 勤洗手、定期清洗孩子的玩具、让孩子不和感冒的人接触、除非必要少去人多的地方，这些都有助于预防孩子感冒。打喷嚏的时候用纸巾捂住口鼻，可减少病毒的传播。

了解了这些，也就不用逼着医生开药让孩子早点好起来，因为疾病有自己的规律，不是用了药就一定能好得更快，更没必要给医生不必要的压力，让他们开更多没用的药来安慰你。

第

5

篇

感冒不注意，会不会拖成心肌炎

曾经看到新闻说，23 岁深圳女白领感冒、发热 6 天没当回事，后来差点没命，原因是感冒后得了暴发性心肌炎。

重症心肌炎发展快、治疗难、花费高，容易让大家恐慌，也容易得到新闻的关注。每次类似新闻报道的最后，大多也是提醒大家：不要把感冒不当回事，感冒要充分休息，要及时治疗，不然会拖成心肌炎等。似乎，心肌炎是感冒拖出来的。

感冒不好好治疗会得心肌炎吗？心肌炎和感冒到底是什么关系？很多人都可能对这些问题存在误解。

心肌炎是心肌发生了炎症反应，造成心肌损害，可以出现疲乏、胸痛、发热以及呼吸困难等表现，同时可能会有心悸、晕厥，甚至心力衰竭、猝死。如果是暴发性心肌炎，病情发展非常快，也非常凶险。

能导致心肌炎的因素有很多，比如病毒、细菌、寄生虫、真菌感染，以及药物、放射损伤等，还有些心肌炎的发生原因不明。

在所有的心肌炎里，病毒性心肌炎占了大部分，引起心肌炎的那些病毒，也可以引起身体其他系统的问题，如腺病毒、流感病毒既可引起心肌炎，也可以引起咳嗽、流涕这些呼吸道症状，柯萨奇病毒既可引起手足口病的疱疹，也可以引起心肌炎或者脑炎。

感冒的发热、咳嗽、流涕也好，心肌炎的心悸、胸痛也好，都是这些病毒感染在身体不同系统引起的不同表现，只不过呼吸道症状是多数，症状也更明显；心肌炎是少数，症状也更隐匿，而且心肌炎的表现通常发生在呼吸道症状之后，所以容易给人"感冒没好好治疗拖出了心肌炎"的印象。

但实际上，**感冒症状和心肌炎症状都是病毒感染导致的**，它们是平行关系，不是因果关系。所以，不是感冒拖成了心肌炎，而是这些患者先出现了类似感冒的症状，之后出现了心肌炎的症状。

那么，哪些患者只出现感冒症状，哪些患者只出现心肌炎症状，哪些患者先出现感冒症状后出现心肌炎症状，或者同时出现两种疾病的症状呢？很遗憾，我们并不知道，因为心肌炎的发病机制并不清楚，我们只知道它可能和自身免疫有关。

一个人感染了病毒，是否出现心肌炎，可能和他自己的身体条件有关，比如在 20 ~ 50 岁的人更容易出现心肌炎，而和怎样治疗"感冒"没有关系，因为普通感冒目前没有有效的抗病毒药，所有针对感冒的治疗都只能缓解症状。

病毒感染后是否出现心肌炎，从某种角度来说，目前还只能"听天由命"。感冒后哪怕躺着一动不动，吃再多的感冒药，该得心肌炎还是会得。要想降低患心肌炎的风险，只能尽量减少感染，尤其是病毒感染的机会，如勤洗手、打疫苗等。

那是不是感冒了就不需要吃药？不是的，对大人来说，如果感冒很难受，可以吃感冒药缓解症状；对儿童而言，尤其是 4 岁以下的孩子，缓解鼻塞、咳嗽的那些感冒药对他们的治疗效果并不确切，反而可以造成严重不良反应，所以不建议用。但如果出现发热、头痛，还是可以用解热镇痛药缓解症状。然而，这些药都无法预防心肌炎的发生。

那感冒了要不要多休息呢？要的。休息虽然不能阻止心肌炎的发生，但是心肌炎很多时候没有症状或者症状不明显，如果在发生了心肌炎的情况下剧烈运动，会增加心脏负担，也会增加猝死的风险，而且生病后休息有利于体力的恢复。所以，出现感冒症状后应该多休息，避免剧烈活动，如果出现胸闷、胸痛、心悸等症状，应及时就医。

暴发性心肌炎是很凶险，有症状时应该及时就医，但不需要随便找"替罪羊"，导致对感冒的过度治疗。

孩子感冒不用药会怎样

普通感冒（感冒）要吃感冒药，这是很多大人一辈子积累的经验，也是很多家长根深蒂固的观念。所以自己的孩子一旦患了感冒，也会想着给他们吃药。

近些年经过反复的科普宣传，一些家长知道了感冒药对孩子并没有作用，反而可能增加一些不必要的风险，所以对给孩子服用儿童感冒药越来越慎重了。

但如果孩子真感冒了，看到孩子流鼻涕、咳嗽，家长又会担心：不吃药，孩子会不会出什么问题？会不会让感冒更难好？会不会出现什么并发症？这些问题还是让很多家长焦虑，现在就来说说孩子感冒不吃药会怎样。

常见的感冒药种类

常见的感冒药有很多种，首先我们按种类来分析一下。

抗病毒药物： 感冒是病毒感染引起的，而且能引起感冒的病毒有 200 多种，因为无法确定具体是哪一种，而且目前对这些病毒都没有针对性的抗病毒药，所以无论是大人还是孩子，感冒都不需要用抗病毒药。使用利巴韦林、金刚烷胺之类的抗病毒药并不能让孩子感冒好得更快，反而会增加出现不良反应的风险。

抗生素：因为感冒是病毒引起的，针对细菌的抗生素，如头孢类、青霉素类，用了同样不能让感冒好得更快，也不能降低并发症发生的机会，反而可能导致腹泻、过敏、皮疹、耐药等风险。

抗组胺药、缩血管药：抗组胺药、缩血管药是感冒药里的一大类，比如伪麻黄碱、去氧肾上腺素、氯苯那敏之类。这些药物应用于成人可以减轻鼻塞、流鼻涕这些症状，但这些效果在幼儿身上并没有得到证实。相反，使用这些药物后孩子有可能出现抽搐、心率快、嗜睡、呼吸抑制等风险。没效，还可能增加风险，所以不建议以治疗感冒为目的给 4 岁以下的孩子使用抗组胺药、缩血管药。

止咳药：感冒的一个常见症状是咳嗽，所以止咳药也是治疗感冒最常用的一类药物，包括右美沙芬、福尔可定、可待因等中枢止咳药。和抗组胺药、缩血管药等用于感冒的药物一样，止咳药在幼儿身上的效果也没有得到证实，用了并不能让孩子咳嗽减轻，反而可能导致出现呼吸抑制等风险，4 岁以下的孩子不建议使用，对于可待因而言，更是 12 岁以内都不建议使用。

中成药：用于治疗感冒的中成药名目繁多，如板蓝根、银翘片等。虽然使用广泛，但没有一种中药、中成药被证实对感冒有明确作用，而且很多针对感冒的中成药里添加了其他抗感冒药成分（西药），在不知情的情况下和其他感冒药同时服用，容易导致药物过量。

解热镇痛药：感冒可以引起发热、头痛等症状，如果孩子发热超过 39℃，或者孩子有明显的不舒服，解热镇痛药（如对乙酰氨基酚和布洛芬）是可以使用的。很多感冒药里都含有这些成分，如果吃了感冒药，又同时吃这些解热镇痛药，就可能导致药物过量，甚至导致肝肾功能损害。

裴医生贴士

市面上用于治疗感冒的药物成分，有的是上述提到的其中一种，如泰诺林、美林、扑尔敏等；有的是上述提到的好几种，比如艾畅、惠菲宁、泰诺、氨麻美敏、快克等。这些药都是针对感冒症状的药物，用药的目的是让感冒的过程不那么难受，并不能缩短患感冒的时间。除了解热镇痛药（对乙酰氨基酚和布洛芬）外，其他药物的效果在儿童身上都未得到证实，所以不建议 4 岁以下的孩子使用。

不用感冒药是否会增加并发症

用感冒药不能缩短患感冒的持续时间，那不用药会不会增加并发症呢？

对普通感冒而言，最常见的并发症是中耳炎。据报道，5%～30% 患感冒的孩子会发生中耳炎，幼儿园里的孩子发生的概率会更高。但感冒是否发生中耳炎，研究证实主要和孩子的年龄、性别、喂养方式，甚至和种族有关，用不用药并不会影响中耳炎的发生。

感冒第二常见的并发症是鼻窦炎。感冒本身可以引起鼻窦内发生炎性改变，如水肿、分泌物增多，所以鼻窦的炎性改变本来就是普通感冒病理改变的一部分，这种炎性改变大多会随感冒痊愈而消失。但是，患感冒的儿童中有 5%～13% 会发生细菌性鼻窦炎。感冒是否发生细菌性鼻窦炎，和孩子的年龄、是否暴露于吸烟的环境、是否存在免疫缺陷以及是否存在胃食管反流、鼻腔异物等因素有关，而和是否使用感冒药无关。

感冒还可以并发支气管炎、肺炎等问题。支气管炎和感冒其实可以是由同一种病原体引起，如同样感染了呼吸道合胞病毒，有人表现为感冒，有人表现为支气管炎，甚至同一个人在不同时期感染同一种病毒，得的病也可能不一样。这种差异是由身体条件导致的，比如早产、1 岁以内的孩子、存在气道畸形、有免疫缺陷、有心肺功能不全的孩子，感冒时就更容易发生支气管炎、肺炎之类的问题，而和是否使用了感冒药无关。

实际上感冒并发细菌性肺炎的孩子非常少，但因为肺炎早期，尤其是病毒性肺炎，也会出现鼻炎、咳嗽这些症状，所以就容易被误认为是感冒拖成了肺炎。

综上所述，我们要知道，感冒药只能缓解感冒症状而无法治愈感冒，用感冒药无法缩短患感冒的时间，也无法减少并发症的发生。对大人来说，不用药就是感冒过程中难过一点；对幼儿来说，用不用可能都一样。4岁以内的孩子感冒除了可以用解热镇痛药，通常不需要用其他药。

但需要注意的是，这里的感冒仅指普通感冒，流行性感冒和普通感冒症状很像，但它是另外一种疾病，流感早期用药是可以减少并发症发生的。感冒如果并发了鼻窦炎、中耳炎、肺炎之类的问题，该用药还是要用，但需要由医生来判断。

孩子感冒的八大误区

普通感冒（感冒）是儿童最常见的疾病，也是每位家长都要面对的问题，但对这个最常见疾病大家的误区却不少，在这里总结一下最常见的八个误区。

受寒着凉会导致感冒

这应该是非常普遍的误区，感冒秋冬季节是更多发，但并不意味是受寒着凉引起的。

事实上感冒已经被证实是病毒感染引起的，低温环境也确实可以让一些感冒病毒更容易复制，但目前没有明确证据证明寒冷或受凉会直接导致感冒。秋冬季节感冒多发可能和大家在室内的时间长，更容易导致病毒传播有关，医学界主流观点是寒冷不会导致感冒。

打喷嚏就是感冒了

感冒会导致鼻黏膜水肿、充血，鼻腔分泌物增多，这些刺激会引发喷嚏，但能引起喷嚏的原因除了感冒还有很多，比如光线、冷空气、刺激性气体都可能引起喷嚏。所以，我们不需要因为看到孩子打喷嚏就认为是感冒，然后就让孩子吃感冒药。

感冒不吃药好得慢

在很多人的观念里，生病了就要吃药，吃药了就好得更快，对一些疾病也确实如此，但普通感冒是自限性疾病，不管用不用药，到了一周大部分都能好。对大人来说，感冒药可以改善症状，让感冒期间没有那么难受，但吃感冒药并不能让感冒好得更快；对儿童来说，感冒药效果还不确切，副作用还更大。

孩子经常感冒，说明免疫力低下

很多家长看到孩子每隔一两个月就感冒一次，就认为孩子免疫力不好，就要给孩子吃补品来提高免疫力。

孩子如果有免疫缺陷，确实更容易发生包括感冒在内的感染性疾病。但事实上，幼儿平均每年会发生 6~8 次感冒，10%~15% 的孩子每年要感冒至少 12 次，所以间隔 1~2 个月感冒一次是很正常的。

真正存在先天免疫缺陷的孩子非常少，如果孩子一年发生 2 次或 2 次以上的严重呼吸道或细菌感染，比如肺炎、蜂窝织炎、脓肿，是需要考虑免疫缺陷问题的。但即便真的是免疫缺陷，也没有什么补品能改善免疫功能。

感冒不好好治，会发展为肺炎

肺炎刚开始的表现通常也是上呼吸道症状，所以和心肌炎一样，很多人认为感冒和肺炎也是因果关系，"感冒症状"和肺炎表现其实可以是病毒感染在不同阶段的表现。

我们确实不能排除有些患者是感冒后并发了肺炎，但感冒是否发展为肺炎，更多是由人自身条件决定的，如早产、低龄、存在气道畸形或心肺功能不全、有免疫缺陷的孩子更容易出现肺炎，而和是否好好治疗感冒没有关系，因为感冒没有特效药，治疗也是对症治疗，再好好治也不能改变病情发展的方向。

感冒提前用抗生素，可以预防并发细菌感染

感冒确实可能并发一些细菌感染，比如中耳炎、鼻窦炎甚至肺炎，但我们不能预估哪些感冒的患者会出现细菌感染。感冒是非常常见的疾病，在没有细菌感染的情况下使用抗生素，不但不能预防细菌感染，反而会导致过敏、腹泻、耐药等问题，危害更大。

感冒可以用抗病毒药

感冒确实是病毒感染，但能引起感冒的病毒有 200 多种，而且目前没有针对这些病毒的抗病毒药，所以不需要用抗病毒药。声称能抗病毒的感冒药，不管是西药还是中药，如金刚烷胺、抗病毒口服液，用来治疗普通感冒都是不必要的。

但需要注意的是，流行性感冒和普通感冒是不同的疾病，流感是有抗病毒药可用的。

维生素 C 能预防感冒

均衡饮食，多吃水果蔬菜对健康是有好处的。维生素 C 也常被用于治疗和预防感冒，但效果并未得到证实。

能引起普通感冒的病毒非常多，现在还没有能预防普通感冒的药物或疫苗。但是，勤洗手、避免和感冒患者密切接触，还是能降低患感冒的风险的。

区分不了感冒和流感怎么办

普通感冒（简称"感冒"）和流行性感冒（简称"流感"）虽然都有"感冒"的字眼，症状也很像，但致病病毒不一样，并发症风险也不一样，其实是两种不同的疾病。

通常来说，感冒的症状比较温和，发热不会那么厉害，更容易出现流鼻涕之类的症状，而很少出现肺炎之类的并发症，也很少有导致要住院的情况。

流感的季节性更明显，也容易出现暴发流行，一旦罹患容易出现发热、咳嗽、喉咙痛、肌肉和全身疼痛、头痛、疲乏无力这些症状，全身症状相对更明显。

和感冒是自愈性疾病一样，大部分人得了流感多会持续几天，最多几周也能自愈。但和感冒不一样的是，流感更容易出现并发症，如肺炎、支气管炎、鼻窦炎、中耳炎。对一些特殊人群，如5岁以内，尤其是2岁以内的孩子，65岁以上的老人，孕妇以及有心肺功能不全、哮喘、糖尿病、肝肾功能有问题的人，患流感后出现严重并发症的风险比较大。

另一个和感冒不一样的是，流感是有抗病毒药可以用的。在流感早期，使用奥司他韦、扎那米韦之类的药物，可以缩短症状持续时间，降低并发症的风险。

所以如果能把流感和感冒区别出来，是很有意义的。

但感冒和流感都是呼吸道感染，而且症状非常像，即便是医生有时也很难把它们区分开来，更别说家长了。医生通常会根据当时流感的流行情况，以及患者症状和状态来推测流感的可能性，有时会借助一些病毒检测方法来帮助诊断。如快速的咽拭子病毒抗原检测，只需几十分钟就可以出结果，但这种检测的敏感度比较低，只有 50%～70%，也就是可能有很多流感患者无法被检测出来。病毒培养或病毒基因检测，敏感度比较高，但时间长或者价格高昂，等结果出来已经错过了最佳的用药时间，而且也不是所有医院都能开展这种检测。

同时，流感早期和其他病毒性呼吸道感染，如支气管炎的区别也很难，而且流感也可以并发支气管炎、肺炎这些问题，所以要早期确诊流感很难。医生很多时候只能凭经验用抗病毒药，这也是为什么奥司他韦之类的抗病毒药物被用得越来越多，滥用的趋势越来越明显。

很难将流感和感冒以及其他呼吸道疾病区别出来，并不等于一有呼吸道症状就马上要用针对流感的抗病毒药。流感只是大量呼吸道疾病里的一部分，虽然能导致一些严重的问题，但大部分流感也能自愈。医生没有能力一下将流感和感冒轻易区别出来，家长更不会有这种能力，但并不意味可以随意给孩子用药。

对于有呼吸道症状的孩子，不论孩子是感冒，还是流感，或是其他呼吸道疾病，我们应对其实可以遵照一些共同的原则，那就是注意孩子的一般状况，同时根据一些常见症状的应对原则来处理。

例如，精神状态不好的孩子应该去医院；发热的孩子，3 个月以内的不管什么原因都应该去医院；2 岁以内孩子持续发热超过 24 小时，2 岁以上的孩子持续发热超过 3 天，或者孩子体温反复超过 40℃，就应该及时去医院；咳嗽的孩子，如果出现呼吸急促、费力，也应该及时去医院。

对于儿童，感冒和流感，用药上最大的区别在于后者早期可以使用抗病毒药，而在其他药物的使用上并没什么区别。抗病毒药属于处方药，是否要用也是听医生的，出现严重并发症住院了，用药也是听医生的。

作为家长，要想减少对孩子生病的担心以及用药问题上的焦虑，最好的办法是做好预防，让孩子少生病，平时做好手卫生，每年按时接种流感疫苗，因为流感可以通过接种疫苗来预防。

裴医生贴士：关于流感疫苗，家长必须了解的内容

1. 接种流感疫苗是预防流感的最有效措施。

2. 流感疫苗需要每年接种一次，6 个月以上无禁忌证的孩子都推荐接种。

3. 儿童患流感出现肺炎、支气管炎、鼻窦炎以及中耳炎等并发症的风险更大，6 个月至 5 岁的儿童是建议优先接种的人群。

4. 孕妇患流感更危险，孕期接种流感疫苗既可保护自己，也可为出生的孩子提供抗体，也建议优先接种。

5. 打流感疫苗不能保证不患流感，但可以降低患流感的机会，即使患了流感也可降低出现并发症的风险。

6. 越早接种，越早得到保护，收益也越大，如果当地有流感疫苗就应该尽早接种。

关于 13 价肺炎疫苗，你需要知道这些

2016 年，我们终于看到了 13 价肺炎疫苗上市的消息，并在陕西省咸阳市的一所医院完成了国内第一针 13 价肺炎疫苗接种。对于这个疫苗，大家可能还有些疑问，所以梳理总结一下。

打这个疫苗有什么好处

肺炎链球菌是一种很常见的细菌，可通过密切接触传播。虽然叫肺炎链球菌，但除了能导致细菌性肺炎外，它也是中耳炎、细菌性脑膜炎、菌血症最主要的病原体之一，这些感染可导致孩子耳聋、脑损伤，每年有超过 100 万儿童死于它引发的感染，而 2 岁以下的孩子风险最大。

根据美国的一项研究，接种肺炎结合疫苗，婴儿的肺炎链球菌侵袭性感染可减少 90%，这还是 7 价疫苗的数据，2010 年美国食品药品管理局（FDA）批准了能预防更多肺炎链球菌血清型的 13 价肺炎疫苗上市。

接种这个疫苗孩子就不会得肺炎吗

接种了这个疫苗可以降低孩子得肺炎的风险，但并不意味着孩子不会

得肺炎。因为肺炎球菌有 90 多个血清型，13 价疫苗包含了大部分的侵袭性强的血清型，但并没有包含所有的血清型。

而且，能引起肺炎的病原体也并不只有肺炎链球菌这一种，其他细菌、病毒、支原体同样可以导致肺炎。除了肺炎球菌疫苗，接种 Hib 疫苗、流感疫苗，麻疹、水痘、百日咳疫苗也可以减少孩子得肺炎的风险。

7 价、13 价和 23 价肺炎疫苗有什么不同

所谓的几价，就是指针对肺炎链球菌里的几种血清型，这其中 7 价和 13 价疫苗是多糖蛋白结合疫苗，23 价疫苗则是多糖疫苗。

多糖疫苗由多糖抗原组成，23 价肺炎疫苗涵盖了最多的血清型，但多糖疫苗的缺点是刺激婴幼儿产生抗体的能力差，所以只能用于 2 岁以上的孩子接种。

结合疫苗则是将多糖和蛋白结合，它们能刺激婴幼儿产生抗体，可以用于 2 岁以内的孩子，而且肺炎链球菌的感染在孩子 2 岁以内风险最大，而结合疫苗的免疫效果好于多糖疫苗，所以结合疫苗使用得更广泛。

什么时候接种 13 价肺炎疫苗

根据目前看到的说明书，和美国疾病预防控制中心的推荐一样，可以在孩子 2、4、6 月龄进行三针基础免疫接种，在 12 ~ 15 月龄加强接种一针。

孩子以前打过 7 价疫苗，现在该打什么

虽然 13 价疫苗已经上市，但我还没有看到官方的接种指引，2010 年美国 13 价疫苗上市时美国疾病预防控制中心是下面的指引：如果前面打的是 7 价疫苗，剩下的就打 13 价疫苗，如果 7 价疫苗已经打完了 4 针，那 6 岁前还可以再打一针 13 价疫苗。

孩子以前没接种过肺炎球菌疫苗，还可以接种这个疫苗吗

目前同样没有看到国内的指引，下面同样是美国疾病预防控制中心的指引：即便是孩子已经过了 2 岁，在 6 岁前的健康孩子还是建议接种一针 13 价疫苗。

孩子有黄鼻涕，需要吃药吗

　　鼻涕是我们鼻腔黏膜分泌的液体，我们的眼泪也会流入鼻腔成为鼻涕的一部分。鼻涕在鼻腔里，一方面可以湿润吸入的空气，另一方面也可以黏附空气里的灰尘和微生物，对我们的呼吸道有保护作用，所以有鼻涕是正常的。我们每个人每天都产生大量的鼻涕，这些鼻涕有的挥发干了凝结成鼻屎，有的流入咽喉被我们吞入了胃，只是我们没有注意到而已。

　　流鼻涕本身不代表患了疾病，不过一些病症可能导致鼻涕增多。其中，最常见的是感冒，由于病毒感染引发炎症反应，导致鼻腔黏膜的杯状细胞分泌旺盛，鼻涕增多，孩子的鼻子下就会挂着两条"鼻涕虫"。增多的鼻涕有可能帮助带走入侵的病菌，但同时也可能导致我们的鼻腔堵塞、呼吸不畅。

　　感冒是自限性疾病，病毒会逐渐被清除，依靠的是包括白细胞在内的免疫系统。白细胞和病毒战斗的过程中有些会阵亡，其中的中性粒细胞死亡后会释放一些有颜色的酶，导致鼻涕变黄、变绿。所以，感冒常常是开始流清鼻涕，过几天就开始流黄绿色鼻涕。这是疾病的自然过程，**黄绿色鼻涕并不代表就是细菌感染**。

鼻涕增多不会加重病情，但可能影响孩子的呼吸，我们可以通过生理盐水冲洗鼻腔来帮助缓解症状。随着病情的恢复，鼻涕最终会逐渐恢复正常，所以我们不需要因为有黄鼻涕而吃抗生素。

但也确实有些孩子感冒后并发了细菌性鼻窦炎，导致流鼻涕持续时间很长。如果流涕、咳嗽超过 10 天没有改善，或伴持续 3 天以上体温高于 39℃的发热，应该考虑患细菌性鼻窦炎的可能，需要到医院由医生来判断是否需要用抗生素。

除了感冒，过敏性鼻炎、刺激性气体、鼻息肉以及鼻腔异物也都可能导致孩子流鼻涕。如果孩子流鼻涕的时间很长，比如超过 10 天没有好转，需要让耳鼻喉科医生找找原因，而不是自己给孩子吃药。

至于中药，对孩子而言，有效性和安全性都不明确，不建议服用。

所以，孩子有黄鼻涕是很常见的事，绝大部分情况下不需要吃药，如果持续时间长你需要做的是带孩子去看医生，让医生来判断是否需要用药以及用什么药。

雾化比输液危害还大吗

曾经见到有人说过这样一段话："因为滥用输液现象严重，所以国家禁止输液，但禁止输液后却出现了雾化，而雾化比输液更有害。雾化吸入的是支气管扩张剂、糖皮质激素、黏液溶解剂、抗生素……这样做是把小孩推到悬崖边上。"

相信大部分读者不会完全相信这段话，但很多人对雾化可能还是有疑问，不知道雾化到底有没有用，有没有危害，看了这段话就更疑惑了，所以我针对这段话解读一下。

国家禁止输液吗

国内输液确实有滥用的现象，有的还很严重，尤其在儿科门诊。但国家从来没有禁止输液，也不可能会完全禁止。这是因为，对一些疾病，如重度脱水、不能进食的消化道疾病、严重的细菌感染等，输液是重要的抢救和治疗方式。完全禁止输液，我相信任何一个国家也不会做出这样的规定，因为这会让很多人失去抢救的机会。

禁止输液，却出现了雾化吗

雾化和输液是不同的给药方式，针对的病种不一样，它们并存很久了，并不是禁止输液之后才出现了雾化。

雾化比输液更有害吗

雾化主要适用于呼吸道疾病，如哮喘，雾化吸入药物后，药物可以直接在呼吸道发挥作用，相对于口服或者注射等全身用药的方式，雾化的用药量更小、进入血液循环的药物更少，副作用也更小，所以不会比输液更有害。

当然，如果是一个重度脱水的患者，自然是通过输液快速补充水和电解质的速度更快、效果更好。所以雾化和输液，不是哪个更有效或更有害的问题，而是哪个治疗方式更适合的问题。如果使用适当，它们都是有效而危害小的治疗方式；如果使用不适当，比如不需要用药，或者将不合适的药物用于雾化或输液，都有危害。

雾化吸入的是支气管扩张剂、糖皮质激素、黏液溶解剂、抗生素吗

这应该是上述观点中唯一能说得"有点谱"的一句话。雾化在儿科的主要适应证是哮喘、急性喉炎，用得最多的也是支气管扩张剂和糖皮质激素，如哮喘常用的沙丁胺醇和布地奈德。使用得当，可以帮助患者缓解和控制哮喘症状，也能缓解急性喉炎的水肿，副作用也小，不要一看到"激素"就认为是洪水猛兽。

当然，雾化在儿童疾病被滥用的情况确实有，有的地方还很严重，如孩子一咳嗽，不分病情就做雾化；不适合雾化的药物，如地塞米松、α-糜蛋白酶、抗生素，甚至是中成药都用于雾化。用不能用于雾化的药物不但对病情没帮助，反而可能诱发气道反应、加重症状。

也正是因为滥用，所以让很多家长担心，才导致这种关于雾化危害的谣言被广泛传播。

总的来说，儿科雾化有很多不规范的现象，但雾化对一些病情是安全而有效的治疗手段。这段广泛传播的文字没几个字是对的，如果家长信了这些话，在孩子有哮喘或急性喉炎时拒绝雾化，那才是真的把小孩推到悬崖边上。

家长应该具备的抗生素使用常识

不要自行给孩子用抗生素

抗生素是处方药，按说家长是没有条件自己给孩子用的。但因为国内的处方药管理不那么严格，没有医生开的处方，很多药店也会卖抗生素。孩子一发热、咳嗽，一些迷信抗生素的家长就自己去药店给孩子买抗生素；有的时候是上次医生开的抗生素没吃完，这次孩子病了，家长觉得上次的病是吃这个药好的，这次再吃点试试；有的甚至是家长上次自己吃剩的，这次孩子病了，也给孩子吃着试试。

这里我要强调，抗生素用或不用、如何用，应该由医生作出决策，家长不要自行给孩子用抗生素。

不要要求医生给自己孩子用抗生素

医生的决策会受家长表现的影响，尤其是在国内这种医患关系下。如果孩子去看病，家长主动要求医生开点抗生素，讲原则的医生会向家长解释，并坚持自己的医疗原则；但也有不少医生会为了减少不必要的口舌，或者避免不必要的麻烦，满足家长的愿望。

因为医疗有很多不确定性，即便医生觉得不是细菌感染，可以不用抗生素，但家长都主动要求了，医生不开，万一真的有什么问题，医生就说不清了，所以会干脆满足家长的要求。

但事实上，国内抗生素滥用的情况本来就很严重，你不用太担心医生不给孩子开本应该开的抗生素，你更多的是要担心医生开本可以不开的抗生素。医生如果没给孩子开抗生素，那是他真的认为没必要。

不要拒绝医生给孩子开抗生素

很多东西都是双刃剑，在抗生素发明以前，一些普通的感染就可能夺走孩子的生命；抗生素问世以后，无数人的生命因它得到了拯救，但抗生素滥用也带来了很多危害，过敏、腹泻、耐药等问题也在危害着人类的健康。

正确使用，抗生素可以造福于人类，但滥用也会危害人类健康。很多人对抗生素的使用缺乏正确的认识，要么神化，比如主动要求医生开抗生素；要么妖魔化，比如拒绝医生开的抗生素。

需要用药而没有及时用药，就可能导致感染扩散，延误病情，甚至导致病情加重，危害孩子的健康。国内滥用抗生素虽然很严重，听医生的意见吃抗生素有被滥用的可能，但作为普通家长，并没有能力去分辨哪些情况该用，哪些情况不该用，如果该用而没有用，产生的风险会更大，所以还是听医生的更安全。

近些年，医院抗生素使用的管理还是严格了很多，尤其是 2012 年出台"史上最严限抗令"后，抗生素滥用的现象已经有了明显改观。

当然上面所说的三个要点也可以总结为一句话：用或者不用，抗生素的使用要听医生的，不要自己给孩子用抗生素。

裴医生贴士：抗生素一定要吃够 3 天才能停吗

这是一个很普遍的误区，这个说法的来源可能是因为一些医院规定门诊只能开 3 天的药，所以医生说吃够 3 天。

事实上抗生素要不要用、用多久，要由医生根据病情来决定。

抗生素没有统一的最短使用时限，不同类型以及严重程度的细菌感染使用时长也会不同。如果是无指征的抗生素使用，越早停药越好；如果是有明确指征的用药，就严格按照医嘱使用，也不是一定要用足 3 天才能停药。

这里所说的"无指征"，指的是没必要吃的情况，比如普通感冒是病毒感染，吃抗生素就是无指征用药。

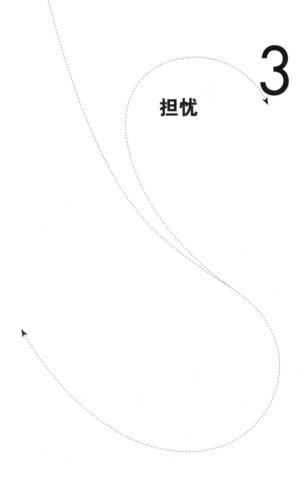

担忧 3

囟门问题，看这篇就够了

孩子出生后，家长可能都会注意到，孩子头顶上有两块软塌塌的地方，这就是囟门，前囟的形状有点像钻石，后囟的形状有点像三角形。

出生时囟门有大有小，随着年龄的增长会逐渐缩小直至最后闭合。后囟比较小，有的在出生时都已经闭合了，如果没闭合，通常会在出生后6～8周时闭合。前囟出生时大小为1～3cm，闭合时间个体差异很大，平均在18个月时闭合，但早的可以在9个月闭合，晚的可以到2岁闭合。

囟门大小和闭合问题

囟门一直很小，或者很早就闭合了，可能和颅缝早闭、小头畸形等问题有关。囟门比较大，持续不缩小，可能和早产、脑积水、佝偻病或一些染色体异常相关畸形有关。囟门大或者小，闭合早或者晚，可以是生理性的个体差异，也可以是一些疾病的表现，是否有问题，不能单纯看囟门，还要根据其他情况综合判断，如果担心就找儿科医生看看。

囟门凹凸的问题

囟门通常是稍凹的，孩子剧烈哭闹、躺下的时候囟门可能会稍凸起，如果孩子安静下来或者竖着抱起来就恢复那就证明没事。但如果孩子被竖着抱而且安静的时候囟门还是明显膨起，那要警惕脑积水之类的问题，需要找医生看看。孩子拉肚子的时候，囟门可能会明显凹陷，对于腹泻的孩子，医生也会通过观察囟门来判断孩子是不是有脱水。

要不要戴帽子

囟门摸起来软塌塌的，感觉下面就是大脑，很多人担心会冻到大脑，不管孩子是哪个季节出生的，哪怕是大热天也要给孩子戴个帽子保暖。

其实帽子的穿戴和穿衣、穿袜一样，遵照舒适的原则就好。囟门也就那么大，外面还有头皮，就算这几厘米的地方没有颅骨的保暖，大脑里的血液流动也会带来新的热量，不会因为没有盖住囟门就冻坏脑子。天冷的时候大人戴帽子，宝宝自然也可以戴，但没必要为保护囟门做额外的保暖措施。天热的时候，大人自己吹空调、扇扇子，给孩子却戴个帽子是不人道的。

囟门清洗的问题

因为囟门这里没有骨头，很多家长认为碰到这里会损伤大脑，所以不敢碰孩子的囟门，洗头的时候也特意避开这个部位。

相对有颅骨保护的部位来说，囟门肯定更薄弱，但毕竟外面是有头皮的，周围也有颅骨，不至于娇嫩到不能触碰和清洗的程度，要知道生孩子时产道挤压的力量远大于家长洗头时候的力量。抚摸和洗头是不会伤害孩子大脑的，长时间不清洗倒是可能引发一些皮肤问题。

乳痂的问题

有的家长可能会发现孩子头皮上有些黄黄的脏东西，大家一般叫它"乳痂"，医学上称为婴儿脂溢性皮炎。很多人看到这些脏兮兮的东西会认为和没给孩子好好洗头有关，但事实上乳痂发生的原因不是很清楚，有人推测可能是因为受从妈妈身体带来的激素的影响，导致皮脂腺分泌旺盛所致。

乳痂看起来难看，但一般不痛不痒，可以正常洗头，对孩子也没什么额外影响，一般过段时间会自己慢慢消失，所以不做处理也可以。如果嫌难看，洗澡的时候可以用温和的洗发水和软刷多清洗一下，也可以先涂点液状石蜡再用洗发水清洗。不要用指甲或其他硬物去刮乳痂，因为容易损伤头皮引发感染。

竖抱会影响孩子的脊柱吗

"孩子从出生几天就喜欢被竖抱,自己要趴在大人肩头或窝在大人怀里睡觉。听说竖抱会引起脊柱问题,请问具体会引起脊柱什么样的问题?"

这是我曾经收到的一个咨询问题,看到这个问题我的第一反应是一愣,育儿界的说法怎么这么多?有时我也不知道这些说法是从哪儿冒出来的,后来搜了一下,原来家长听到的这个说法并不是空穴来风。

"6 个月内不要竖抱,过早、频繁竖抱对婴儿脊柱发育不利。"这其实是某育儿专家反复传播的观点。老实说,作为一个大学就念儿科专业,研究生也是学小儿外科,从事儿科工作十多年的儿科医生,真是第一次听医生说孩子不能竖抱。

按常识来说,平抱、竖抱只不过是脊柱承受重力的方向不一样而已,前者承受横向的力量,后者承受纵向的力量。平抱的时候用手托着孩子的腰臀部,同时让孩子的头颈部枕在家长的臂弯里,孩子的脊柱得到了保护,应该没什么好担心的;竖抱时家长一手抱住孩子的臀部,一手拖住孩子的头颈部保护颈胸椎,孩子的体重大部分靠大人的手臂支撑,新生儿脊柱是弱,但体重也轻,被竖抱的时候也不是完全靠自己的脊柱支撑重量,按常识来说也应该没有问题。

但是，常识确实是有错误的可能。理论上说，平抱的时候脊柱承受的压力分布比竖抱更均匀，我怕自己因为主观想象而出错，就检索了一下相关文献，但真没看到哪个研究说竖抱对孩子有危害。

婴儿竖着不利于脊柱的说法国外也确实有过，不过原因不是担心竖抱，而是因为婴儿吊带的使用。二十世纪八九十年代的吊带比较简陋，孩子被竖着放在吊带里，头颈部没有支撑保护，一些儿科医生担心孩子椎体过度伸展引起脊柱前移。但手抱的时候家长会用手托着保护孩子的头颈部，完全可以避免这种担心。

事实上，竖抱还有一些平抱所没有的优势，清醒时保持竖立的体位，是治疗婴儿胃食管反流的一种方式；喂奶后竖抱拍背，也是减少婴儿溢奶的常用方式。竖抱的时候大人将孩子环抱在怀里，孩子和父母肌肤紧贴，让孩子感觉更温暖和安全，有助于增进亲子感情。让早产儿竖着依偎在父母胸前的袋鼠育儿法，美国儿科学会也是支持的，并没有竖抱不能太久、太频繁之类的说法。

婴儿醒着的时候可以在大人的看护下多趴着玩，锻炼颈部肌肉，促进动作发育，但孩子不可能醒着的时候都愿意趴着，趴久了孩子也会累，哭闹的时候也需要抱着安抚，或者偶尔竖抱着走走，让他看看与躺着的时候不一样的世界，和周围的人进行表情、眼神的交流，这样也有助于婴儿感知的发育。

为了降低婴儿猝死的风险，我们要求1岁以内的孩子都应该仰卧，长时间的平卧容易导致扁头畸形。如果偶尔被家长抱抱也总是平抱，孩子头部的重量还是压在手臂上，竖抱就可以避免这种压迫，按说也可以降低一点扁头的风险。但在孩子能够稳定抬头之前，或者能抬头但他睡着了，竖抱时应该保护好他的头颈部。

无论是平抱，还是竖抱，长时间保持一个姿势对大人、孩子都会产生不适，所以各种抱姿轮着来是很自然的做法。各种抱姿有各自的优缺点，否定一种抱姿应该给出合理的理由，也应该充分权衡收益和风险。即便是一个孩子因为竖抱出现了脊柱前移，是不是就应该让千万个孩子避免采取这种有这么多好处的抱姿？就像因为发生了一起车祸就建议全世界的人都不要坐车了？更何况脊柱前移和竖抱的关系从来没被证实过。

对于不确定而后果又比较严重的危害，大家一般愿意采取"宁可信其有，不可信其无"的态度。竖抱对孩子脊柱不利的说法传播开来以后，真碰上长大后有脊柱问题的人，很容易关联到竖抱上来，这种说法就被"证实"了，然后进一步扩大传播，毕竟有几个孩子没被竖抱过呢？但脊柱问题是不是竖抱引起的，就没有人好否定了，所以恐吓式的"科普"很容易被传播。

因为一句"频繁竖抱对婴儿脊柱发育不利"，让一些家长困惑，也让很多家长对竖抱产生了心理阴影，所以影响力巨大的育儿专家说话应该更慎重，大家看到这种语焉不详的观点时也应该保留一份自我思考。

宝宝几天不拉臭，有问题吗

这是困扰很多家长的一个问题，也被问过很多遍，因为这个问题到医院、做检查、给孩子吃药的情况也非常多，所以单独说说。

首先我们要知道，和大人的排便次数相对规律不一样的是，纯母乳喂养的孩子，其大便次数的变数很大，而且在不同的年龄段，大便的次数也有些不一样。

在生后 4~6 周内，纯母乳喂养的孩子每天至少有三次排便，有的孩子甚至可以每次吃完奶就有排便。这个月龄的孩子，如果没有每天排便，需要引起重视，看看是不是母乳喂养上有问题，如孩子吃得不够。

2~3 个月以后的宝宝，大便次数就没有统一的参考标准了，而是有很大的变数。排便多的仍然可以一天好几次，排便少的孩子，则可能三四天甚至十几天才一次。

大人自己要是十几天没拉大便，那肯定是便秘了，所以看到孩子这么久没拉，也就很着急，有的给孩子喂水、喝凉茶、吃益生菌等，有的则是送到医院做肛诊、拍片子、用开塞露、吃乳果糖等。

但其实，只要孩子大便不干硬、肚子不胀、没有呕吐，生长发育也是正常的，那就是正常现象，不需要担心。既然是正常现象，自然是不需要做什么特别处理的，也就不需要用药了。

有人可能会问，十几天不排便难道不是便秘吗？是的，排便次数少只是诊断功能性便秘的一项指标，如果没有大便干硬引起排便困难，单纯大便次数少而没有其他异常，并不算便秘，纯母乳喂养的孩子也极少有便秘的。

但至于为什么有的母乳喂养孩子大便次数会这么少，这一点目前也不太清楚。一种推测是因为母乳非常适合孩子营养吸收，没有什么残渣来形成大便。所以，只要孩子没有不舒服，生长发育正常，就不用担心这个问题了。

当然，如果孩子排便少，同时有肚子胀、进食少、营养发育落后、大便干硬、血便这些问题，那就需要去医院看看，排除一下巨结肠或其他肠道问题。对于配方奶喂养的孩子，如果几天没有排便，大便往往会比较干硬，那就可能是便秘了，必要时可以找医生看看。

裴医生贴士：宝宝大便硬，可以加奶粉伴侣吗

和母乳喂养的孩子相比，喝配方奶的孩子大便更硬，也更容易出现便秘，很多人认为便秘是"上火"引起的，就给孩子买奶粉伴侣之类搭配配方奶冲给孩子喝，认为这样孩子不会"上火"。

事实上，喝配方奶的孩子，预防便秘最关键的是合理调制配方奶，要用奶粉罐里自带的奶粉勺严格按说明冲调，舀奶粉时也要注意平勺不要压实，以避免奶粉过浓。

配方奶生产有严格标准，奶粉伴侣大多含有山楂、麦芽、乳糖、益生菌之类的成分，将其添进配方奶会改变奶粉的糖分含量和渗透压，有可能让孩子排便次数增多，但也可能让孩子出现腹泻、营养不均衡、过敏等问题，对新生儿风险尤其大。正常儿童不需要常规吃益生菌，目前也不推荐

用益生菌治疗便秘，同样不建议在配方奶里常规添加益生菌。

如果添加奶粉伴侣里的成分对孩子更好，那这些成分早就加入到配方奶生产标准里了。如果可以，尽量母乳喂养，如果选择了配方奶喂养，也不需要买任何奶粉伴侣之类的产品，奶粉不需要伴侣。

宝宝"挣"大便，有问题吗

宝宝拉臭之前满脸通红、握着拳头、哭闹、蹬脚，挣扎很久，排出大便后才安静下来，这是怎么回事？

其实这不是少数几个家长碰到的问题，而是非常常见的一个婴儿问题，医学上叫做"婴儿排便困难"。

按比较常用的罗马标准Ⅳ，诊断这个问题需要满足下面两个条件：

1. 不到 9 个月的孩子，在排出软便前或未能成功排便前处于哭闹挣扎至少 10 分钟。

2. 排除了其他健康问题。

能达到上面时间标准的孩子不多，但有类似症状，如持续时间没有那么久的孩子则不少。根据荷兰对 1000 多个婴儿家庭的调查发现，1 个月大的婴儿，符合罗马标准诊断的大概为 4%，而有类似症状但没有达到诊断标准的则高达 17%。

虽然是常见的问题，但相关的研究却比较少，同样因为这个年龄段的孩子不会诉说，所以我们很难确定为什么会这样，只是通过孩子排便之后症状就消失了，所以猜测是因为排便困难造成的。

排便需要肚子用力把大便向下挤，同时需要盆底肌肉的放松，才能排出。如果宝宝还没有学会协调好这两个动作，一方面被直肠的便意刺激得不舒服，另一方面却不会放松盆底肌肉，大便出不来，所以烦躁哭闹。

在哭闹的时候，孩子可能无意识地放松了肌肉，然后排出了大便，孩子的不适感消失了，哭闹就停止了。随着孩子年龄的增长，自己会逐渐摸索到排便的窍门，这个问题也就慢慢解决了。

上面是对这个问题比较常用的解释，但这也是猜测而已。是否和其他问题有关同样不是很清楚。比如，同样是上文提到的荷兰的那个调查研究，发现1个月和3个月大的孩子，纯母乳喂养的孩子就比较少出现这个问题。

有排便困难的孩子哭闹、表情痛苦，会让家长很担心、焦虑。到了医院，对于这么小的孩子，医生有时候也不好确定孩子是不是有问题，但为了缓解家长的焦虑，往往会做一些检查，比如拍X线片、做超声检查之类，也会用到开塞露，甚至还可能给孩子吃益生菌、西甲硅油或中药、中成药等。

根据现有的研究，虽然原因不那么清楚，但婴儿排便困难是一个能随着孩子年龄增长逐渐自行解决的问题。这一现象在1个月左右的孩子最常见，然后在随后几个月逐渐减少，6个月以上的孩子就比较少出现这个问题了。

这个问题不会对孩子的生长发育造成什么影响，当前的研究也没有发现它和孩子远期的功能性便秘有关系，所以不需要做什么特别治疗，也不需用什么药。但如果孩子因为这个问题持续烦躁、哭闹，影响睡眠，家长可以试试顺时针为孩子进行腹部按摩，或许可以帮他缓解一下不适。

如果孩子"挣大便"的同时有大便带血、肚子胀，那要警惕肠炎、过敏之类的问题。如果孩子这个症状持续很久，或者在后期，尤其是在添加辅食之后才出现排硬便的表现，也需要警惕便秘或者其他直肠肛门畸形问题，需要去医院请医生检查。

第 5 篇

大便里有未消化的食物，是消化不良吗

不论是爷爷奶奶，还是年轻的父母，经常会说孩子消化不良。

孩子大便有奶瓣，说是消化不良；大便绿，便里有未消化完全的食物，说是消化不良；孩子个子长得慢、长得瘦，也说是消化不良。

到医院去，医生也经常说是消化不良，然后开胃蛋白酶、维生素 B_{12}、赖氨酸、山楂、益生菌等来"帮助消化"，不见效就去做推拿，甚至去挑疳积。

那到底什么是消化不良？医学上真的有消化不良的说法吗？

答案是：有的。根据罗马标准的定义，**功能性消化不良**有上腹饱胀、烧心、恶心、嗳气或上腹痛这些症状。这是一组原因不是很清楚的症状，可能和胃动力异常有关，也可能和内脏感觉异常有关。所以，这个"消化不良"和大家口中所说的消化不良是两回事。

大家口中所说的消化不良指的是**消化吸收不良**，也就是吃进去的营养素不能消化吸收完全，那么会有这种情况吗？答案是，也有的。

在我们小儿外科，有些孩子的肠道出了问题，如先天性肠闭锁、坏死性肠炎、肠扭转做了肠切除，剩下的肠子不够多了，导致吃下去的食物还

没来得及被消化吸收就排出来了，这种叫做短肠综合征，孩子容易有水样便、脱水、营养不良等问题。

还有一些情况，如由于慢性胰腺炎等问题导致胰腺外分泌功能明显受损，没有足够的胰液去消化食物，导致蛋白质、脂肪、淀粉不能被很好地消化吸收；如由于囊性纤维化导致胆汁酸不足，导致脂肪不能被很好地消化吸收；再如肠道炎症性疾病，如克罗恩病、乳糜泻导致肠黏膜广泛受损，摄入的营养素不能和消化液充分接触，也可能导致消化吸收不良，进而影响孩子的生长发育。

此外，胃肠炎的孩子，由于炎症导致的肠绒毛损伤，乳糖酶分泌减少，可能影响一些食物的消化吸收，会出现一些消化不完全的症状，乳糖不耐受也可以算是消化吸收不良的一种。

所以，消化吸收不良的问题是存在的，但短肠综合征、慢性胰腺炎、炎性肠病、囊性纤维化都是比较少见的疾病，而且这些疾病除了消化吸收不良，往往还有其他的伴随症状，如腹泻、腹部包块、血便等问题。

胃肠炎倒是很常见，但大部分是急性胃肠炎，症状持续时间短，对消化功能的影响比较小。慢性腹泻在找到病因后做针对性治疗，恢复后消化吸收功能也很快能恢复正常。

那除了上面这些问题，孩子会不会其他都好好的，就是单纯的消化吸收不良呢——其他都好，就是吃进去的东西没有被消化吸收完全？

答案是，不会的。我们要知道，消化吸收的结果，一方面受胃肠道本身的影响，另一方面受食物材质的影响。一些吃进去的粗硬植物纤维未被消化就排出，是很正常的现象，吃了瓜子，拉出来还是瓜子，不代表我们有"消化不良"。

至于孩子的高矮胖瘦，本身是有比较大的个体差异的，很多所谓的不吃饭、长得慢，只是因为家长自己有不切实际的期望，孩子没有按家长的期望那样长而已，并不是孩子真的有问题。

只要孩子生长曲线在正常范围内，没有明显的偏离，也没有其他伴随症状，就不需要去担心所谓的"消化不良"，如果生长曲线明显异常，可以去医院查找原因。

但哪怕就是"消化不良"，也不需要因此去吃各种酶、益生菌，或者去推拿、挑疳积，因为不管是"功能性消化不良"，还是"消化吸收不良"，这些方法都没有用。

孩子边吃边拉有问题吗

很多家长可能发现，孩子经常边吃奶边拉便便，或者刚吃完奶马上就拉便便。

这么快就拉出来了，是不是食物还没消化就拉出来了？是不是肠子有什么问题？这是很多家长的疑虑。

其实大可不必担心，即便是最容易消化吸收的母乳，吃进胃里，进入小肠，再到大肠都要好几个小时，最后在大肠里停留的时间会更长。

有英国的医生做过试验，东西吃进去到最后排出来，儿童平均要 33 小时。婴儿吃母乳排出时间会短一些，但也不可能刚吃进去马上就拉出来。

所以孩子边吃边拉，拉出来不是刚吃进去的东西，而是已经消化好存在大肠里的便便。

那为什么吃东西时容易拉呢？这是因为人体有个生理反射叫做胃结肠反射。

一旦吃了东西，胃被扩张充盈，小肠消化液增多，结肠的蠕动就会增快（小肠的蠕动也会变快），从而促进孩子排便，这也为新吃进去的食物多腾出来一些空间，这就是胃结肠反射。

这个反射在进食后的 15 分钟内最明显，婴儿自主排便的控制能力不那么足，就容易出现边吃边拉，或者吃完很快就拉的现象。这是一种正常的生理现象，完全不需要担心。

正因为存在胃结肠反射，对于便秘的大孩子，可以让他饭后几分钟去马桶蹲一蹲，会更容易排便，有助于培养孩子自主排便的习惯，从而改善便秘。

总用开塞露，会有依赖吗

我们小儿普外科医生常戏称开塞露为"神药"，因为半夜经常有肚子痛来看急诊的孩子，用支开塞露再去厕所里"噗噗噗"一阵子，就活泼乱跳然后回家了。

这些孩子，有的是便秘，有的是肠炎，用个开塞露排出大便或气体后，肚子痛大多就好了。因为排便效果立竿见影，这个药也是很多家庭的常备药。

但大家还是有些担心，尤其对那些因不拉大便经常用开塞露的孩子，很多家长担心用多了会不会不好，会不会形成依赖？

市面上的开塞露，主要有两种成分，一种是甘油，另外一种是山梨醇。虽然成分不一样，但性质和作用原理都一样，都是高渗性的泻药，挤入肛门后都是靠刺激直肠壁引发排便反射来促进排便。

对正常孩子来说，直肠受到大便的刺激引发排便反射，这是一个生理过程，是不需要借助外部刺激来帮忙的，自然不需要用开塞露。

几个月大的婴儿，排便前挣扎哭闹 10 分钟以上，这种现象被称为婴儿排便困难，通常认为是因为孩子还没能很好地掌握排便技巧，不懂得放松盆底肌肉所致。在罗马标准里，建议避免用泻药，以免人为刺激可能产生不好影响，或者让孩子产生要有刺激才排便的感觉。

便秘的孩子，或因为直肠对大便的刺激不敏感，或因为大便干硬排便疼痛而刻意憋便，通过饮食调整或用药物软化大便，或者改变排便习惯可以改善便秘。

一些便秘严重的孩子，偶尔用开塞露，排出存在直肠里的粪块，消除孩子对排便的恐惧，进而为正常的排便习惯建立提供基础是可以的，偶尔使用几次开塞露，自然也不用担心依赖的问题。

那些长期便秘的孩子来说，如果因为使用一次开塞露，解决了一次的排便问题之后，不对便秘的原因进行治疗，完全依靠开塞露的刺激来完成排便反射，显然是违反生理的。

虽然目前并没有直接的研究证据说长期用开塞露会造成依赖，但因为开塞露只是依靠高渗液体刺激直肠来引发排便，和我们用肥皂条或者手指刺激肛门引发排便的性质是一样的，是治标不治本的，只能作为应急的方式，而不应该成为长期维持排便的方式。

对儿童便秘，目前临床指南推荐的一线药，是聚乙二醇和乳果糖这类口服药，目的是通过软化大便来消除孩子排便的疼痛，然后慢慢建立规律的排便习惯，而不是开塞露这样的高渗性泻药。

开塞露这样的刺激直肠的泻药，能够快速刺激孩子排便，可以作为家庭常备药应急使用，但不建议长期用来维持日常排便。如果孩子不用开塞露就不拉，那就应该找医生看看了。

关于孩子肚脐的烦恼

脐带是连接母亲和孩子的纽带，脐带的结扎离断，标志着孩子作为独立的个体，开始了自己的生命之旅。脐带残端也往往是孩子的第一个开放性伤口。

在以前医疗不发达的时候，很多孩子都是在家出生，由于脐带处理不规范等问题，脐部感染的发生率很高，甚至发生破伤风感染，让很多新生命折戟在起航之初。随着医疗的进步，家庭分娩越来越少，脐带处理越来越规范，这样的悲剧越来越少。

但是，脐部的护理仍然让一些家长头痛，到底应该如何护理孩子的肚脐呢？

预防感染

感染是脐部最常见的问题，感染最常见的症状是红肿、渗液、触摸哭闹。脐部之所以容易感染，主要是因为结扎后伤口的存在，而脐带里有脐动脉和脐静脉，出生后虽然没了血流，但管腔结构还可以存在 10～20 天，这就为细菌的入侵提供了很好的途径。细菌入侵感染可以造成轻微的脐炎，也可以是脐部蜂窝织炎、腹膜炎、门静脉炎，甚至引发败血症导致死亡。为减少感染的风险，一方面要规范脐部结扎，另一方面要加强脐部护理。

在被结扎后，脐残端由于失去血流会逐渐干枯，然后脱落。在脱落之前，保持脐部清洁和干燥很重要。清洁可以减少细菌的沾染；干燥一方面可以减少细菌的繁殖，另一方面可以加速残端的脱落。清洁、干燥是世界卫生组织和美国儿科学会针对脐部护理推荐的原则。

保持清洁、干燥的方法是让脐部尽量不要沾水，用擦浴来代替洗澡。尽量不要把尿片包到肚脐以上，以免被尿液浸湿。世界卫生组织这个推荐是基于当时的证据认为局部使用消毒剂与脐带干性护理及安慰剂比较，未发现脐带感染率有何差别。但推荐时证据不那么充分，为谨慎起见，建议在细菌感染风险高的地区，也就是发展中国家，按照当地惯例使用消毒剂为好。

脐部出血

除了感染，脐部偶尔也有出血的情况。残端脱落前出血多半是衣物或尿布磨蹭刺激脐残端所致，有时是因为残端结扎得不够紧，也有少部分是因为孩子凝血功能异常或局部感染引起。也有些孩子在残端脱落时会有点出血，少量出血一般以纱布压迫就可以止住，如果出血不止则要尽快找医生处理。

残端脱落之后

脐残端大部分在生后1~2周内脱落，也有些更迟一点的。如果到了2个月还没脱落，就要让医生检查一下，有些是因为结扎不够紧。残端脱落后，有些孩子的脐窝会有个小创面，大部分10多天就可以愈合。在完全愈合前可能会有少量液体分泌，可以用棉签蘸聚维酮碘或酒精清洗一下。如果创面不愈合而是有些颗粒状的红色肉芽，需要找医生处理。

有些孩子脐窝持续有分泌物，如果是脓性分泌物，可能是感染引起的，要找医生处理。如果有气体或粪水流出，可能是卵黄管残留所致的脐肠瘘，那是因为肚脐和肠子相通；如果流出的是清亮液体，可能是尿液，那是因为脐尿管未闭合导致肚脐和膀胱相通。也有一些是因为脐窝里有小的脐茸（也称为脐息肉），因其表面的黏膜有分泌功能，会持续产生液体。以上这些情况都是需要通过手术来处理的。

现在不少医院都不再采用传统的线扎脐残端，而是用一个很小的塑料环套扎。有些孩子脐窝比较深，有时残端脱落后塑料环仍然留在脐窝里，也会引发异物反应产生分泌物，需要仔细检查。

误区

关于肚脐，民间还有些误区。有些老人听见孩子肚子咕咕响，认为是肚脐进了风，要用针扎孩子才能好。然而，事实上这是正常的肠鸣音，是肠子里气体和液体流动的声音。

有些家长觉得肚脐是一个重要的部位，不能清洗，否则会生病。事实上，清洗肚脐是安全的，长时间不清洗反而容易让污垢残留诱发脐炎。

肚子会着凉吗

肚脐在很多人眼里是一个神秘的地方,黑洞洞的不知道它通向哪里,关于它也有很多奇怪的说法。听有的老人说,那里不能碰、不能洗、睡觉要盖好被子,否则会着凉拉肚子,在肚脐上贴膏药可以治病,这些都是真的吗?

肚脐通向哪里

其实肚脐是完整的,随着新生儿期脐残端的脱落,原来为胎儿提供营养的脐血管逐渐闭锁失用了,变成了一些没有功能的索带,创面愈合后肚脐也被皮肤所覆盖,脐窝自然不再和肚子里或别处相通。

封闭的腹壁才能为腹部提供无菌环境,避免内脏受到感染,所以肚脐哪里也不通,它可以碰,也可以清洗。因为可以把切口藏在里面更美观,肚脐现在还是很多微创手术开口的地方,手术前要消毒清洗,手术的时候不但可以碰,还可以切开,并没听说因此出了问题。

也有人说,既然不通,为什么抠肚脐会痛呢?肚脐里面也是有皮肤的,皮肤里也都有神经,别说抠肚脐会痛,抠肚皮其他部位也会痛,只是脐窝里相对隐蔽，平时很少被触碰，偶尔刺激一下可能会相对更敏感。

脐贴能治病吗

脐贴是具有浓郁中国特色的医疗产品，贴脐贴能治疗腹泻吗？看过上一个问题其实应该就知道答案了，肚脐是完整封闭的，哪里也不通，如果和肠子相通那就是需要手术处理的脐肠瘘了。先不说药物本身的效果如何，能透过皮肤进入血液的药物也很少，何况肠子和肚皮也并不是粘在一起的，即便进了血液，也是要通过血液循环才能进入肠子，如果贴肚脐有用，那贴别处皮肤也一样会有用。

很多人会说："我孩子贴了脐贴真的就好了，这又是怎么回事呢？"肠炎很多是因为轮状病毒感染引起的，这本来就是一种自限性疾病，到了1周基本自己都会好，与贴不贴东西一点关系也没有。

贴肚脐治肠炎好歹还只隔着一层肚皮，还有贴肚脐治痔疮的，不进入血液，从肚脐到肛门，这药效是不是得有点空间穿越能力啊？但和"三伏贴"这样宣称有"冬病夏治"时空穿越能力的产品相比，脐贴算是谦逊的了。

肚脐会着凉吗

肚脐或肚子会着凉的观念在国内很普遍，有些地区还要给孩子穿个肚兜来保护肚脐。"着凉"是俗称，并没有这样一种疾病。大家说的着凉很多时候指的是感冒，而感冒只有普通感冒和流行性感冒之分，无论哪种感冒都是病毒感染引起的，感冒的主要症状也是在呼吸道。虽然有些医生会提到"胃肠型感冒"，而事实上这并不是一种规范的诊断，往往是把一些胃肠炎诊断为胃肠型感冒了，国外的胃肠型感冒多指的是轮状病毒肠炎，科学上并不存在肚子着凉之说。

很多人说肚子着凉就会拉肚子，这种可能性存在吗？气温变化期间，腹泻的孩子确实会增多，但要注意的是，不光是气温下降期间会增多，在气温上升期间增多得更明显。气温下降期腹泻的孩子增多并不一定是温度本身给孩子带来的影响，而是轮状病毒感染机会增大，所以轮状病毒肠炎也有"秋季腹泻"之说；气温上升，容易让食物变质，增加食物中毒的风险，腹泻的孩子也会增多。

人体不同部位的体温会有差异，但仅限于体表温度，而体内温度，尤其是腹腔内的温度基本是人体的中心温度。人的体温受到下丘脑体温调节中枢的控制，除非长时间暴露于寒冷的环境下，中心体温是不会下降的，在寒冷天气大家不会把肚子露在外面，在常温下暴露肚脐自然不可能让中心体温下降，也不太可能改变肠管的温度和蠕动。如果肚脐真的一受凉就要拉肚子，那穿比基尼下海的人怎么办呢？整天穿露脐装的女孩还不得随身带着手纸？

当然受穿衣习惯的影响，躯体相对长期暴露在外的颜面和四肢来说对低温可能更敏感，所以哪怕夏天，大部分人睡觉时都会盖住胸腹部，但就此认为肚子没盖住就会着凉是没有依据的。当然，也没有直接的实验证实或证伪过这种说法。只要孩子不觉得难受，反正穿个肚兜也不致造成什么危害，对这种行为我的态度是爱穿不穿吧。

孩子能喝冰东西吗

曾经不止一位家长问过我一个问题："一岁半的宝宝能喝凉开水，能喝刚从冰箱拿出来的酸奶吗？"

答案是，能，都能。

喝水要喝温水、热水，这大概是国人特有的习惯，认为吃生冷食物或喝冷水，容易导致胃寒。

以前水卫生条件差，饮用水被致病菌污染，直接饮用后容易出现急性胃肠炎，导致腹泻、腹痛、呕吐等问题。古人不了解病原微生物，就可能把感染导致的急性胃肠炎症状误认为是"肠胃受寒"引起的。

现代医学对疾病有了更清楚的认识，知道急性胃肠炎主要是由轮状病毒、诺如病毒、大肠埃希菌等病原体引起的；胃、十二指肠溃疡主要是由幽门螺杆菌引起的。把水烧开，高温能把细菌和病毒杀死。在水卫生条件差的地区，喝烧过的水更安全，但饮用水的温度不会对身体产生影响。

有人担心水太冰会损伤器官，这是多余的。哪怕是冰水，经过口腔和食管的暖化，也不会那么冰了。要是冷水能损伤器官，更容易受伤的也应该是口腔和食管，而不是更后面的胃肠。你可曾听过谁喝冷水伤到口腔或食管？

　　有人担心凉水降低胃肠温度，影响器官功能。事实上肚子里的温度是人体的核心体温，是恒定的，包括胃肠在内的腹腔内脏器的温度也是恒定的。人一次喝水顶多几百毫升，不会对体温造成影响，也就不会造成"肠胃受寒"。哪怕胃肠温度真短暂降低一点点，很快会因为血液循环而恢复正常；哪怕体温真短暂降低一点点，体温调节中枢会给身体发出信号，通过肌肉颤动产生更多热量来恢复正常体温。要是喝冷水就能降温，那发热退热也太简单了。

　　如果你要说凉水的"寒"不是指温度，那我也不知道是什么了。我只知道在国外，不论大人孩子，基本都喝凉水，身体也不会比我们更差。不要说我们体质不一样，在学会钻木取火之前，天寒地冻的时候，我们的祖先也只能喝凉水冰水，要是体质不一样，喝凉水就伤身体，我们恐怕也没机会在这里问这个问题了。

　　只要水是干净的，孩子愿意，喝温水、凉水、冷水都可以，喝常温奶、冻酸奶也一样。

婴儿喝奶要不要喂水

大人渴了要喝水，但对于不会说话的婴儿，渴了怎么办？要不要喂水？

母乳是婴儿最完美的食物，母乳中约 90% 都是水，遵循"按需喂养"的原则，孩子有想进食的表现就可喂奶，通过喂奶就可以给孩子补充水分。

婴儿的胃容积有限，如果给母乳喂养的孩子喂水了，喝的奶自然就会减少。这样一来，一方面可能导致孩子营养不良，另一方面吸吮少也会导致妈妈泌乳减少，从而影响母乳喂养。

此外，相对于母乳，水的卫生安全更难得到保障，喂水也会增加孩子腹泻的风险。所以**母乳喂养的孩子，哪怕在炎热天气里，6 个月之前都是不需要喂水的**。

那配方奶喂养的孩子呢？

虽然无法媲美母乳，但配方奶也是尽可能模仿母乳，如果严格按照说明书冲泡，配方奶的水含量、电解质含量和渗透压都接近母乳。我们还要知道，孩子不是大人的缩影，婴儿，尤其是头 6 个月内的婴儿，肾功能不如大人完善，所以对水和电解质的调节能力也不如大人。

给孩子喂水或者冲奶时不按说明书做，自行调整奶粉和水的比例，导致奶粉过稀或过浓，会增加孩子消化道和肾脏的负担，导致消化不良、营养不良、电解质紊乱等问题，严重的会导致水中毒。

所以**在头 6 个月内，配方奶喂养的孩子也不需要喂水**，需要喝水的时候给孩子冲奶就可以了。冲奶也应该按照说明书来做，自行增加或者减少用水量，都会给孩子增加不必要的风险。

6~12 个月大的孩子，消化道和肾脏发育得更完善，所以可以添加辅食，也可以少量喝点水，但具体要喝多少没有太严格要求。如果孩子吃干的辅食多一点，天气炎热一点，可以喝多点水，建议每天不要超过 60ml。

1 岁以后的孩子，消化道和肾脏已经发育得很完善了，已经可以和大人吃一样的食物，所以也可以像大人一样喝水了。

裴医生贴士：孩子多大可以喝果汁

多大都不推荐。相比果汁，新鲜水果膳食纤维含量丰富，饱足感好，不容易摄入过多糖分，是更健康的选择。

根据美国儿科学会的最新建议，除非医生建议，不要给 1 岁以下的孩子喝果汁，1 岁以上的孩子也应该少喝。

第

12

篇

孩子尿路感染是因为喂奶不喂水吗

关于给孩子喝奶后是不是要喂水，曾经有位家长留言："我就是看了太多类似的科普文章，4个月之前几乎没怎么给孩子喂水，其实这样做太不科学了。我儿子4个月的时候因为喝水太少出现尿路感染、血尿。特别是夏天，在空调房里的宝宝容易丢失水分，宝宝越来越大随之活动量增大，会出汗，也要及时补充水分。去医院都被医生狠狠地批了一顿！希望给各位宝妈借鉴，不忘盲目相信一些文章。水是水、奶是奶，不能混在一起相提并论。既然说奶大多都是水，那再多一点点水又何妨呢？特别是奶水比较浓的宝妈。"

对于夏天在空调房里的宝宝容易丢失水分这样的说法我就不吐槽了。4个月的婴儿喂奶不喂水，到底会不会导致尿路感染？这位医生对家长的批评有道理吗？我们来分析一下。

正常尿路是无菌的，如果细菌入侵并在尿路里定植，就可能引发泌尿系感染。理论上讲，水喝得多，那么尿也多。一方面，尿可以稀释细菌；另一方面，排尿时膀胱收缩运动也可以减少细菌定植，再加上尿液还能冲洗尿道，都有可能帮助减少泌尿系感染的机会。

上面的理论听起来都很有道理，但理论是需要验证的。遗憾的是，关于排尿频次对泌尿系感染的影响，现有的研究质量都不高，而且结论也不一致，甚至是矛盾的。有的说排尿频次对泌尿系感染没有影响，但在老人的复发性泌尿系感染上的研究却发现二者有比较强的关系。

另一个理论是，喝水少了，尿虽然少了，但尿的渗透压和酸度也增加了，会导致细菌难以存活。这一点体外试验也证实过，这也可能是人体的一个自我保护机制，毕竟大家晚上睡觉不喝水，排尿也少。

总体而言，多喝水能否减少泌尿系感染，目前并没有明确的结论。如果去翻阅权威的临床指南和医学教材，可以看到泌尿系感染的风险因素包括女性、没有切包皮的男孩、膀胱输尿管反流、神经源膀胱、如厕训练、肾积水等尿道梗阻型疾病、便秘、尿路置入物、女孩从后向前擦屁股、内裤过紧以及蛲虫感染等，但并没有把"喝水少"列为风险因素。

虽然结论不明确，但有些研究认为二者之间有关系。对大孩子来说，只要肾功能正常，不严重过量，多喝点水一般不至于有什么危害，所以对于泌尿系感染的患者，很多医生也会嘱咐多喝些水，这是可以理解的。

但是，导致泌尿系感染的风险因素有很多。4个月大的孩子出现尿路感染，如果有发热，通常需要去做超声排查，发现了器质性问题相对好判断病因，否则要确定一个孩子尿路感染的确切原因是很难的。就算喂水少是众多风险因素里的一个，你怎么确定不是其他风险因素引起的呢？更何况喝水少还不是一个确切的风险因素。

因为患者不懂，医生下无依据的结论很简单，把责任归因于家长操作不当，让家长感觉是因为自己的无知害了孩子，也更容易帮医生树立威望，所以很多医生都喜欢言之凿凿地下结论，反而让患者趋之若鹜，但不等于他们说的就是对的。

更何况，水是水、奶是奶，奶水混在一起喝进去，水也会被吸收。我们给身体补充水分，并不是一定要通过喝水这种方式。喝水可以补水，喝奶、喝其他饮料、吃水果或蔬菜等，同样或多或少能补水。

　　母乳和配方奶接近 90% 都是水，喝奶足以满足孩子对水的需求。6 个月以内的孩子对水和电解质的调节能力不如大人，额外喂水，或者冲奶过稀会增加孩子消化道和肾脏的负担，导致消化不良、营养不良、电解质紊乱等问题。世界卫生组织也明确表示过：孩子在 6 个月大之前不需要补水，即使天热时也是如此。

　　如果你能证实因为奶水过浓没喂水而让孩子尿路感染，可以去向世界卫生组织要说法的。

孩子溢奶应该怎么睡

孩子溢奶非常常见，尤其是婴儿，主要是因为婴儿的胃和食管连接处的压力比较小，胃内食物容易向上反流到食管再到嘴里。怎样让孩子少溢奶是很多家长想知道的，也是很多医生需要知晓的问题。

对于 6 个月内孩子溢奶的问题，目前国内有指南说：婴儿睡眠时宜右侧卧位，可预防睡眠时溢奶而致窒息。

这让我很诧异，因为这个说法和我了解到的信息很不一样。根据这种说法，可以有两个猜测：一是右侧卧位可以减少溢奶，二是右侧卧位可以降低窒息的风险。真的如此吗？

哪种睡姿可以减少反流溢奶，还真的有人做过这方面的研究。1997年，有人将 24 个婴儿分成了俯卧、仰卧、右侧卧、左侧卧四个组，然后通过监测食管胃酸反流的情况，结果如下表。

不同姿势的反流指数

婴儿姿势	反流指数
仰卧	15.3
右侧卧	12.0
左侧卧	7.7
俯卧	6.7

2009 年 Cochrane 的一份综述总结了姿势对婴儿胃食管反流影响的 5 项相关研究，得到了同样的结论：就减少反流而言，俯卧和左侧卧位要明显优于仰卧和右侧卧。所以，单纯从减少反流溢奶的角度来看，根据现有的证据，推荐左侧卧位是可以理解，推荐右侧卧位是难以理解的。

那会不会奶反流到嘴里，右侧卧位发生窒息的风险会更低呢？

在仰卧的时候，气管在食管的上方；在俯卧的时候，气管在食管的下方；侧卧的时候，气管和食管在同一个平面。我们可以合理地推测，一旦奶从食管里反流出来，仰卧时气管在高处，发生吸入导致窒息的风险要比俯卧和侧卧低。

有研究显示，婴儿猝死综合征的风险，俯卧是仰卧的 10 倍，侧卧是仰卧的 3 倍。美国自从 1994 年开始推动婴儿仰卧后，每年死于婴儿猝死综合征（很大一部分和窒息有关）的孩子从 1993 年的 4700 人下降到了 2010 年的 2063 人，所以权威医学机构都推荐 1 岁以内孩子采用仰卧。

那对于有反流溢奶的孩子，俯卧和左侧卧能明显减少反流的发生，也应该建议仰卧吗？我们可以看看其他权威机构的指南对这个问题的意见。

北美小儿胃肠病、肝病和营养学会/欧洲小儿胃肠病、肝病、营养学学会（2009年）	食管胃酸监测提示，相比于仰卧，俯卧可以减少食管胃酸暴露，但俯卧和侧卧会增加婴儿猝死综合征风险，婴儿猝死综合征的风险高于俯卧和侧卧对胃食管反流的风险。对于大部分婴儿，从出生到 12 个月，推荐婴儿睡觉时采用仰卧。
英国国家健康和临床优化研究所（NICE）（2015年）	对有胃食管反流的婴儿睡觉时不要采取体位治疗，和 NHS 的建议的一致，睡觉时应该仰卧。
美国儿科学会（2016年）	即便是有胃食管反流的孩子，仰卧也不会增加窒息和吸入的风险，因为婴儿气管解剖和生理机制能让他们不发生误吸。为减少婴儿猝死综合征风险，在 1 岁之前，应该让婴儿仰卧着去睡觉……侧卧是不安全而且不建议的。

所以，对于婴儿溢奶，孩子清醒有大人看着的时候，可以采取俯卧和竖抱的方式来减少反流，而 1 岁以内的孩子睡觉时仍应该让他们仰卧，而不是右侧卧位。尤其是对于 6 个月以内的孩子，因为这个年龄段无论是溢奶还是婴儿猝死综合征的发生风险都更高。

14

孩子出汗和尿床要紧吗

"孩子6岁半了，还尿床，晚上睡觉刚入睡半个小时出汗很厉害，是肾虚吗？该检查什么吗？"

这是我收到过的一个咨询问题。出汗和尿床是比较常见的问题，也不是三言两语就能说清的，所以专门写这篇文章来回答，期望能对被这两个问题困扰的家长有所帮助。

出汗多

出汗是人体调节体温的一个重要方式，是生理现象。当外界温度高了，出汗就多了。每个人的体质不一样，在相同的温度下出汗的情况也会不一样，大人如此，孩子也如此。另外相对于大人而言，孩子的新陈代谢更旺盛，出汗也可能比大人更多。

孩子睡觉时出汗多也很常见，原因不是很清楚。有人认为和孩子睡眠模式有关，在深度睡眠阶段，呼吸、心率下降，肌肉放松，有的人就会出汗。孩子的深度睡眠比大人多，所以睡觉出汗也常常比大人要多。

在高温环境下大部分人都会出汗。如果觉得孩子出汗特别多，首先要检查一下房间温度和孩子穿衣盖被的情况。大人常常喜欢用自己的观感来判断孩子的适宜环境温度，尤其是家里的老人。事实上孩子代谢旺盛，比大人更怕热，给孩子穿盖太多的结果是被子很快被踢开，结果是什么都盖不住，还不如换个薄的。对于婴儿来说，过热还会增加发生婴儿猝死综合征的风险。

如果排除了环境温度的原因，还是觉得孩子特别爱出汗，那就要注意一下有没有别的症状。比如，佝偻病的孩子除了出汗多，还会有精神和骨骼的表现；先天性心脏病的孩子容易出汗，但往往也会有口唇发绀、气喘等表现；如果是甲状腺功能亢进，也容易出汗，但同时可能会有甲状腺肿大、消瘦等症状。

如果孩子只是在睡觉的时候特别容易出汗，同样需要注意有没有伴随症状，比如低热、打鼾等。一些肿瘤、慢性感染可能导致低热、代谢率上升，进而导致出汗增多；鼻炎、腺样体肥大等问题让孩子睡觉时呼吸费力、睡眠障碍，也会导致出汗增多。

如果有伴随症状，要及时找医生就诊查找原因。如果没有，孩子单纯出汗多一点是正常的，不必过分在意。

尿床

一般到了5岁，孩子基本都能自己控制大小便，但尿床仍然比较常见。5岁的孩子中1/5还会尿床，7岁的孩子还有1/10会尿床，到了10岁还有1/20会尿床。有尿床家族史的孩子也容易尿床；男孩、多动症的孩子，出现尿床的机会更高。但和出汗多一样，尿床的原因也不是那么清楚。

可能有的孩子膀胱容积比较小，装不下那么多尿液；有的孩子因为抗利尿激素分泌得少一点，晚上产尿比较多；有的孩子睡得特别沉，以致膀胱涨得厉害也不会醒，这些都可能导致尿床，但很难确定具体原因。一般认为，孩子的膀胱、神经系统或者两者之间的协调控制能力，因为体质的差异落后一些，这才是尿床的主要原因，大部分和疾病没有关系。

也有少部分孩子的尿床可能和疾病有关系。比如便秘的孩子，直肠里粪块可能对膀胱造成压迫，导致膀胱容积变小，进而容易尿床；泌尿系感染也可能导致尿路刺激，出现尿床。如果孩子尿床的同时有尿急、尿痛、血尿，要去找医生看看。另外，尿床也可能是阻塞性睡眠呼吸暂停综合征的一个表现，如果孩子有打鼾，也要早点找医生看看。

特别要指出的是，如果孩子到了可以控制排尿的年龄，但在白天清醒的时候也会尿裤子，那多半有问题，需要去看医生，排除一些先天性的泌尿系统和神经系统疾病。如果孩子以前都很好，或者之前半年内都没有这种情况，而现在突然开始尿床了，要警惕是不是继发了糖尿病之类的疾病。

如果没有别的伴随症状，尿床一般会随着年龄的增长逐渐好转、消失，所以家长不必紧张。孩子尿床了需要清洗被褥，可能会让家长很烦，也可能让孩子感觉尴尬、自卑，所以还是需要干预。

裴医生贴士：孩子尿床时，建议家长这样做

★不责怪：记住，尿床不是孩子的错。

★告诉孩子尿床是怎么回事：让他知道尿床不是他的错，长大了大部分会自己好。

★不让家人嘲笑他：不要让家里其他人，尤其是兄弟姐妹嘲笑孩子，让他们知道这不是他的错。

★照顾孩子的感受：如果你不把尿床当什么大事，同时告诉孩子别的孩子很多也尿床，孩子就没那么大的心理压力。

★保护床铺：可以在被单下铺个塑料布保护床垫以免尿湿。

★让孩子来帮忙：鼓励孩子帮忙换被子、床单，有助于提升他的责任感，但如果孩子把这视作一种惩罚就不要这样做。

★睡前步骤：上床睡觉前上厕所，睡觉前不大量喝水和饮料。

★试着叫醒他去尿尿：睡了 1~2 个小时去尿一次，可以帮助孩子整夜不再尿。

★让孩子避免食用含咖啡因的饮食，如咖啡、茶、巧克力等，因为咖啡因可能促进膀胱的活动。

★如果孩子便秘，可以吃点软化大便的药物，如乳果糖之类。

★家长要清楚孩子日常排尿和排便习惯。

★让孩子保持乐观：没尿床可以奖励，尿床了要安慰支持，不惩罚。

孩子尿床家长确实很烦，但睡觉尿床是不自知的，孩子自己也不想尿床，要帮助他而不是惩罚他，否则只会增加孩子的精神压力，反而不利于纠正。

第

15

篇

孩子站得早，会变"O""X"形腿吗

很多家长可能有过这样的经历，孩子四五个月，被扶着的时候，他们喜欢在大人膝盖上蹦来蹦去，到了 10 个月左右，很多就会扶着东西站起来。一些家长担心孩子站得早，会不会引起骨头的问题。

孩子的骨质和大人是有些不一样，相对于大人，孩子的骨骼中有机成分更多，硬度不如大人的骨骼。如果站得比较早，让下肢承受自己身体的重量，家长担心这样会把孩子的骨骼压弯，导致"O"形腿、"X"形腿。

家长有担心是可以理解的，但这种担心是多余的，孩子如果还没有成长到有足够的力量支持他们自己扶东西站立或者自己独站，被大人扶着的时候，顶多只能蹬蹬腿蹦一蹦，失去大人对他们身体的支撑，他们很快就会坐下。

要造成"O"形腿或"X"形腿，要么是把孩子的两根小腿骨（胫、腓骨）同时压弯，要么是把孩子小腿骨的骨骺（骨头的生长点）损伤了。能把骨压弯，或者把骨骺损伤的力量，孩子自己是不太可能感觉不到疼痛的。无论婴儿还是大人，疼痛都是人体的自我保护机制，蹦跳或者站

立的动作会引起孩子的疼痛，孩子是不可能继续蹦的。

事实上，4个月的孩子如果被竖着抱起来，两个脚蹬来蹬去，这不是来自大人的引导，而正是这个年龄段的孩子正常应该有的一个发育动作。《尼尔森儿科学》里也写了：4个月大的孩子如果被竖抱，会用脚蹬。

如果一个正常的发育动作会导致孩子骨骼畸形，那发病率得有多高？如果一个正常应该有的发育动作，因为这些没依据的说法，让家长产生无端的担心而不让孩子做，那才是剥夺孩子自我锻炼和学习的机会。

那为什么很多孩子的腿看起来都有点弯呢？孩子刚出生的时候都会有点"O"形腿，这是一种生理现象。和大家担心走路会导致"O"形腿或加重"O"形腿相反的是，这种生理性的"O"形腿会在孩子开始站立行走后不久，也就是大约18个月后逐渐减轻，大约在2岁消失。

虽然适量的负重锻炼确实有助于骨骼健康，但我们也不能说负重有助于改善"O"形腿。孩子生理性"O"形腿在开始行走后消失，更多是因为这是人体自然生长的规律，但也从另一个方面说明，人类既然已经进化到了站立行走，对健康的孩子，没有发育到足够的程度他们也站立不了太久；一旦孩子发育好了，有足够的力量去承受体重，如果没有神经肌肉的问题，他自然会自己站起来。

如果孩子一直站着，那说明他没有不适；如果累了，或者引发了不舒服，他自然也会坐下。这是正常人都会有的自我保护机制。因为一个正常的发育而产生的动作损伤自己的骨骼，是不可能的。

同理，如果要担心负重对孩子下肢骨骼的影响，我们让几个月的孩子趴着玩，也同样要担心手臂会不会变弯了，但从来没有人担心过这个问题，原因是孩子上肢的骨总是直的，而不像下肢那样在2岁前有生理性的"O"形腿，2~7岁之间有生理性"X"形腿的现象，产生这种担心更多的是因为对孩子下肢的生理性变化不了解。

孩子发育存在个体差异，站立时间有的早一点，有的晚一点。站得晚担心发育落后，站得早担心有危害，这种担心不光中国有，国外同样也有。但如果你去查阅一下权威医学教材或者医学机构的信息，就知道这种担心是多余的。

比如在美国国立卫生研究院（NIH）的"MedlinePlus"上，对导致"O""X"形腿的原因里有提到骨发育异常、布朗特病、佝偻病、骨代谢病、外伤、感染、铅或氟中毒、肿瘤、肥胖等，都没有提到"站得早"会有这种风险。

当然，如果孩子在2岁内就出现了"X"形腿，或者过了2岁还有"O"形腿，或者两侧下肢不对称，或者你觉得自己孩子"O"形腿特别严重，那可能是孩子本身存在疾病问题，需要找医生看看。

做父母对孩子总是有各种各样的担心，有些是有道理的，但目前没有任何证据证明站得早一点会有"O"或"X"形腿的风险，所以不必有这种担心。如果有人传播这样没有依据的说法，让孩子失去正常的发育锻炼机会，就是害人了。

第

16

篇

孩子大腿皮纹不对称有问题吗

随着儿科知识的普及，很多家长对一些疾病的警惕性都很高。比如，有些家长发现孩子臀部皮纹不对称，立马想到孩子是不是有发育性髋关节脱位（DDH）。相对以前很多髋关节脱位的孩子拖了很久没发现，最后做很大的手术来矫正，这是一种进步。

但警惕性的提高也给很多家长带来了很多焦虑，皮纹不对称是不是就是DDH？要怎么排除？需要做哪些检查？要不要治疗？这些问题常常折磨着家长们。恰好，我女儿也曾有过这个问题。

女儿出生不久，我就发现她的大腿皮纹不对称。我知道女性对DDH来说是高危因素，女孩的发病率是男孩的 2 ~ 5 倍。我还知道所有限制胎儿活动空间的因素，比如第一胎、出生体重偏重、羊水过少，都可能增大DDH的发病风险，而这三个因素里她占了两个，她是头胎，在孕后期也是羊水偏少。

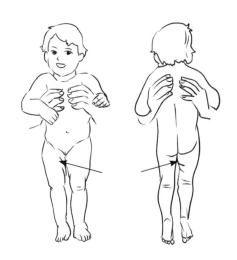

大腿皮纹不对称

大腿皮纹不对称和 DDH 的关系如何呢？国内 DDH 的发病率地区差异性很大，平均大约为 0.1%。在天津，有专家筛查了 10 000 多个 6 个月内的新生儿，发现存在皮纹不对称的孩子大约为 1.4%，超声筛查可疑或确诊 DDH 的为 11.9%；在郑州，有医生对 1000 多个大腿皮纹不对称的孩子进行了超声筛查，发现 9 个月以下的孩子诊断为 DDH 的大约为 2.3%，9 个月至 1 岁的孩子如果还有皮纹不对称，DDH 达到了 9.5%，1 岁以上的孩子则是 40% 以上。所以，大腿皮纹不对称的孩子存在 DDH 的风险比别的孩子要高很多，而且持续的时间（年龄）越大，风险越大。从这一点来说，家长们的担心不是没有道理的。

DDH 在新生儿期可以没有任何症状，为避免贻误治疗，外观完全正常的新生儿也应该进行筛查，存在大腿皮纹不对称的孩子自然更应该好好检查一下。好在我自己就是儿外科医生，可以马上动手给她检查。

髋关节主要是由髋臼和股骨头组成，它们的结构就像杵臼，髋臼就是臼，股骨头就是杵。

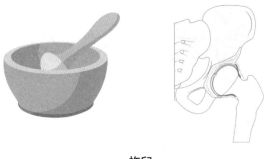

杵臼

不同的是髋关节有关节囊和韧带把杵固定在臼之中，DDH 发病就是由于种种原因，杵没能固定在臼之中，而是可以滑动，跑到臼外去。

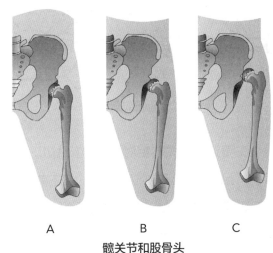

A   B   C

髋关节和股骨头
A，正常位置关系；从 B 至 C，脱位程度逐渐加重

在新生儿期间，筛查 DDH 最简单的方法是体格检查。髋臼固定在骨盆上动不了，正常的髋关节是稳定的，股骨头也不能跑动，我们的检查主要是看股骨头会不会动，如果股骨头能滑动就说明髋关节有问题。

在暖和的房间里，让孩子平躺在床上，脱去衣裤，在孩子安静的时候握住孩子的下肢，屈膝，让髋关节内收，拇指向箭头方向用力，这叫做 Barlow 试验。如果感觉到骨头的弹响或跳动，那就可能是有问题。

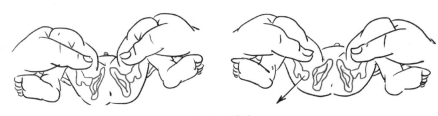

Barlow 试验

相反，像下图一样，在将髋关节外展的同时，靠握住大腿外侧的指头，沿箭头方向用力，如果感觉到骨头的弹响或跳动，那可能是股骨头从外面滑进了髋臼，这也说明可能有脱位，这叫 Ortolani 试验。

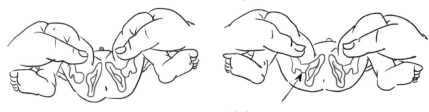

Ortolani 试验

但这两个检查主要适用于关节相对松弛的新生儿，孩子到了两三个月，关节比较紧了，上面两个检查就不可靠了。但还有别的检查方法，最常用的是让孩子双髋双膝屈曲平躺，然后对比两个膝盖的高低，有脱位的一侧膝盖会比较低，这叫 Allis 征或 Galeazzi 征。

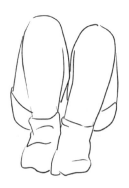

Allis 征（Galeazzi 征）

另一个比较可靠的检查是髋关节的外展试验，正常的髋关节可以外展到 80°~90°，DDH 的孩子外展则明显受限，有的只能外展到 40°~50°。

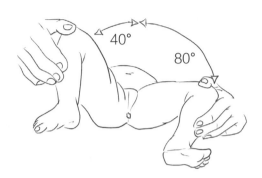

髋关节外展试验

我给女儿做了这些检查，并没有发现什么问题，但还是有些不放心，那就只有到医院再做检查了。如果孩子已经 6 个多月了，拍片子直接看骨头会比较可靠，根据 X 线下股骨头和髋臼的关系，基本可以确定是否有脱位和脱位的程度。但在 6 个月之前，孩子的股骨头还主要是软骨，在 X 线下看不到，无法判断位置，但超声波是可以探测到软骨的。

在欧洲很多国家，新生儿会常规进行超声检查以筛查 DDH。超声没有射线，还可以检测到 X 线检测不到的软骨，这是它的优势。但是，它受检查医生的经验影响比较大，而且假阳性比较高，有些正常的孩子做超声筛查也会报告异常，尤其是新生儿，结果导致对这些正常的孩子做了不必要的治疗。还有研究发现对新生儿来说，超声并不比体格检查更可靠，所以美国并不推荐所有的新生儿常规做超声筛查。黄种人 DDH 发病率远低于白种人，所以更不需要常规进行超声筛查。

但同样，体格检查也受孩子的状态和检查者经验的影响。如果孩子哭闹、抵抗也可能影响检查结果，检查者用力过大怕损伤孩子，用力过小又可能检查不准，所以体检也只能作为初步的筛查。一旦体格检查怀疑有问题，或者有 DDH 的高危因素，比如臀位产、DDH 家族史、斜颈的孩子，还是需要通过超声或 X 线来进一步排查。

DDH 如果发现得早，治疗起来要简单一些，孩子受的痛苦也更小，所以我还是去给女儿做了超声检查，庆幸的是没有问题。DDH 以前叫先天性髋关节脱位（CDH），后来发现这个病并不是完全由先天因素造成的，所以改成了发育性髋关节脱位（DDH），说明生后的因素也起了很大的作用，比如双下肢捆绑并用襁褓，孩子的下肢被长期固定在不恰当的体位，都会增加 DDH 的发病风险，这也是北方地区 DDH 发病远高于南方地区的原因。所以为保险起见，我嘱咐家人不要用襁褓包孩子，多用背带背孩子，让孩子的下肢像青蛙一样展开，这样股骨头就可以紧贴髋臼，以降低 DDH 的发生风险，我女儿走路之后没有发现任何的异常，所以我就完全不用担心了。

如果孩子一旦诊断为 DDH，就需要进行治疗。治疗的原则是让杵固定在臼中，让杵和臼互相刺激发育，构成一个稳定的关节。

越早治疗，治疗方法越简单，效果也好。有的只需要用特殊的支具固定下肢，有的需要石膏固定。如果 DDH 没有及时发现，等孩子开始走路之后就会出现跛行。因为双下肢不等长且承受的力量不均匀，孩子走路就像鸭子一样一摇一摆，关节的畸形也会因为负重进一步加重。这个时候再去治疗，难度会增大很多。有些孩子还要承受手术的创伤，严重的还需要截骨，风险大不说，效果还不一定好。

所以，所有婴儿的父母都应该检查一下自己孩子的下肢，一旦怀疑孩子可疑 DDH，要尽早找医生检查，诊断明确之后也要尽早治疗。

孩子的淋巴结要不要紧

很多家长无意中发现，孩子脖子上有几个小包包，像花生米一样大小，摸起来滑溜溜，以为是长什么东西了，然后赶紧带孩子到医院。

这种情况非常常见，以前在急诊外科的时候，好几次遇到晚上急诊来看淋巴结的，原因是家长晚上给孩子洗澡时发现了这些包包。

医生看完之后，确认是淋巴结，但很多家长还是很紧张，因为很多人都听说过一些和"淋巴"有关的严重疾病，比如淋巴瘤、白血病什么的，为什么自己孩子会有淋巴结、要不要紧、要不要治疗？这些是很多家长的疑问。

无论是大人还是小孩，每个人身上都有很多淋巴结，而且成群聚集。每一群淋巴结分管身体的一部分区域。当入侵身体的细菌、病毒从淋巴管进入淋巴结之后，一方面大部分可以被淋巴过滤清除，另一方面可以刺激人体的免疫系统引起免疫反应，包括淋巴结反应性增生。所以，淋巴结既是人体的一道屏障，也是一个报警器。

孩子刚出生的时候一般都摸不到淋巴结，出生后开始接触各种病原，孩子的免疫系统在与病原的接触中不断完善成熟。作为免疫系统的一部分，淋巴结在这个过程中会缓慢增生，所以很大一部分孩子都可以摸到淋巴结，尤其是在后脑勺、脖子、耳朵后面。因为这些部位相对暴露，更容易被发现。另外可能是孩子的呼吸道感染很常见，淋巴结经常处于炎症刺激状态而容易增生。这个增生过程会一直持续到青春期，随后淋巴结会慢慢缩小，渐渐地就摸不到了，所以大人很少能摸到淋巴结。

有人统计，大约一半的儿童可以摸到淋巴结。所以，如果自己孩子被摸到了，也不用紧张，大部分都是正常的增生。正常的淋巴结，大多为黄豆或花生米大小，表面光滑，质地柔韧，可以滑动，摸起来不痛，孩子也不会有别的不舒服。如果是这种，动态观察就可以了，既不需要打针，也不需要吃抗生素，更不需要吃什么中药。

需要警惕的是那些异常的淋巴结改变。通常认为当颈部和腋下的淋巴结直径超过了1cm，腹股沟区的淋巴结直径超过1.5cm，就算淋巴结异常肿大了。感冒发热之后很多孩子都会发现淋巴结肿大，当淋巴结持续肿大不消退，或者淋巴结在一两周内迅速增大，或者几个淋巴结融合成团，变得特别硬，固定不能滑动，或者孩子同时出现了其他症状，那就需要小心，最好找医生检查一下。

引起淋巴结异常改变的原因有很多，最常见的还是感染，包括普通的细菌、病毒感染，也可能是特殊细菌、病毒及其他病原体感染，需要抗感染或对症治疗。还有些可能是自身免疫性疾病、恶性肿瘤等疾病的表现，比如前面所说的淋巴瘤、白血病等，这也是家长最担心的问题，虽然比较少见，但碰到了就比较麻烦，需要医生做详细的检查来排查。

当然也不是头颈部的小包包都一定是淋巴结，也有些是皮样囊肿、骨膜囊肿、甲状舌管囊肿、皮脂腺囊肿、毛母质瘤之类的异常包块，一般需要手术切除。有经验的外科医生通过触摸基本可以和淋巴结进行区分，有的需要做超声检查来鉴别，家长不确定的时候可以找医生看看。

第

18

篇

如何维护孩子的骨骼健康

国内全民补钙的现象，一方面是因为商家的宣传，另一方面是很多家长担心自己孩子输在起跑线上。孩子到底要不要补钙，应该怎么样给孩子补钙？

美国儿科学会曾经发布过一篇名为《优化儿童和青少年骨骼健康》的指南，里面提到不少补钙方面的问题。专业的指南大家读起来会很费力，我就试着把指南里适合家长的内容解读一下。

新的钙和维生素 D 的推荐量

指南根据美国医学研究所 2011 年的建议，更新了儿童日常膳食钙和维生素 D 的推荐量。要注意的是我们只需要按推荐量补充即可，没有证据表明超过推荐量效果会更好，更不要按上限量来补，超过上限就可能产生副作用（该参考标准为美国儿科学会的推荐标准）。

儿童钙和维生素 D 膳食摄入量参考表

年龄	钙 /（mg · d^{-1}）		维生素 D /（IU · d^{-1}）	
	推荐量	上限量	推荐量	上限量
0～6 个月	200	1000	400	1000
6～12 个月	260	1500	400	1500
1～3 岁	700	2500	600	2500
4～8 岁	1000	2500	600	3000
9～13 岁	1300	3000	600	4000
14～18 岁	1300	3000	600	4000

鼓励从饮食中获取钙和维生素 D

1 岁以内的孩子每天钙的需要量不到 300mg，母乳中的钙含量可以满足孩子的需求，而且生物利用度更好，所以母乳喂养的孩子不需要额外补钙，配方奶的钙含量往往比母乳还高，也不需要额外补钙。

1 岁以后的孩子，钙的来源主要靠牛奶和其他奶制品。在美国，奶源钙占总摄入量的 70%～80%。绿叶蔬菜也是重要的钙源，但单独靠蔬菜很难满足钙的需求。日常补钙除了牛奶和奶制品、蔬菜外，其他的来源包括豆类、坚果、强化钙的谷物等。

通过日常饮食中补钙，不仅钙的生物利用度高，而且可以同时补充蛋白质、磷酸盐、镁、膳食纤维等，是补钙的最佳方式，我们应该鼓励孩子多喝牛奶及奶制品（100ml 奶的钙含量约 100mg）、豆类、蔬菜等钙含量高的食物，并对照参考表看看是否补足了。

不推荐使用钙补充剂

对于健康的孩子，钙补充剂不能降低骨折的风险。美国儿科学会不推荐对健康的孩子使用钙补充剂（钙片之类），因为这种方式补钙不仅生物利用度低，而且不利于养成良好的饮食习惯。良好的饮食习惯可以让孩子终身受益，要尽量培养孩子建立健康、均衡的饮食习惯，在饮食中摄入推荐量的钙，只有当孩子不能从饮食中得到足够的钙，才考虑额外补钙。

补钙的同时要补充维生素 D

维生素 D 对于钙的吸收和利用至关重要，如果没有维生素 D，饮食中只有 10%～15% 的钙能被吸收。日照的影响因素太多，通过晒太阳靠皮肤合成维生素 D 的方式很不可靠，而且有患皮肤癌的担心，所以孩子从生后几天开始就应该补充维生素 D。

鼓励孩子多运动

作用于骨骼上的力量可以促进骨骼的构建，承重锻炼可以促进儿童和青少年骨骼矿物质的增加。不同的运动方式会对特定的骨骼产生影响，比如每周 3 次，每次 10 分钟的跳跃锻炼，可以增加股骨颈的骨密度，而且在青春期早期的效果最明显。对儿童和青少年来说，走路、慢跑、跳跃、跳舞这样的活动对骨骼的好处要优于游泳、骑车这样的方式。

不喝碳酸饮料

研究表明，喝碳酸饮料的孩子牛奶就会喝得少，用碳酸饮料代替牛奶会影响钙和维生素 D 的摄入，而且碳酸饮料没有什么健康的好处，应该不喝或尽量少喝。

控制体重

骨密度和 BMI 直接相关，肥胖的人骨折的风险也会增加，肥胖的孩子容易导致维生素 D 不足，在儿童和青少年期间维持健康的体重对于骨骼健康很重要。

激素的影响

雌激素对维持女性骨密度很重要，雌激素缺乏会增加骨的吸收并增加骨折的风险，睾酮、生长激素等会促进骨骼的形成，而肾上腺皮质激素则会加速骨骼的吸收并损害骨骼的形成，但靠谱的医生使用激素前会权衡风险和收益，如果病情需要该用还是得用。

生活方式

吸烟、喝酒、摄入咖啡因会影响成人骨骼健康，儿童和青少年也应该避免。

儿童时期是骨骼发育成熟的重要阶段，人体的骨量 90% 是在 18 岁之前获得，儿童期间的骨骼状况会对健康产生终身影响。影响骨骼的因素很多，而且很多因素我们没法去改变，比如基因、性别、种族等。

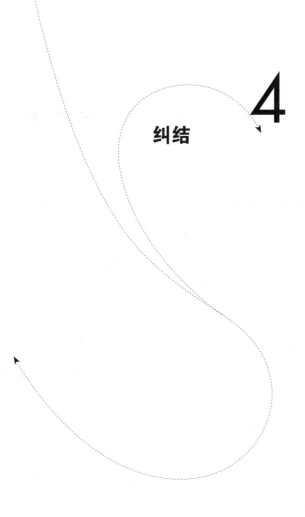

4

纠结

医生说法不一样，到底该听谁的

无论是去医院看病，还是在网上看科普，都可能碰到不同的医生对同一个问题有不同的看法的情况，今天看个专家说这样好，明天看另一个专家说那样好，都说自己的科学，都说自己的有道理。

医生说法不一样，到底该听谁的？

对一个孩子具体疾病的诊断，医生之间存在分歧是很常见的。有时候诊断明确了，医生的治疗方案也可能会有区别。要患者去判断谁对谁错是不太可能的，但如果让医生自己来辩论，评判的标准就是看诊断"依据"和用药"依据"，说白了就是看证据。

针对个体的诊治，医生对证据的判断会受到经验和状态的影响，比如一个医生摸了患者肚子说里面有个肿瘤，另外一个医生摸了却说没有，这其实是难以绝对避免的问题，因为触诊的判断有一定的主观性。没进一步做检查，第三个医生有时也判断不了谁对谁错，更别说患者自己了。

但这些医生诊断和治疗的时候都遵循了一个共同的标准，那就是认可肚子摸到肿瘤是有问题的。如果一个医生说："我摸到了肿瘤，所以你没有问题。"那别说其他医生知道他错了，就连患者也能知道这医生在胡说八道。因为长肿瘤是生病了，这是大家都认可的标准答案。

有人人都知道的标准答案，判断起来就很容易。但在现实中，医学是专业性很强的学科，大部分问题的答案大家并不知道，而且以往的那些"标准答案"，随着研究的深入有些确实被推翻了，不但患者不知道，知识没有更新的医生也不知道，然后患者就听到了不同医生的不同说法，不知道听谁的。

那这种情况到底该听谁的呢？看医生年龄？看医生职称？还是看医生人气？其实都不是，而是要看谁的说法更有依据，也就是看证据。

证据有很多种，在医学上可以来自于动物实验、医生自己的临床经验、临床报道、病例对照研究、队列研究、随机对照研究、系统性综述等，这些都是证据。但这些证据的"级别"是不一样的，不同级别的证据，可信度是不一样的。一般而言，我们在临床上都要遵循"临床指南"看病，作出诊断、用药决策以及手术决策等。而临床指南给出推荐意见的依据就是这些证据，证据级别不同，给出的推荐级别也不一样。

证据级别高的，比如一个药给肿瘤患者用，被很多个随机双盲对照研究都证实可以消灭肿瘤，而且没有副作用，那结论可信度是很大的，医学指南可能就给出 A 级（最高级别）推荐。这些结论也可能会被那些权威的医疗机构采纳，并告诉公众。

证据级别低的，比如某人说发现被自己做过被动操的孩子大脑发育好，这能当证据吗？当然可以，只不过拉拉晃晃能长脑子这种说法有违常理，又拿不出具体数据，自然不可信。用来骗骗不懂又急功近利的家长是可以的，但很难骗到其他医生，所以不会有哪家权威医学机构推荐给正常孩子做被动操来长智力。

很多人可能要说，医学没有绝对，权威机构的意见就是对的吗？今天被认为正确的知识，会不会哪天被新的研究推翻呢？会不会有一天有新的研究证实其实这些权威医学机构都错了，转而提倡做被动操了？

这种可能性当然存在。比如以前没有推荐婴儿仰卧，后来研究发现仰卧可以减少婴儿猝死的风险，美国儿科学会才开始推荐婴儿仰卧。如果以前有个医生主张要仰卧，马后炮地来看，依据当时美国儿科学会的推荐，那就是错了。

但无论是推荐或反对一种做法，我们都需要一定的证据，遵循的证据等级越高，出错的概率也就越低。没有可靠的证据，就不推荐一种做法，是有可能会犯错的。但相比之下，如果没有证据就推荐一种做法，犯错的概率只会更大。相信有证据的推荐存在被误导的可能性，但风险会远远低于相信没有证据的推荐。

所以，热性惊厥的孩子嘴里要不要塞东西，你是情愿相信美国国立神经疾病与卒中研究院的意见，还是相信某医生自己的个人经验呢？在婴儿被动操的问题上，你是相信美国儿科学会的意见，还是相信某个人的说法呢？

医学确实是在不停进步，医生和科研人员不停地做研究，有些就是为了验证当前的意见是不是对的，有些是为了验证有没有更好的方法，也正是这些研究为新的指南提供了新的支持或者否定的证据，然后临床指南和医学教科书根据这些证据进行修订。

美国儿科学会的指南几乎是每隔 5 年就修订一次，《尼尔森儿科学》也几乎是每隔几年再版一次，原因就是有些新的研究提供了新进展，有些知识需要进行更新了。更新的依据不是看哪个医生的经验，不是哪个权威专家有了新的观点，而是看是不是有可靠的新证据。说来说去，其实还是靠证据来说话。

如果真能做个随机对照试验证实自己的"某某操"能促进大脑发育，不会伤害孩子，而且试验可以被别人重复验证，那临床指南和医学教科书真可能按他的说法来写。只不过一个试验被批准之前至少要有点理论依据，也至少要经过伦理审查，否则你今天说这样晃孩子能长脑子，明天有人说打孩子能长脑子，那不知道多少孩子要遭殃。

当我指出一些医学错误的时候，还会听到另外一种声音："每个人都有自己的育儿观，适合自己的就是最好的。"指出别人医学错误的时候有人这样讲，说被动操的时候还是有人这样讲。这种鸡汤说法是很容易得人心的，很多犯过这种类似错误的人可以据此找到一个安慰自己的理由。

育儿观虽然是一个大的框，但不是什么问题都可以往里面装，医学建议是根据证据权衡收益（即为利）和风险（即为弊）后作出的，收益／风险比最大的那个，就是最适合孩子的。不会说别人家孩子惊厥不要塞勺柄，你家孩子却可以塞勺柄，别人家孩子被摇晃有风险，你家孩子被摇晃就没风险，别人家孩子生病找医生，你家孩子生病可以请个大仙。

对于一个具体的患者，医生可以根据当前的最佳证据，结合自己的经验和患者的意愿提供诊治方案，但科普是面对群体，医生只能根据医学原则提供最可靠的信息，接不接受，接受哪个说法确实是读者自己的选择。但学会了根据证据来判断知识可靠程度的读者，面对医生不一样的说法，自然也就知道该听谁的。

打疫苗会不会导致川崎病

2018 年随着疫苗事件的爆出，大家都人心惶惶。疫苗不能不打，打了又心慌，应该是很多家长的心情。

一而再地发生这样的疫苗事件，而且是故意的造假行为，让大家对疫苗的信任一次次被伤害。对这样的现状，除了希望这些参与造假的人都能得到相应的惩处外，我也没有什么话想说了。

我们也看到，有些人把孩子遭遇过的不幸，都联想到疫苗问题上去，比如朋友圈里就传播着一篇《疫苗与川崎病》的文章，家长坚信自己孩子 2 年前的川崎病，就是毒疫苗引起的。

文章是一位妈妈讲述自己孩子生病的一次经历：孩子在打完手足口病（EV71）疫苗后的当天就出现了发热，之后持续烧了 5 天，在第 6 天确诊为川崎病，虽然进行了规范治疗，但还是出现了血管扩张。

出院后家长上网收集相关资料，看到了很多"打疫苗后诱发川崎病"的案例，诸如"打完乙脑疫苗第 2 天发热，一周后确诊川崎病""打完水痘疫苗第 2 天发热，10 天后确诊川崎病"等，甚至还搜到一些案例的新闻报道。

家长只想弄清楚疫苗和川崎病之间是否有因果关系，但文章标题却直接写成《打疫苗后诱发川崎病》，"如果疫苗有诱发川崎病的可能，哪怕这个概率很低，但家长若知情，想必不会再去打二类疫苗以增加风险"之类的行文，也容易让读者产生背后有黑幕的猜想，所以引发了很多家长的恐慌。

疫苗会不会诱发川崎病？

这个孩子是在打完疫苗后出现发热，最后被确诊为川崎病，这点大家都不怀疑，家长搜索到的那些案例相信绝大部分也是真实的。平时好好的，打完疫苗后一两天就发热，然后一直高热不退，最后被诊断川崎病，作为家长，猜测是疫苗诱发了川崎病，也是很正常的怀疑。

但认定疫苗会诱发川崎病就不是那么容易了，因为先后发生的事情，不等于就是因果关系。不论打不打疫苗，人都有可能生病，人群只要足够大，就有出现感冒、流感、肠炎、手足口病以及川崎病等疾病的可能性。

不说全世界，仅在国内，每天都有上百万的孩子打疫苗，而每 10 万个 5 岁以下孩子就有 10 个左右会得川崎病，所以全国范围内有不止一个孩子打疫苗后得了川崎病是很正常的事，就像有孩子上幼儿园后得了川崎病，有孩子旅游后得了川崎病一样正常。

只不过，上幼儿园或者旅游后得了川崎病大家大多不会直接把这个"锅"背在上学或旅游上，而打疫苗对家长来说是将不明的液体打进孩子身体里，之后发生任何问题都容易引发猜测。

正如这位妈妈所查到的，她的孩子不是第一位在接种疫苗后被诊断为川崎病的，这样的案例报道国内外其实一直都有，家长们所担心的，也是医生和研究人员们所担心的，为了解接种疫苗是否会增加川崎病的风险，早就有人做了相关的研究。

2009 年美国食品药品管理局（FDA）的一项研究，分析了 1990～2007 年上报的 97 例接种疫苗后发生川崎病的案例，未发现接种轮状病毒疫苗或其他疫苗后发生川崎病的风险升高。2015 年美国疾病预防控制中心随访分析了 1996～2006 年间 172 万个 0～6 岁孩子，发现接种疫苗不会增加川崎病的风险，相反，疫苗接种后短期内川崎病发病率反而有短暂下降。

虽然这些观察时间已经足够长，样本也非常大，但你可能还会觉得不够。我用"vaccines"和"Kawasaki disease"为关键词，"PubMed"里检索了一下，除了看到少数的案例报道，并没有看到哪个研究认为疫苗会诱发川崎病。

事实上，川崎病至今仍是一种发病原因不明的疾病，虽然有人猜测可能和细菌、病毒或者环境因素有关，但还没有人证实过，医生和研究人员仍在努力去寻找原因，要是谁真能证实哪种疫苗能诱发川崎病，那会是重大的医学发现，而不会成为一个被刻意隐瞒的黑幕。

那能说疫苗绝对不会诱发川崎病吗？倒也不是，我们只能说目前没有这方面的证据，而且现在有比较强的证据认为疫苗不会增加这个风险。

和药品一样，疫苗上市后也需要监测不良反应，尤其是 EV71 疫苗这样上市时间不长的疫苗，不良反应监测更为重要。接种后发生了不良反应，都可以向接种部门反馈，然后被登记上报，这些积累下来的数据可以被研究人员用来进行进一步分析。但在有新的证据证实之前，我们无须因为有人遭遇了不幸而过度遐想或因噎废食。

很多人可能要说，这些数据是美国的，美国的疫苗和中国的疫苗能一样吗？

其实不论几年前未经冷链存储的问题疫苗，还是近期的疫苗造假，对疫苗产生的影响是质量问题，接种这些疫苗的后果是不能产生足够的保护效果，而不是"毒"害身体。

哪怕是再利欲熏心，在药品和疫苗上敢做的事，也顶多是偷工减料，不至于会去药品和疫苗里投放直接伤害身体的东西，因为这样做只会自断财路、自断生路。

那能不能证明问题疫苗不会导致川崎病？那确实是没办法证明，就像我无法证明鬼不存在一样。但需要知道的是，世界上川崎病发病率最高的国家是日本，总不能说日本的问题疫苗比中国还多吧？而且川崎病男孩发病率高于女孩，也总不能说接种人员喜欢将问题疫苗打给男孩吧？

我们希望有关部门能采取措施杜绝问题疫苗的再次出现，让大家在打疫苗之前不再犹豫，打完疫苗也不再担心。

我们对疫苗问题的反复发生极度失望，但也不需要因为恐慌而去做过度的无依据联想，如果因为无依据的猜测而恐慌，大家不打疫苗，疫情出现时受害的还是我们自己。

孩子黄疸能不能打疫苗

曾有亲戚来电话咨询，说孩子快两个月了，到当地打乙肝疫苗一直被拒绝，原因是孩子看起来有点黄，测了黄疸有 7.7，说要等到黄疸到 5.5 以下才能打。

孩子吃喝睡都很正常，大便颜色也正常，但因为打不了疫苗，只好去找医生开药，希望能早点把黄疸降下来。

相信遇到这类问题的家长不在少数，不论是在医院，还是在网上咨询，都被问到过很多次——孩子黄疸打不了疫苗要怎么办？

虽然我记得黄疸是不影响疫苗接种的，但接到咨询电话后，我还是特地去查看了一下乙肝疫苗的说明书，无论是在接种禁忌里，还是在注意事项中，都没有看到与黄疸相关的内容。

一些接种人员可能觉得黄疸是一种和肝脏相关的问题，担心打了乙肝疫苗会让孩子黄疸加重，所以不敢打，但这种担心是多余的。

成人的黄疸意味着疾病，但新生儿黄疸大部分都是生理现象。母乳性黄疸大多持续一两个月，它本身基本不对孩子产生影响，接种乙肝疫苗也不会让黄疸加重或者消退得慢。

早在 1996 年，国内有医生就做过对比试验，对照生后第 1、2、3、4 天接种了乙肝疫苗和未接种乙肝疫苗孩子的胆红素水平，发现两组孩子的胆红素水平没有差异。

可能是关注这个问题的医务人员不少，在 2002 年，《中华儿科杂志》上还针对这个问题刊登过一个释疑。

世界卫生组织关于疫苗接种的文件里，还特别强调过新生儿期有黄疸不应作为接种的禁忌。

我国是乙型肝炎病毒感染的高发国家，1992 年前，15 岁以下人群中乙型肝炎病毒携带者的比例接近 10%。正是因为将乙肝疫苗纳入计划免疫，这个比例下降到了现在的 3% 左右，让无数人免受肝炎、肝硬化等问题的困扰。而乙肝疫苗的接种时间设定为出生时、1 个月、6 个月，也是为了最大可能提高接种效果，让更多孩子免于感染。

因为一些真正的禁忌证而推迟打疫苗可以理解，因为一些无依据的猜想而不给孩子打疫苗则难以理喻，这样做的结果是让这些孩子增加被感染的风险，让家长增加不必要的担心和焦虑，进而导致一些不必要的治疗，比如停母乳、吃益生菌和茵栀黄等。

当然出现这种局面，也不仅仅是接种人员方面的问题。去打过疫苗的人可能会知道，接种人员普遍非常小心，有点流鼻水不给打、有点咳嗽不给打、做过手术不给打……这种小心和医患关系紧张不无关系。

我以前在儿童医院工作的时候就遇到好几个打了卡介苗发生了淋巴结反应性增生，然后去找接种部门索赔的情况，还曾经遇到一个新生儿肠扭转坏死，家长也问是不是打疫苗打的。

没及时打疫苗发生了感染，一般不会想到接种人员，打了疫苗没事对接种人员没什么好处，打了之后发生了不好的事情，不管是不是和疫苗相关，都去找接种人员，他们自然选择能不打就不打了。

要让孩子不因为黄疸问题而打不上疫苗，一方面，需要接种人员加强业务学习，不要因为一些想象中的风险而提一些无依据的要求；另一方面，也需要家长们能正确认识疫苗的不良反应，并不是接种后发生的不好的事，都是疫苗引起的；更需要健全制度，在发生争议时能实事求是地分清各方的责任。

手足口病疫苗要不要打

每年的 4 月，儿科医生都知道，又快到手足口病和疱疹性咽峡炎的高发季节了。国内每年有上百万孩子会得手足口病，有上万的孩子成为重症病例，还有些孩子会因为脑干脑炎、肺水肿等问题而死亡。

导致这两个病的病毒传染性很强，而孩子们在相对封闭密集的幼儿园、学校里生活，所以容易暴发流行。在以往，为了预防手足口病，除了勤洗手、做好防护和隔离之外，并没有太多的办法。2016 年，我国上市了全球首个能预防手足口病和疱疹性咽峡炎的 EV71 疫苗，给大家多了一个选择。

但因为是新生事物，对这个中国独有的疫苗，大家还是有很多疑虑。我根据现有的资料，对大家关注的问题做个梳理。

手足口病疫苗值得打吗

目前已批准上市的疫苗其实有两种，一种来自中国医学科学院医学生物研究所，另外一种来自北京科兴生物制品有限公司。

根据上市前的临床实验数据，完成两次接种后，两种疫苗一年内对

EV71 引起的手足口病保护效力都在 90% 以上。在安全性方面，除了出现一些疫苗常见的反应，比如接种部位红肿、硬结、疼痛，发热、腹泻外，没有其他特别的问题。

这两个疫苗的临床研究都是发表在权威医学期刊上，尤其是医学生物研究所的是发表在《柳叶刀》和《新英格兰医学杂志》这样的国际知名杂志上，数据应该是可靠的。所以，单纯从健康角度来看，我认为是值得打的。

哪些孩子可以打

6 个月内的孩子因为体内还有从妈妈身上带来的抗体，5 岁以上的孩子通过和 EV71 病毒的接触，大部分也产生抗体了，而手足口病也主要发生在 6 个月至 5 岁的孩子，所以目前接种指南的建议是给这个年龄段的孩子接种。在这个年龄段内，接种越早，越早得到保护，收益也越大。但需要注意的是，北京科兴的疫苗适用年龄是 6 个月至 3 岁。

疫苗可以保护孩子多久

因为这是新上市的疫苗，目前还没有长期的数据。根据今年发表在《传染病杂志》上的研究，中国医学生物研究所的疫苗在两年期内的保护效力为 94.8%，这已经是很好的结果了，再加上手足口病重症病例大部分也在 3 岁以内，所以不用太担心这个疫苗保护时间不够的问题。

打了这个疫苗就不会得手足口病吗

这个疫苗被大家习惯性称为手足口病疫苗，但实际上是 EV71 疫苗。导致手足口病的病毒很多，EV71 是导致手足口病的众多病毒中的一种，也是主要的、危害最大的一种。根据中国疾病预防控制中心的数据，2008～2015 年，实验室确诊的手足口病病例中，74% 的重症病例和

93% 的死亡病例是由 EV71 引起的。

EV71 疫苗只能预防 EV71 病毒引起的手足口病，打了这个疫苗不等于不会得手足口病，但会降低得手足口病的风险，而且得了手足口病，出现重症、死亡的风险也会大大降低。另外，EV71 除了会导致手足口病外，还可能导致疱疹性咽峡炎以及非特异性发热，所以打了这个疫苗也可以降低孩子发热、患疱疹性咽峡炎的风险。

得过手足口病，还有必要打这个疫苗吗

如果知道得的手足口病是 EV71 引起的，就没必要再打了。但手足口病大部分可自愈，一般不会去查具体的病毒，得过也一般不知道是哪个病毒引起的。根据 2008～2015 年的数据，实验室确诊的手足口病 44% 是由 EV71 引起的。所以，得过手足口病的孩子，再接种这个疫苗的收益应该会小很多。

孩子如果得了手足口病，除了皮疹、发热带来的痛苦以外，还有可能因为脑干脑炎、肺水肿、心肌炎这些问题而住院，甚至出现生命危险，再加上对重症病例的恐惧，也让很多孩子被过度治疗，吃中药、用利巴韦林、吃免疫调节药一年年地上演。

如果想让孩子少受罪，让自己少担心，除了平时做好手卫生，适合接种的孩子也可以去接种这个疫苗。

第

5

篇

打完疫苗的洗澡问题

打完疫苗，多久可以洗澡

孩子打完疫苗，一些接种人员会交代说当天不要洗澡，很多家长也是这样做的，但这样真有必要吗？

之所以有这种说法，可能是担心洗澡时细菌会从针眼进去导致感染，但这种担心是多余的。

打疫苗和医院里的打针，本质上是一样的，都是借助注射器把东西注入人体，只不过前者注入的是疫苗，后者注入的是药物。

打疫苗后注射部位红肿疼痛确实比打针更多见，但并不意味着注射疫苗更容易引起接种部位的感染，而是因为疫苗刺激机体产生抗体，更容易引起机体的反应。

儿童注射器的针都很细，很多疫苗自带的注射器针更细，这么细小的针进行一次注射，造成的伤口非常小，针拔出后针道很快就被周围组织或渗血渗液凝结封堵了。只要接种时做好了无菌操作、皮肤消毒，避开皮肤破损或感染的部位，通过注射后的针道引发细菌感染的机会微乎其微。

所以打针之后，用棉签按压一会，针眼止血后就不需要特别清洁或者消毒之类的护理。有点急救知识的人可能也知道，处理外伤伤口重要的一步就是用水冲洗伤口，因为水比皮肤更清洁，水也能冲走细菌，既然更大的伤口都可以冲洗，一个针眼大的"伤口"为什么不能冲水呢？

打疫苗的时候，因为注射部位皮肤已经做了消毒，所以我们不需要再去冲洗注射造成的"针眼"伤口，但也不意味着这个针眼就不能碰水。我翻看了很多疫苗接种的注意事项，并没有看到过打疫苗多长时间不能洗澡的说法。如果这都要担心，被蚊子叮一下也不能洗澡了。

所以**打完疫苗后，只要针眼没有出血了，只要你愿意，想洗澡随时可以洗**，在医院打针后同理。

这个不是问题的问题之所以成为问题，是因为有些家长比较小心谨慎，有些接种人员自己也没仔细研究这个问题，或者同样出于更加谨慎的考虑，被问到了就说当天不能洗，但其实没必要让孩子无缘无故地带着臭汗睡觉。

打完疫苗洗澡为什么容易发热

前面我说过，打疫苗不用担心注射针眼感染的问题，不需要等 24 小时后再洗澡。很多人说，要等 24 小时不是担心针眼感染，是担心打完疫苗后容易感冒，引起发热。

这样说的理由是：宝宝洗澡时出水入水都会带走身体上的大量热度，容易着凉引起发热。很多家长可能会想起：真的呢，上次就是打完疫苗当天给宝宝洗了澡，后来就发热了。

为什么打完疫苗后洗澡容易发热？

在现在的卫生条件下，尤其是在南方地区，每天洗一次澡是生活的常态。疫苗的一个常见反应就是发热，打完疫苗后不管孩子洗不洗澡，发热的机会都会比平时增加。如果不知道这一点，打完疫苗当天孩子洗澡然后发热了，就会认为是洗澡引起的，进而得出打完疫苗洗澡容易发热的结论。如果有人说吃饭会引起发热，估计会有更多的人可以来现身说法了。

再加上国人普遍认为着凉容易生病，一生病就会想是不是吹风了、喝凉水了、洗澡了这些"受寒"行为，如果有，就认定是因此引起的。有的儿科医生和疫苗接种人员也这样想，所以他们要求打完疫苗不洗澡，否则洗澡受凉引起了发热，就无法和疫苗引起的发热区别开来。

事实上，发热的原因无外乎感染、炎症肿瘤及免疫、代谢疾病等原因，哪怕寒冷真的会增加病毒感染的机会，但目前没有任何证据说人在体温正常的情况下散去一点热量就会引起发热，否则排尿也可能发热，毕竟热乎乎的尿也带走很多热量。如果洗澡会引起发热，那平时大家也就别洗澡了。

至于那些认为"打了疫苗抵抗力差""洗澡会加重疫苗反应"之类的说法，更是毫无依据的信口开河。

所以，为什么打完疫苗后洗澡容易发热？因为孩子打了疫苗啊。

第

6

篇

问题疫苗，该想清楚的问题

大家也许都还记得，2016 年 3 月发生了"问题疫苗"的事件。事件发生以后，一些家长担心自己孩子接种的疫苗没效果，感到懊恼，一些还没给孩子打过二类疫苗的家长，在犹豫还要不要去打，也有人提出"不要给孩子打疫苗了"。

我一直在推荐大家接种疫苗，因为疫苗是现代医学最伟大的发明。

一个医生能救治几百上千的患者，一种疫苗却能挽救数以万计的患者。正是得益于疫苗，天花这样的烈性传染病得以被消灭，也正是因为疫苗，很多常见病的发病率得以大幅下降。

全球每年数以百万计的孩子死于肺炎和腹泻，主要集中在贫穷落后的发展中国家，发达国家的孩子死亡率这么低，很大程度上归功于疫苗。在美国，轮状病毒疫苗的接种使肠胃炎的发生率下降了 86%，Hib（B 型流感嗜血杆菌）疫苗使 Hib 的感染下降了 99%。

疫苗不但挽救了很多孩子的生命，让很多孩子免受疾病的困扰，也节约了大量的医疗成本。疫苗接种预防疾病拯救生命，位列 2015 年美国儿科学会评出的 40 年儿科研究七大成就之首。

国内疫苗有一类二类之分，一类是国家免费强制接种的，二类是自费疫苗，自愿接种。很多人误以为既然二类疫苗不是强制接种的，就是作用不大的疫苗。但事实上，正规疫苗上市之前都需要经过临床试验，只有收益大于风险才可能被批准上市。Hib 之类的二类疫苗在很多发达国家也是可以免费接种的，只不过我们国家的经济条件有限，有些疫苗还需要自费。

只要是正规疫苗，如果经济条件允许，无论是一类还是二类，接种对孩子都是利大于弊，这也是我一直推荐大家给孩子接种疫苗的原因。

打疫苗会不会有不良反应？当然会有。但与药品一样，疫苗的副作用也会被详细描述。疫苗本身是生物制品，接种后一方面能刺激身体产生保护性的抗体，另一方面也有小部分接种者会出现发热、过敏、皮疹、腹泻等轻微不良反应，严重的也可能导致死亡，但极罕见。

在以前的临床工作中，接诊过不少接种疫苗后出现不良反应的孩子，接种部位红肿溃烂、腋下淋巴结炎的孩子我遇到过，卡介苗引发全身菌血症导致生命垂危的孩子我也遇到过。

但我依然会让自己的孩子去接种疫苗，因为我知道严重疫苗反应是很罕见的。如果因此放弃接种，孩子面临严重疾病的风险会大大增加。

合格的疫苗会有不良反应，不合格的疫苗不良反应可能会更多。我国山东省曾经发生的疫苗问题很恶劣，但总体而言，中国的疫苗监管体系还是理想的，在 2014 年通过了世界卫生组织的有效疫苗管理评估，这也是我仍然推荐大家接种疫苗的原因。

疫苗和药物不一样的是，疫苗是用来预防疾病而不是治疗疾病的，它产生的效果不像药物那样容易被个人感觉到。

发热了吃了退热药，人舒服了，你能直观地感觉到退热药的好处；疫苗打完了，你除了感受到注射带来的痛苦外，并不会感受到保护性抗体给你身体带来了什么不同。不吃药会有风险，高血压不吃降压药可能会头痛；不打乙肝疫苗也有风险，只不过你没有经历疾病的折磨，就不会感觉到乙肝疫苗对你有什么帮助。

只有流行病专家对整个人群进行调查，才能发现乙肝疫苗给人类带来的帮助。1992 年前，国内 15 岁以下人群中乙型肝炎病毒携带者的比例接近 10%，开展计划免疫接种后，这个比例下降到 3% 左右。拿这个下降比例去乘一下我们的人口数，你才能发现有多少人因为乙肝疫苗而避免了肝炎、肝硬化甚至肝癌，多少人因它免于病痛，延长了寿命，只不过我们普通人感受不到它的影响。

一方面是好的效果不容易被个体感受到，另外一方面是疫苗的不良反应却很容易被人直观感受到。

发热、过敏、腹泻这些不良反应都是在接种疫苗后短期内发生的。如果哪个孩子接种疫苗后出现了症状，不管是不是疫苗的问题，都可能算到疫苗的头上去，再加上严重的不良反应确实也可能会发生，哪怕是十万个接种者中有一人死亡了，仍然可能引发恐慌，可能有人就要因此而抵制疫苗了。

一种疫苗挽救了一千万人的生命，但大众对它却可能无感，相反，一千万个接种者里出现了一例死亡病例，它就可能被抵制，因为人们会对看得到的风险感到恐惧，对看不见的保护不以为意。

一个严重不良反应被报道出来了，很多人会担心这种事会不会发生在自己孩子身上，而不去想不打疫苗孩子可能会面对什么风险。但事实上，贫穷落后国家的孩子如果都像发达国家孩子一样得到疫苗接种，地球上每年可能会有上百万个孩子避免死于非命。

我们不想看到问题疫苗的新闻，但我们更应该冷静，如果因为偶发的疫苗问题而拒绝给孩子接种疫苗，只会增加更多流行病暴发的风险，让我们自己的孩子和别人的孩子处于更危险的环境中。

如何挑选湿疹膏

　　秋冬季节空气干燥，很多孩子的湿疹（主要是特应性皮炎）都会加重。湿疹影响孩子的睡眠，进而影响一个家庭的休息。而且湿疹很容易反复，给孩子，给家人，尤其是孩子妈妈带来很大的痛苦。所以，很多人在寻求一种一用就好，一劳永逸的药。

　　有需求就有市场，市场上出现了各种各样的湿疹膏，逐一去分析这些"膏"的成分和效果是不太现实的。我们所能做的就是学习一下判断分析的方法，掌握了正确的方法，就知道怎么选择产品了。

不买什么

　　不要买"消"字号的产品：在购买湿疹膏之前，首先看一下产品批号。如果产品批号里有"消"字，则属于卫生消毒产品（消毒剂），是不能用来治病（药剂）的，按要求这类产品是不能做任何有疗效的宣传和暗示的。

　　如果"消"字号产品用了后效果特别明显，需要警惕里面添加了激素，由于监管失职等原因，这类消毒剂甚至以几百元一小罐的价格在某些电商平台销售，作为家长永远不要买这类产品给孩子治病。

不要买暗示能治湿疹的"妆"字号产品："妆"字号，就是普通化妆品，湿疹用的保湿剂都属于这一类。按《化妆品标识管理规定》，"妆"字号的产品也是不能明示或者暗示有医疗作用的。一个"妆"字号的产品，如果宣传能治湿疹，那也是骗人的，当然不要去买，因为这种宣传本身就是违规的。如果一个"妆"字号的产品对湿疹还特别见效，同样要小心里面有激素，效果越明显的越要小心。

不要买名称带有"花""草""本草"类的产品，也不要选择宣传为"纯天然""纯植物"的产品：目前没有任何一种中草药有高质量的临床实验证据证实对湿疹有用，很多具有奇效的纯天然药膏，都是偷偷加了激素。1999年，英国人找来11种中药膏分析，结果发现8支含有地塞米松。2003年，同样在英国，从儿科皮肤门诊患者那里要到的24种患者认为效果很好的草药膏，结果发现其中20种含有激素。

因为是偷偷添加，你不知道它所添加的激素的种类和含量，导致的结果就可能是：因为不想用激素而选用纯天然的药膏，却在不知情的情况下天天用强效激素，甚至在不适合用的部位上了强效激素。即便是只加了中弱效激素，你误以为是纯天然无害的产品就一直用，使用时间过长也还是可能出问题。

除此之外，因为成分不明，很多中药里都含有致敏成分，有的可以增加光敏性，有的含有皮肤刺激性成分，还有一些含有肝毒性成分。皮炎病损部位皮肤的屏障功能减弱，更容易导致这些成分被吸收，这些草药对皮肤的副作用很早就引起了国外医生的关注。

所有宣传纯中药、纯天然、纯植物药治湿疹的，不买就对了。

不要买院内自制药：一说到自制药，很多人都觉得这是大医院独家秘方，便宜而且效果好，是所谓的"宝贝药"。自制药大部分来自大医院，但不是大医院的东西都是好东西，有些东西只是因为来自大医院而被人当成好东西。

大医院里也可能有滥竽充数的专家，江湖游医坐进大医院的诊室里，看病的人也会大排长龙，某些这样的药能让家长趋之若鹜也是这个道理。

相比而言，医院自制药的生产许可、生产条件以及后续监管要求更低，所以自制药的安全隐患更大。

虽然不排除自制药里有一小部分是因为需求小，药厂不愿意规模化生产，但大部分院内自制药都是有效性和安全性得不到验证的药。否则，湿疹这么大的市场，药厂怎么会不拿去申请"准"字批号然后全国开卖呢？

买什么

湿疹治疗，除了一些免疫抑制剂，以及针对瘙痒、感染问题的处方药，主要的治疗还是依靠**保湿＋外用皮质激素**。处方药自然是听医生的（中药膏、自制药除外），我们自己买湿疹用的产品，主要就是在"妆"字号产品里买保湿剂，在"准"字号药品里买外用激素。

保湿剂的品种非常多，不要选择那些不知名小厂生产的宣称针对湿疹的几十克的产品，建议选择大厂（安全）、大容量规格（湿疹用量大）、适合自己皮肤的保湿产品。

外用激素有的是处方药，有的是非处方药，各种以"松"字结尾的外用药基本都是激素，建议先找皮肤科医生确认病情，然后按医生的意见去选用。

很多人闻激素色变，但事实上，轻度的湿疹单纯保湿是有可能控制住的，中重度的湿疹却要用到激素。按照病情，选择合适强度、合理使用激素是安全而有效的，不知情的情况下在不该用的部位、超长时间使用那些声称不含激素实际却含有强效激素的产品才可怕。

容易复发是湿疹这个疾病的自身特征，不管怎么治都有可能复发。按照正规治疗方案去治，我们能尽可能减少它给孩子和家庭带来的困扰，随着孩子长大，大多能逐渐好转痊愈。寻求各种奇效的"湿疹膏"，只会让孩子受更多伤害。

孩子需要吃打虫药吗

很多父母可能都记得小时候吃宝塔糖的事。宝塔糖虽然叫"糖"，但实际是一种打虫药，为了让孩子们愿意吃下去，加了很多糖做成宝塔的样子。那时候的食品很匮乏，宝塔糖因为味道不错，孩子们都喜欢吃，现在也成为很多大人的回忆。

那时候的卫生条件很差，蛔虫之类的寄生虫感染率很高，所以当时国家曾经推广全民服用宝塔糖打虫。也可能因为对小时候打出的蛔虫印象深刻，现在自己有了孩子，常常会想，为什么现在不给孩子吃打虫药呢？

20 世纪 50 年代，国内蛔虫的感染率是 80%～90%，所以后来全民吃宝塔糖驱虫是可以理解的。但随着经济的发展，卫生条件得到了很大改善，蛔虫这样的寄生虫感染率也越来越低了。

根据 2008 年对全国 35 万余人的调查，蛔虫感染率大约为 12.7%，比全民驱虫的时代下降了大半。在有些地区蛔虫的感染率更低，2006 年杭州西湖区抽检显示，蛔虫感染率约为 1.93%。2010 年，北京中小学生的蛔虫感染率约为 0.25%。

宝塔糖里的药物叫做磷酸哌嗪，它能麻痹蛔虫，让蛔虫不能吸附在肠子上，然后被排出来。磷酸哌嗪虽然副作用比较少，但也有潜在的神经肌肉毒性，现在基本被能杀死蛔虫及其虫卵，而且更安全的阿苯达唑所取代。

阿苯达唑也只适合 2 岁以上的孩子，它有引起脑炎综合征的风险，虽然概率极低，但为了少数感染者让全部孩子一起吃打虫药显然是不合适的。所以，现在的孩子不需要常规吃打虫药了。

但孩子还是有感染蛔虫的可能啊，怎么判断自己孩子有没有虫呢？

有蛔虫的孩子很多都没有任何症状，有些孩子有轻微的肚子不舒服，有的因为虫卵跑到肺里而引起咳嗽，有的因为蛔虫钻到胆道引起剧烈疼痛，严重的可能因为蛔虫把肠子堵住了需要做手术。

正是因为有蛔虫的孩子表现不一，所以我们不能依靠症状去判断孩子有没有蛔虫，除非化验大便看到了虫卵，或者孩子大便拉出了蛔虫，才能确定孩子感染了蛔虫。

而且，现在总体有蛔虫的孩子很少，尤其是在卫生条件很好的城市里。不要因为自己当年打过虫而总怀疑孩子肚子有虫，毕竟时代不一样了。如果真的怀疑，可以去医院给孩子化验大便确认一下。

如果孩子脸上有白斑、磨牙、肚子痛，需要打虫吗？

孩子脸上有白色的斑块，民间叫做"虫斑"，很多家长以为是孩子肚子里有蛔虫，所以给孩子吃打虫药。事实上这是一种称为"白色糠疹"的皮肤病，发病原因不清楚，但更容易在天气干燥的季节出现，一般会自己好，也可以抹点润肤剂。这种白色斑块和蛔虫没有关系，不需要因此去吃打虫药。

磨牙也是孩子常见的问题，5%～30% 的孩子会有这个问题，压力和焦虑会增加磨牙的机会，少部分可能和中耳炎、牙周炎有关，大多在恒牙出来后会消失，也没有证据证明磨牙和蛔虫有关。

肚子不舒服可以是蛔虫症的一个表现，但肚子不舒服的原因有很多，从肠胃炎到便秘都可能表现为肚子不舒服，所以我们不能单纯依据肚子不舒服来判断孩子肚子里有没有蛔虫。

所以，总体上现在感染蛔虫的孩子很少，不需要常规吃打虫药，也不需要总担心孩子有虫，尤其是生活在城市里的孩子。有蛔虫的孩子并没有特征性的表现，确认是否感染蛔虫需要化验大便，不要常规吃打虫药，也不能根据自己的猜测给孩子吃打虫药。

肋外翻需要补钙吗

很多家长可能会有这样的经历，去做儿童保健，医生掀起孩子衣服，看了一下胸部，说孩子有点肋外翻，可能有点佝偻病，先补点钙吧。

你自己也看了看，摸了摸孩子的胸部，发现孩子的肋弓确实比较明显，好像有点翘起来，然后心里暗想，"原来这就是肋外翻，孩子确实有呢"，于是就拿回了一些鱼肝油和钙片给孩子吃。

不知道有多少孩子因为肋外翻而补了钙。

但事实上，肋外翻并不是什么疾病，和佝偻病也没有关系，因为肋外翻而给孩子补钙，是很有中国特色的现象。

婴儿因为腹部肌肉不那么发达，腹壁的张力低，所以肚子很容易鼓起来或者凹下去。瘦一点的孩子，因为腹壁薄更显得凹，再加上皮下脂肪比较薄，肋骨也很容易被显现出来，就很容易显得肋外翻了。

肋外翻其实是婴幼儿，尤其是偏瘦的婴幼儿的一个正常现象，和佝偻病没有关系，无论是国内还是国外的医学教材，都没有把肋外翻当成佝偻病的症状。

既然是正常现象，自然不需要去做什么治疗，治疗也不会有效果，你吃多少钙，肋外翻也消不掉的。等孩子长大一点，腹部肌肉发达一点，或者孩子长胖一点，肚皮厚一点，肋骨上的皮下脂肪厚一点，肋外翻就会消失。

我们通常说的佝偻病是指维生素 D 缺乏引起的疾病，这是因为缺乏维生素 D 导致钙磷吸收减少，导致骨骼不能正常地矿化，骨硬度降低、变软。另外，因为骨不能正常矿化，对处于骨骼快速生长期的孩子来说，也会导致骨样组织在骨生长点堆积。

佝偻病对胸部的影响，首先因为骨骼变软，在膈肌的牵拉下部分肋骨会向下凹陷，导致胸部和肚子之间，也就是膈肌的位置形成一条沟，医学上称为肋膈沟。此外，因为骨骼变软，少部分孩子出现鸡胸（漏斗胸和大部分鸡胸不是佝偻病引起的）。

其次，因为骨样组织的堆积，佝偻病在胸部的另外一个表现是肋串珠，这是骨样组织在肋软骨位置堆积形成一些圆形的突起。

无论是肋膈沟还是肋串珠，都只有在严重佝偻病的孩子身上才会出现。在以前经济不发达，母婴保健落后的条件下，佝偻病损害了很多孩子的健康。现在随着经济的发展，母婴保健措施越来越完善，大家对补充维生素 D 越来越重视，这类严重病例已经很少见到了。

很多人在养育孩子的过程中，会把正常的肋外翻理解为肋膈沟，把正常换发导致的枕秃理解为缺钙，把正常的惊跳反射、哭闹、出汗都理解为缺钙。对佝偻病杯弓蛇影和理解错误，导致我们的孩子补了太多本可以不补的钙。

其实佝偻病主要是因为维生素 D 缺乏引起的，防治的重点是补充维生素 D 而不是补钙，对于健康的孩子来说，补钙也要从饮食中补充，而不是靠吃钙片。

天气热出汗，能不能马上洗澡

夏日炎炎，从外面走回家，或者锻炼之后，汗流浃背，浑身黏糊糊的，恨不得马上冲个澡清爽一下。但很多人可能听过这样的说法：出汗的时候不要马上洗澡，否则容易生病。

流传最广的说法是：出汗时毛孔扩张，洗澡时温度下降，毛孔收缩，病毒、细菌入侵，容易导致感冒生病，所以应该休息止汗后再洗。这是真的吗？

皮肤是人体的主要散热器官，皮肤上确实有腺体的开口，比如汗腺的开口、毛囊和皮脂腺的开口。参与散热的是汗腺，在高温环境或运动产热后，在体温调节中枢的调控下，汗腺分泌旺盛，通过多出汗，汗液蒸发带走热量从而实现散热。

天气热或运动后，皮肤毛细血管会扩张，这样可以增加皮肤血流，更有利于散热，这也是为什么剧烈运动时有的人脸会红彤彤的。大家说的"毛孔"一般是指毛囊和皮脂腺的开口，在高温环境下，皮脂腺分泌也会增加，但我没有查到毛孔会扩张的确切说法。

即便散热时毛孔会扩张，毛孔收缩时容易进病毒、细菌，那在清水冲洗下收缩，和在浑身汗渍渍的状态下收缩比起来，肯定是前者进去的病原体更少，毕竟清水比在皮肤上存留很久的汗渍和体垢更干净。

再说了，皮肤有完整的屏障功能，毛囊内部和汗腺内也有上皮细胞，哪怕病毒、细菌真从毛囊皮脂腺和汗腺开口进去也不一定能引发感染，真要感染也就是毛囊炎和痱子，顶多皮肤软组织感染，目前没有出汗洗澡会增加皮肤感染风险的证据。而感冒是呼吸道病毒感染，和皮肤感染更是风马牛不相及。

另外一种说法是，出汗时洗澡，进去的不是病毒和细菌，而是"寒气"。先不说寒气是不存在的物质，即便真有这种东西，更应该担心的也是游泳运动员了，一边剧烈运动出汗，一边泡在水里，得有多少寒气入侵？但事实是，游泳运动员并不会比你更容易生病。而且，洗澡也不一定非要冲凉水啊，现在哪怕是夏天，也没有多少人会洗冷水澡吧。

有汗不能马上洗澡，是没有医学根据的说法。洗澡没那么多讲究，出汗不舒服了，想洗就洗，喜欢什么水温就用什么水温洗。

孩子可以不穿袜子光脚玩吗

一些育儿问题可能是国内独有的，比如有家长问我："5 月出生的新生儿月子里是否需要穿袜子？月嫂一直说不穿袜子容易脚心凉肚子疼。"

每到天气热了的季节，就会有很多人碰到上面这个问题，也不知曾经引起了多少家庭纷争。

袜子和衣服一样，最主要的作用就是保暖，冷的时候就穿，热的时候就不穿。气温如果超过 24℃，人基本没有保暖需求了，按理说就可以不穿衣服或袜子，气温低了觉得冷，自然可以穿。

除了保暖，衣服还有遮体和装饰的作用，所以天气再热我们也得穿个单薄的衣服。袜子可以在脚和鞋之间隔离一下，穿鞋时不那么磨脚，所以穿鞋时也可以穿。

孩子在家玩，如果家里地面干净而安全，不穿鞋子和袜子，光着脚丫通透舒适，就可以不穿袜子光脚玩，但在室外走路时，地面脏而且有可能被异物扎到，所以还是应该穿鞋袜保护一下脚底。

这个不是问题的问题之所以成为问题，还是受传统观念里的"寒气"说法的影响。在传统观念里，脚底和肚脐都属于重要穴位，容易受寒，需要特别的保护，肚脐要戴肚兜，脚上要穿袜子，不保护好就会有很多危害，比如着凉肚子疼、女孩子长大了会宫寒等。

所以，有些家长大热天也非要孩子穿着袜子，有的还给孩子脚底贴膏药，贴洋葱、大蒜、黄豆之类，或者做艾灸、拔罐来祛湿，路数和脐贴、三伏贴一样，和气功流行时代头顶信息锅练气功的做法类似。

感冒是由病毒感染引起的，和穿不穿袜子没有关系，肚子痛的原因有很多，也和穿不穿袜子没有关系。袜子，孩子觉得冷就穿，觉得热就脱，穿不穿随孩子自己，怎么舒服怎么来。

夏天孩子要喝藿香正气水吗

夏天到了，孩子要喝藿香正气水吗？

藿香正气水里有 10 种中药，其中的白芷含有白芷毒素，可刺激呼吸、神经系统，引发抽搐。其中的生半夏对消化道黏膜有强刺激性，还有神经毒性，而且是名列毒性药品管理（中药）品种目录里的药材。

大部分的藿香正气水剂型都是以酒精为辅料，而且高达 40%～50% 都是酒精。酒精本身对神经处于发育阶段的孩子伤害更大，和头孢类、尼立达唑（硝咪唑）类药物同时服用还可产生双硫仑样反应。

有毒性成分的药材加上高浓度酒精，而且是非处方药物可随意购买，所以藿香正气水导致不良反应的报道很多。儿童是藿香正气水药品不良反应的主要受害者，占一半以上。曾有医院 4 年间收治了 80 例与之相关的患儿，包括 20 例过敏性休克的孩子。

藿香正气水被用于治疗感冒、腹痛、呕吐、腹泻等问题，但功效都没有被严格验证过；它也被用于预防和治疗中暑，效果同样没被证实过。相反，它里面的酒精会让人更容易中暑。所以任何时候、任何季节，孩子都没有必要喝藿香正气水。

孩子包茎，需要切包皮吗

有天在手术室，一位护士感叹道："我觉得你们外科医生离婚就像切包皮一样。"看我们愣住了，她接着说，"你看每年暑假那么多切包皮的孩子，家长都是跟风，看到别家孩子切了，自己孩子也去切，你们外科医生离婚也是这样。"

我不禁哑然，包皮的事暂且不说，事实上我们外科医生离婚的也不多啊。

几乎所有的儿童医院，泌尿外科门诊是外科里最忙的，原因就是看包皮的孩子太多了，包茎、包皮垢、包皮炎……每到寒暑假，预约包皮手术的都是大排长龙。很多家长，尤其是那些孩子有包茎的家长都在纠结一个问题——要不要给孩子切包皮？

包茎是男孩包皮最常见的问题，指的是包皮将龟头裹在里面，不能翻起来，龟头不能外露。如果大家注意过自己孩子，可能会发现，几乎所有的男孩出生时都是包茎。随着年龄的增长，阴茎自然勃起牵拉，包皮和龟头之间的粘连会逐渐松开，渐渐的包皮可以翻起来了，龟头也可以露出来了。所以，包茎大部分是生理状态而不是疾病，而且是一种会随孩子长大逐渐消失的生理状态。

但什么时候能翻起来，还是因人而异。国外的数据说，80%的孩子到了3岁时包皮都可以完全翻起来，但国内的孩子似乎没这么早。2014年发表在美国儿科杂志上的一项中国研究，统计了2000多个上幼儿园的孩子，发现3~4岁的孩子还有55.5%为包茎，5~6岁的时候还有44.1%为包茎。

包皮的腺体会分泌一些皮脂，这些皮脂和脱落的细胞碎片混合，形成包皮垢，包茎的孩子因为无法翻起包皮清洗，包皮垢可以累积结块，看起来像个小包包，很多家长甚至以为孩子长了肿瘤跑到医院来就诊。

从理论上讲，包皮翻不起来可能容易导致包皮垢堆积和尿液滞留，增加包皮龟头炎的风险，很多孩子因为包茎做了手术。事实也是，2岁以内的孩子，切了包皮和没切包皮的比起来，泌尿系感染的风险要降低3~10倍，切了包皮后孩子长大了发生包皮龟头炎的风险也明显降低。

但并不是所有的包茎都会引发问题，大部分孩子长期包茎也不出现任何症状，而且包茎绝大部分会随着年龄增长自己解决。既然是能自己解决的生理现象，所以如果包茎没有引起孩子的不适，其实不需要特殊处理。美国儿科学会和加拿大儿科医生协会的意见是，对于这样的包茎，**既不需要特意用力去翻，也不需要到医院去做包皮扩张翻洗**（有的是为了扩开包皮让它能翻起来，有的是为了去除包皮垢），以避免给孩子带来不必要的疼痛、出血和损伤，严重的还可能导致瘢痕粘连、瘢痕性包茎（这时反而需要手术），更不需要因为包茎而常规切包皮。

在包皮能翻起来之前，平时可以用肥皂和水常规清洗，顺其自然，到了一定年龄，包皮能上翻起后，教孩子在洗澡时把包皮翻起来清洗一下，洗完后要把包皮翻回去，以免水肿导致包皮卡住龟头。

新生儿期切包皮，主要是因为宗教和文化的原因（尤其是欧美一些国家）；从健康的角度来看，新生儿期切也是有一些好处的。2012年，美国儿科学会发表的政策声明认为，**新生儿切包皮的健康收益大于风险**，收益包括预防泌尿系感染、阴茎癌及性传播疾病（包括 HIV）的传播。所以，在充分了解收益和风险的情况下，如果家长想给孩子切，美国儿科学会的意见是应该支持，但目前的证据还不足以推荐所有的新生儿常规都去切包皮。

欧洲的观点有些不同，2017 版的欧洲泌尿外科协会指南认为：为预防阴茎癌给新生儿常规切包皮是没必要的。我国没有给新生儿切包皮的文化传统，所以一般不会在新生儿期切。

总体而言，儿童切包皮有一些好处，但好处不多，风险虽小但也不是完全没有，**收益/风险比是很低的，切不切主要看家长的意愿**，意愿强烈的医生一般会同意。

包皮手术没有严格的年龄限制，欧洲的指南认为 2 岁后可以做，国内医生习惯不一样，大都喜欢在五六岁以后做。但如果没有什么不舒服，包茎的孩子完全可以等待自行分开，想治疗的也可以在医生指导下先涂激素软膏（国内医生似乎不习惯用），手术可以作为最后的选择。

如果孩子有症状，比如反复包皮炎、泌尿系感染，或者是瘢痕狭窄导致的继发性包茎，则建议早切。如果孩子大了还是没有自然分开呢？《尼尔森儿科学》的建议是，如果尿尿的时候鼓泡或过了 10 岁用激素治疗也没效，则建议切。

总而言之，如果没有引发症状，单纯包茎和包皮垢都不足以成为切包皮的理由。还是那句话，是否做手术很大程度取决于家长的意愿，家长要求切，医生一般也会满足。

如果是由有经验的医生去做，手术很安全，虽然可能会有出血、感染、粘连、外观难看等问题，但很少见，更不会影响以后的性功能。

裴医生贴士

包皮龟头炎

包皮龟头炎并不少见，有的孩子突然一天发现小鸡鸡又红又肿，又痒又痛，这种情况有的是因为细菌感染，有的是因为过敏或其他原因引起的皮炎，需要找医生检查确定。如果是细菌感染引起的，医生可能会开抗生素或者外用消毒洗剂，同时要让孩子多喝水，平时注意卫生，最好穿柔软的棉质内裤。如果包茎的同时经常发生包皮炎，可以考虑做包皮手术。如果是过敏或其他皮炎，医生可能会让孩子吃点抗过敏药，注意不要让孩子去抓挠以免进一步刺激加重皮炎。

孩子的蛋蛋一大一小

有人问我："给孩子洗澡的时候，发现孩子的蛋蛋大小不一样，右边的大，左边的小，会是什么问题呢？"

男孩子两边的蛋蛋不是绝对一样大小的，右边的蛋蛋通常会比左边的略大一点点，但不仔细检查是感知不到的。如果洗澡时无意中发现孩子蛋蛋大小不一样，那可能是有问题。

很多时候，家长会认为小的那边有问题，但事实上有问题的基本都是大的那边，而且问题也往往并不在蛋蛋本身的，而是因为蛋蛋周围有积液，也就是鞘膜积液让蛋蛋显得比较大而已，有的时候积液在蛋蛋的上方一点，被一些家长误以为是有三个蛋蛋。

因为蛋蛋里有肿瘤而变大的也有，但很少见；因为睾丸损伤，比如疝气卡住过而导致睾丸变小的也有，但同样少见；至于三个蛋蛋，也是有的，但当一辈子泌尿外科医生也基本碰不到一个。

所以，如果真的发现男孩子蛋蛋不一样大，可以找医生检查一下，如果确认是鞘膜积液，男孩子小可以先观察，3 岁以上的可以手术治疗。

孩子一天睡多久最合适

睡眠对健康很重要，对处于生长发育阶段的孩子更为重要。

睡眠不足，可导致孩子出现注意力、行为和学习等问题，增加发生事故、受伤、高血压、肥胖、糖尿病、抑郁的风险。青少年睡眠不足还会增加自残、自杀念头和企图的风险。

睡眠过多同样可能损害健康，导致出现高血压、糖尿病、肥胖和精神健康问题。

那孩子一天睡多久更合适？

美国睡眠医学学会成立了一个由 13 名睡眠医学和研究专家组成的委员会，通过对 800 多篇论文的分析、讨论和表决，历时 10 个月最终形成了一个推荐意见。

这是美国睡眠医学学会第一次发布这样的推荐意见，建议结果如下表：

这份意见也得到了美国儿科学会、睡眠研究协会以及美国睡眠协会的支持。4 个月以内的孩子因为睡眠模式和持续时间变数太大，而且对健康影响的相关证据不足，未制订推荐意见。

儿童处于发育阶段，保证充足的睡眠时间，有利于孩子养成健康的生活方式。家长的睡眠习惯也会影响孩子，所以我们应该做好睡眠的榜样，每晚至少睡 7 个小时。

不同年龄每天睡眠时长推荐

年龄	推荐睡眠时长
4～12 月龄	12～16 小时（包括小睡、打盹）
1～2 岁	11～14 小时（包括小睡、打盹）
3～5 岁	10～13 小时（包括小睡、打盹）
6～12 岁	9～12 小时
13～18 岁	8～10 小时

裴医生贴士：婴儿能睡软床垫吗

有人问过我这样的问题："听说孩子睡软床垫会影响骨骼，所以不能睡软床垫，是真的吗？"

婴儿确实不应该睡软床垫，但不是因为担心脊柱发育的问题，而是因为太软的床垫容易让孩子头面部埋藏、陷入，从而增加窒息的风险。

根据美国消费者安全委员会收到的报告，过去 5 年里有 40 名婴儿因为在气垫床上睡觉而窒息死亡，所以不建议婴儿睡软床垫，也不应该睡在其他柔软的地方，如沙发上。

至于软床垫对脊柱发育的影响，目前没有看到相关的证据，但孩子的体重很小，哪怕睡在气垫床上，也不至于让床垫变形太多，对脊柱和其他骨骼造成压力，进而影响骨骼发育。至于弹簧床垫，虽然有软有硬，但都有支撑系统，没有孩子不能睡软弹簧床垫的说法。

出于安全考虑，婴儿不要睡软床垫；对大孩子来说，床垫的软硬以孩子睡得舒适为准。

给孩子拍背排痰，用实掌还是空掌

孩子咳嗽有痰，很多家长会给孩子拍背，很多医生也建议这样做，还有一些科普文章教大家怎样正确地拍背排痰，比如要用空掌不要用实掌，要拍哪里之类的。

期望通过拍打背部引发的振动，同时变换体位让痰液流动然后排出去，这种愿望是很美好的。

但我以前一直对这种做法存有疑虑，隔着胸壁、胸腔、肺组织，这样的拍背能对支气管、气管里的痰液产生多少振动？痰液也不像固态的异物那样完全堵塞气道，可以在气流冲击下移动，即便我们的拍打振动能传导过去，痰液的位置我们也不能准确判断，怎么能恰好引导痰液往外排呢？

疑虑归疑虑，但以前老师都是这样教，医生们大多也是这样做的。我们外科很少会需要处理这样的患者，所以一直没想过去查证这个问题。近期因为偶然因素去查了一下，事实可能让很多人失望。

我查到的资料里包含了 Cochrane 这个循证医学机构在该问题上的一些综述，关于急性毛细支气管炎和肺炎这些儿童呼吸道常见问题的都有。其中一个综述总结了 5 项对 2 岁内急性毛细支气管炎患者的对照研究，没有发现拍背这样的传统物理治疗方式对病情改善有什么帮助。

英国胸科学会 2002 年的儿童肺炎指南里就写过：不要给儿童肺炎患者做胸部物理治疗，因为没有益处。2008 年巴西的一项对照研究也没发现胸部物理治疗对肺炎有用，反而可能导致咳嗽和肺部啰音持续时间延长。2013 年 Cochrane 的综述中同样说，没有确凿的证据支持给儿童肺炎患者用这样的治疗。

既然没用，也就不存在什么正确的拍背方式，我们也不用耗费时间和精力去折腾孩子了，更不用为拍哪里、用实掌还是空掌之类的问题而纠结。

至于一些医生讲的诸如给一个患者拍背几个小时，然后终于把痰咳出来并且保住性命之类的，只是故事而已。咳嗽是身体的自我保护机制，先后发生的事情不等于是因果关系，要证明一个方法有必要用，还是要先拿出有用的研究证据来。

是不是觉得，又可以偷懒少做一件事了？

第

16

篇

检查，做还是不做

家长在带孩子看病或自己看病时，很多人都有着一种复杂而矛盾的心态：一方面，希望医生能给自己多做些检查，也好弄清楚自己的病情；另一方面，也在担心医生乱开检查，让自己做了本不该做的检查。有的时候，在这个医院做了检查，到另一家医院就诊时，却被要求重新做一遍。住院的时候，有的检查隔几天就要做一遍……

不可否认的是，现在医生的工作越来越离不开各种各样的检查，但医生的判断也并不是完全依赖检查的结果。而且，有的时候，检查结果的"假象"还会对医生的决策产生干扰，甚至误导。

在我还在当住院总医师的时候，有天晚上来了个右下腹痛的孩子，门诊超声提示右下腹有个针状异物，声像描述里说看到异物从肠腔内穿出肠壁，周围有炎性包裹。问家长最近有没有看到孩子吃过什么特别的东西，家长回忆了一下说这两天用过牙签插水果给孩子吃，但不确定孩子有没有吃到牙签。

我们平时还是蛮信任自己医院的超声报告的，绝大部分都很准确。再看报告是两个医生签发的，其中一个还是资深的医生，这种双签制度也是为了提高准确率，当一个医生看不准、有疑问的时候，会请另外一个医生一起看，确认后再发报告。孩子有可疑的异物吞食病史，腹膜炎很明显，再看到这样的报告，我们没有迟疑就去做手术了，因为腹膜炎已经是明确的手术指征了。

术中进腹后看到右下腹部肠子之间有粘连，肠子上也有很多脓，顺着肠子摸了半天，却没有摸到任何异物，更别说牙签。找到回盲部后，发现阑尾化脓很明显，肿胀弯曲，都接近穿孔了，阑尾炎是很确定的。把阑尾切了之后，我们又在有脓液的那一片腹腔找了几遍，也没发现异物。我觉得基本可以确定就是单纯的化脓性阑尾炎了。

但因为回盲部是异物一个比较难通过的部位，又担心牙签或别的尖东西刚好是从阑尾穿出引起感染，同时回盲部又有些炎症水肿，肠壁里面也摸得不那么踏实，就请超声科医生到手术台上来会诊。他们用无菌保护套包着超声探头贴着肠壁看了半天，又在腹腔内从上到下，左右来回地看，也没发现什么异物，只好作罢。

事后我问他们，门诊的时候你们看到的那个异物到底是什么？他们说真的像异物，但也不排除是伪影。好在是后来孩子恢复得很好，没有异物残留的任何迹象。但因为那个超声"制造"出来的异物，我们多做了很多工作，家长还有些不满。如果没有这个超声报告，这么典型的右下腹痛，学过医的人都会第一时间考虑阑尾炎，而不需要这样费尽周折。

虽然大部分检查都是准确的，但也会有假阴性或假阳性的时候，碰上了不但不能帮助诊断，反而给医生造成误导。但是不是不做或者少做检查，就是对的呢？

正如我前面讲过的，大部分时候超声都是很准确的，给了我们临床医生很大的帮助。上面是一个比较极端的例子，更多的时候是我们视触叩听一番找不到问题，做个超声就找到了病因。

有一天门诊看一阴囊包块，第一眼觉得是鞘膜积液，一摸又有疑虑，感觉偏大，睾丸也触摸不清，于是用手电照了照，透光也是阳性，又觉得是鞘膜积液，但感觉还有点不对劲，于是就狠狠心开了超声检查单。超声报告一回来：睾丸囊实性占位病变。一个睾丸的畸胎瘤，里面大部分是水，而且张力很高，只有一小部分是实性的成分，摸起来和鞘膜积液没有任何区别，如果没有做这个超声检查，就漏诊了一个睾丸肿瘤，后头想想也是惊出一身冷汗。所以，检查化验并不是视触叩听和经验所能完全代替的。

一项检查技术能得到应用和推广，前提是其准确度比较高，假阴性或假阳性率能控制在比较小的范围内。检查技术的发展极大地推动了医学的进步，像X线、超声、磁共振的发明，让很多以前无法发现、明确的疾病得到了诊断，也能帮助医生确定病灶的大小、位置、性质，为治疗提供了很多帮助。很多时候，大家去看病会觉得现在的医生越来越依靠检查，这其实是技术进步的必然，因为经验总是有很大的主观性，而循证医学要的是客观证据，绝大多数时候，客观的证据比主观的经验更有说服力。

但每一项检查都有自身的局限性，既受技术本身的影响，也受实施检查人员经验的影响，医生拿到报告后还要综合病史和查体再去得出结论。如果不考虑费用的问题，单纯站在医生的角度去看，合理使用检查，对疾病诊治的帮助还是远大于误导，但医生也不可能不考虑费用的问题。同时，儿科医生也要在有关检查的必要性与安全性之间作出选择与判断。最佳的选择就是用尽可能必要的、无创的、安全的检查，发现和解决相关的问题。

有的时候，作为医生觉得没有必要做某一项检查，但却容易被患者误解为水平不够，甚至是不负责任；有的时候，为了尽量降低误诊误治发生的可能性，有的医生也倾向于开出更多的检查。在目前医患不信任的大背景下，确实有检查越做越多的趋势，医疗费用上升也是不可避免的。

如此看来，检查，做还是不做，似乎没有一个完美的答案。但我们可以认定的是，为了孩子的健康，医生、患者和家属必须相互信任才好。

手术时机的选择，医生的说法为什么不一样

很多家长问，同样是疝气，为什么不同的医生建议的手术时间不一样？有的建议发现就做，有的说一岁左右做，有的说三岁后再做，让人无所适从。医生是根据什么来确定手术时机的呢？

根据病情，我们将手术大概分为三类：

第一类是**急诊手术**，这类就是必须尽早完成不然马上就有危险的手术，比如外伤出血、胃肠穿孔等。

第二类是**限期手术**，比如肿瘤，等上一小段时间也没大问题，但等的时间太长了，肿瘤越长越大，甚至扩散转移，就可能影响治疗效果。

第三类是**择期手术**，顾名思义，就是可以选择一个合适的时期去做的手术，病情不急，早一点晚一点关系不是很大。

急诊和限期手术自然不会有太多的分歧，出现说法不一样最多的是择期手术。正是因为时间可以波动很大，所以就可能会有很多不同的建议。那医生一般根据哪些因素来推荐择期手术时间呢？

和决定是否手术一样，医生根据手术带来的收益和风险进行权衡后作出建议，手术时机其实也是一样。当收益／风险比最大时，这就是最恰当的

手术时间。虽然很多疾病有了共同的诊疗指南，但医生的经验不同，可能会对收益和风险的理解有所不同，给出不一样的建议也是很常见的。

还是拿疝气来看吧。

早做有什么好处呢？当然是立马就解决了问题，免除了后顾之忧，不用整天担心疝气什么时候卡住出问题。

但早做有什么坏处呢？早做的话孩子相对更小，对麻醉和手术的耐受力更差一些，而且孩子小的时候腹腔空间小，手术操作相对困难，疝囊更容易撕裂。到了1岁左右，这些问题就基本不存在了，所以医生手术时机的安排还会综合每个患者不同的情况和医生自己的经验。

比如某个孩子的疝气有卡住过，再次卡住的风险就要大很多，为了避免这种风险，医生就会建议早点做。再就是要看家长的态度，如果家长比较注重自己和孩子的生活质量，手术意愿比较强烈，那在条件允许的情况下医生也会适当提前安排。

医生自己对手术的经验可能不一样，如果医生自己对太小年龄的孩子治疗信心不那么足，那也可能会建议推迟一下手术时间。非儿童专科医院的医生很多建议3岁后再做手术，那是因为一些综合医院的麻醉和手术对太小的孩子信心不那么足。

按这种思路，也就不难理解医生建议鞘膜积液的手术时间普遍要比疝气晚，那是因为相对疝气来说，除非转化为疝气，鞘膜积液不存在卡住的风险，而且自愈率也比疝气要高很多。

说到手术时机，儿童外科不得不说的一个病就是隐睾——一种睾丸没有正常下降到阴囊底部的疾病。因为睾丸停留在更高的腹股沟或者腹腔里，那里的相对高温时间长了会对睾丸产生损伤，所以需要做手术把睾丸放到阴囊里去。以前推荐的手术时间是在2岁之前，理由是2岁之后睾丸的损伤就不可逆转。但后来，医生们发现在1岁左右就会有损伤，所以现在大多建议6个月后尽早做手术。

理论上讲，出生后睾丸越早进入阴囊，对它的发育就越好，为什么医生不在孩子出生时马上做手术呢？除了前面讲的那些手术麻醉耐受的问题外，生后几个月内睾丸还有一定的自行下降机会，所以可能等几个月还有收益。

随着医学的发展，医生对疾病的认识也在不断提高，麻醉和手术技术也在不断进步，手术越来越安全，给孩子的伤害和影响越来越小，儿童外科很多疾病的治疗时间都有提前的趋势。给还没生下来的胎儿做手术的胎儿外科已经在逐步发展，就是一个明证。

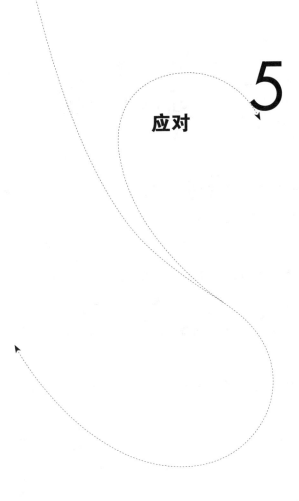

5

应对

如何应对宝宝黄疸

对于黄疸，很多家长都不陌生，这两个字也可能是很多父母的噩梦。孩子出生没多久，就发现皮肤和眼珠发黄，然后医生说孩子有黄疸，需要吃药或者住院"照光"（光疗）。

十月怀胎，各种担惊受怕，好不容易见到宝宝，刚在怀里抱了几天，还没看够，就被抱进了病房，蒙住眼睛，孤零零地躺在暖箱里，全身被蓝色的光笼罩着……看到这样的情形，很多父母都是伤心欲绝，初为人父人母的欣喜顿时烟消云散。

给那么多家庭带来伤痛的黄疸，到底是怎么回事，为什么刚出生的宝宝会有黄疸？

一方面，在胎儿期间，孩子的氧气靠妈妈通过脐带供应，他的氧分压比较低，所以会有更多的红细胞来搬运氧气。等孩子出生后，有了自己的呼吸，氧气供应大幅增多，他就不再需要那么多红细胞了，所以大量的红细胞要被破坏掉，破坏掉的红细胞会释放血色素，血色素分解，最后会产生胆红素。

另一方面，因为身体发育不完善，尤其是早产儿，他们身体处理并将胆红素排出去的能力不足，所以就更容易导致血里的胆红素增多。胆红素是橙黄色的，所以孩子看起来黄黄的，这就是黄疸了。

黄疸是新生儿非常常见的现象，好在大部分是正常的、生理性的，一般在 2 周左右会消失，不会给孩子造成危害。但有一小部分孩子，因为早产、溶血、感染、喂养不当或者胆道堵塞等原因，胆红素产生得特别多，或者代谢、排出特别慢，导致血里的胆红素特别高，持续时间特别长，那就可能是病理性的黄疸。

病理性黄疸主要的危害是非结合胆红素可能会损害大脑神经，也就是大家说的"核黄疸"，一旦出现核黄疸，就可能出现严重后遗症，甚至死亡。核黄疸并不多见，大部分的病理性黄疸也都不会导致这个问题，但因为核黄疸后果很严重，所以医生不敢对病理性黄疸掉以轻心。

那病理性黄疸该怎么治呢？

导致黄疸的原因不外乎胆红素产生多了或者胆红素代谢、排出慢了，所以治疗病理性黄疸主要从消除病因及促进排出两方面着手。

对于感染、喂养、胆道堵塞等病因，自然应该针对病因做处理，但不管是什么原因引起的黄疸，把非结合胆红素降下来，就可以消除神经损害的风险，所以新生儿黄疸一旦达到了不安全的范围，就需要治疗了。

目前认为，对于新生儿黄疸，蓝光照射是最安全、有效的治疗方式。蓝光可以将孩子体内的可能危害神经的非结合胆红素转化成一种可以直接从胆汁和尿液排出的胆红素，从而达到"退黄"的目的，照蓝光也是目前新生儿黄疸最常用的治疗方式。

但是，并不是所有的病理性黄疸都要光疗。什么情况才算不安全，需要光疗，也不能一概而论，而是需要在了解胆红素水平的基础上由医生综合孩子的胎龄、出生体重、一般状况等因素来决定。在国内的医疗环境下，因为医患关系紧张，而核黄疸的危害又特别大，所以光疗标准有时会放得松一些。

通过光疗，绝大部分的黄疸都可以降下来，但也有一些孩子需要配合一些其他治疗，如免疫球蛋白；特别严重的，如溶血引起的黄疸，还可能需要进行换血治疗。这些都是医生才能做的决定，家长所要做的就是听从医生的安排。

照光通常需要在医院里进行，而且新生儿通常都住在隔离病房，导致孩子和父母分离，所以很多家长都期望有一些不用照光的方法，比如晒太阳、吃中药。

晒太阳是能帮孩子退黄的，但小面积的暴露效果很有限，大面积的暴露孩子无法保暖，而且直接让新生儿暴露在阳光下，紫外线还会损伤孩子皮肤，所以不建议通过晒太阳的方式给孩子退黄。

中药是国内特有的退黄方式，如茵栀黄曾普遍用于黄疸的治疗，这个药既有注射液，也有口服液和颗粒。最近，国家药品监督管理局已经禁止将茵栀黄注射液用于婴幼儿，而口服液和颗粒虽然不在被禁之列，但其本身可能会影响宝宝的消化道功能，服用后出现恶心、呕吐、腹泻、皮疹等常见的不良反应，所以不建议用。

如果孩子有黄疸，家长能做的就是尽量频繁按需喂养，让孩子多吃多排便；同时，观察孩子的黄疸变化情况，按医生的意见去复查监测，如有黄疸加重、不吃奶、反应差、大便发白这些情况，应及时去医院。至于要不要照光、要不要做其他检查来查找黄疸原因，听医生的意见就好。

裴医生贴士：为什么不建议晒太阳来退黄疸

晒太阳能帮助孩子退黄疸吗？

答案是，可以的。

最初就是因为有位英国护士注意到新生儿病房里晒到太阳的孩子，黄疸会轻一些，后来经过医生的试验验证，再逐步完善，才有了今天的黄疸照光治疗。

蓝光能更好地穿入皮肤并被胆红素吸收，然后将非结合胆红素转化为可通过胆汁排出的异构体，从而帮助退黄疸，所以现在医院里的光疗是让宝宝光着身子躺在暖箱里照蓝光。

太阳光里也有蓝光，所以晒太阳同样可以帮助退黄，但需要身体尽可能地暴露，穿着衣服仅晒脸效果很有限，而且太阳光里还有紫外线，紫外线会晒伤皮肤，而新生儿皮肤娇嫩，更容易被晒伤。

玻璃可以阻挡大部分紫外线，那可不可以隔着玻璃晒呢？可以的，但前提还是孩子要尽可能地暴露。在家里没有暖箱，让孩子光着身子晒太阳，保暖是个问题。

所以，晒太阳虽然可以帮助孩子退黄，但暴露不足没效果，暴露充分有晒伤风险，而且不好保暖，所以不建议通过晒太阳来退黄疸。

幼儿急疹——育儿路上的纸老虎

孩子出生后从没生过病，半岁后有天突然发热，体温很快超过 39℃。从没遭遇过孩子生病的父母顿时心急如焚，担惊受怕中盯了孩子一天，期望他早点退热，恢复往日健康活泼的模样，结果却是高热持续不退。然后父母按捺不住抱孩子到医院，一番打针吃药，却还是持续高热，眼巴巴地看着孩子一天又一天发热，觉得自己快要崩溃的时候，孩子却突然不发热了，然后身上出现大片大片的红疹子……原来是幼儿急疹，这是很多家长所经历的孩子第一次生病。

对于另外一些学习型的家长来说，从怀孕开始就看了一堆育儿书，早早储备了各种儿童疾病知识，发热、腹泻、咳嗽等早烂熟于心，对于幼儿急疹这种知名度极高的疾病，他们自然听说过。平时学了这么多，终于等到孩子的第一次发热。嗯，一定是幼儿急疹，对症退热就行，等着"热退疹出"。等了几天热倒是退了，疹子却迟迟不见出，然后下一次发热又开始翘首以盼"热退疹出"。

以上两种情况，大概是很多家长所经历的心态。

幼儿急疹之所以这么出名，大概是因为它是孩子第一次生病的常见病种。一旦发病则来势凶猛，持续高热不停挑战着父母的心理极限，将家长玩得心惊肉跳，然后突然又撤了，高抛高放，走的时候还出点疹子，告诉家长是它来过了，让人无法不对它印象深刻。

了解过这个病的人可能知道，幼儿急疹是人类疱疹病毒（HHV）感染引起的。主要是 HHV-6B，少部分是 HHV-7。前者感染的年龄更早，到了 2 岁 95% 的孩子都被感染过，后者感染得晚一些，3~6 岁年龄段的孩子感染率约为 75%。因为人群普遍携带，所以没有好办法预防，一旦从母体带来的抗体消耗完了就很容易感染，感染后病毒终生停留在体内。在极少数情况下，比如干细胞移植后，病毒可能再次激活发病。也有少数孩子感染这两种病毒，发病两次。

幼儿急疹主要表现就是发热，最常见于 6~9 个月的孩子，突然出现 39℃ 以上的发热，大部分持续 3 天，也有少部分可以持续 6 天甚至更长，同时孩子可能会有烦躁易怒、鼻塞、流鼻涕、轻微腹泻这些表现，很少会有咳嗽。

幼儿急疹的另外一个特征是皮疹，典型的表现是"热退疹出"，但也可以在发热的时候出现。皮疹一般先出现在躯干上，然后蔓延到颜面和四肢，2~3mm 大小，呈淡粉色或玫红色，按压可以退色，可以持续 1~3 天，也有的仅持续几个小时就消退了，消退后不会留下痕迹。

知道了"热退疹出"这个特征，很多家长认为幼儿急疹很容易诊断，退热了疹子出来后，这时诊断确实比较容易，但这时病也快好了，之前因为担惊受怕可能血也查过了、片子也拍过了、抗生素也吃过了，甚至吊针都已经打完了，该折腾的也已经折腾完了。病好了，在感到欣慰之余，更多的可能是懊恼，如果当初淡定一点，孩子就不需要受这么多罪了，所以马后炮的诊断没有太多的意义。

如果孩子一发病就判断出是幼儿急疹，那是不是更好？当然，因为幼儿急疹是病毒感染引起的自限性疾病，到了一定时间会自己好，除了部分孩子因为发热出现抽筋，极少部分孩子出现脑炎等并发症，绝大部分孩子都不需要特别的治疗。除了在孩子体温很高、很难受的时候给他对症退热以缓解不适、多喝水补充水分外，所需要做的就是等自愈。只有出现了脑炎这些严重并发症或者存在免疫缺陷的孩子，才需要考虑进行抗病毒治疗。

可惜的是，幼儿急疹早期诊断很困难。幼儿急疹的发热和皮疹都不具有特征性，同时有发热和皮疹的疾病还有很多，麻疹、风疹、肠道病毒感染，甚至接种疫苗后都会有类似表现，大一点的孩子还需要和猩红热鉴别。体温和发热的规律可以帮助判断感染的类型，根据孩子精神状态等情况也可以大概排除那些严重的细菌感染，但如果不做病原学检测，医生也不能把幼儿急疹和其他病毒感染区别开来，更别说家长自己了。

当然在这个年龄段第一次发热的孩子，有比较大的比例真就是幼儿急疹。所以，面对第一次发热的孩子，蒙幼儿急疹总有一定机会蒙对，但蒙别的也一样有机会蒙对。蒙对了自然会很有成就感，但怕的是直接钻进幼儿急疹这个牛角尖里傻傻地等皮疹的出现，而忽视了观察孩子的精神状态等病情变化，耽误了其他严重疾病的诊断和治疗。

事实上，很多疾病病因虽然不同，但诊治原则却差不多，比如绝大部分儿童病毒感染都可以自愈。一旦出现发热，不管是什么原因引起的，只需要按照应对发热的原则进行相应的处理即可。

幼儿急疹也可以这样应对。孩子发热了，不管是幼儿急疹还是其他疾病，让孩子多喝水，热度较高难受时吃退热药，同时密切观察孩子的一般状况，一旦有精神状态不好、呼吸急促或出现其他家长无法把握的异常情况就及时就医。发热抽筋可以参照热性惊厥处理。2 岁以下持续发热超过 24 小时，或者体温反复超过 40℃，还是找医生看看。皮疹出来后会自行消退，不需要特殊用药治疗。

总的说来，幼儿急疹就像一只纸老虎，是一种容易让家长恐慌，却不需要特别治疗就能自愈的疾病，早期确诊没有大家想象得那么简单，出现症状对症处理即可，保持镇定不乱用药才是关键。

第

3

篇

孩子肚子痛怎么办

我原来在小儿普外科和新生儿外科工作，无论是做住院医生、住院总，还是后来做二线医生，值夜班时都有可能被叫起来查看肚子痛的孩子。

这些孩子有的是直接来外科就诊，有的是从内科或者其他医院儿科转诊过来的，原因大多是担心有需要手术的问题，让我们外科医生确认一下。

大部分家长都听过孩子说肚子痛，有的即便没理会，过一阵子自己也好了；有的跑到医院排队等看病的时候解次大便就好了；还有的到了医院后医生说需要做手术。

因为引起孩子肚子痛的原因太多，而且不同年龄的孩子，病情特点也有不一样，要快速确定原因有时很难，所以医生接诊肚子痛的孩子有时也很头痛。

肚子痛的孩子，小儿内科医生最担心的是有没有外科问题，也就是需要做手术解决的问题，因为这些情况往往会比较紧急，如果耽误可能会延误病情。

普外科医生因为天天摸孩子肚子，手感往往会比较准，但有时候也会担心："放回去的那个孩子不是阑尾炎吧？"然后，整个夜班因为担心而失眠。对于肚子痛的孩子，之所以外科医生也会有担心，是因为孩子不能很好地交流。

大孩子能描述痛在哪里、怎么个痛法，所以相对都还好，但 3 岁以下的孩子判断起来就有些难了。孩子小说不清楚，而且通常不配合医生的检查，要么不让摸，要么一碰就哭，板着肚子什么也判断不了。1 岁以内的孩子连话都不会说，肚子痛的表现可能就是哭闹，医生要一边安抚孩子一边检查，有的时候要等孩子睡着了再去摸肚子，有的时候要用镇定药让孩子睡着才好判断，有的时候一个医生检查后觉得不好判断，还要找其他几个医生轮流来摸肚子。这就是儿科诊疗工作的特点。

事实上，大部分肚子痛的孩子都不是什么大问题。有的就是吃坏东西之后胃肠炎引起的疼痛，过段时间自己就好了；有的就是便秘，大便刺激引起的疼痛，上次厕所也就好了。

但对于每一个肚子痛的孩子，医生都会仔细检查，原因就是在大量没有严重问题的孩子里，时不时会隐藏几个比较危险的患儿。比如肠套叠、肠扭转，延误诊断就可能导致肠坏死；婴幼儿的阑尾炎、梅克尔憩室炎引起的腹膜炎，延误诊断可能导致感染性扩散或包裹，增加治疗的困难和孩子的风险。

所以无论是医生，还是孩子家长，面对肚子痛的孩子第一步就是筛查哪些可能需要做急诊手术；对家长来说，要及时把有这些问题的孩子送到医院去。那么，怎样来区分这些风险较高的孩子呢？

医生一般是根据孩子疼痛的特点进行判断，比如孩子哪里痛、痛多久、疼痛的严重程度、有没有别的不舒服，然后再根据摸肚子的情况进行初步判断，有的孩子还需要进一步做超声或其他检查来排查。在这个过程中，摸肚子获得的信息最重要，是判断肚子里有没有炎症病灶的主要依据，这个判断的经验是医生在长期看病的过程中积累下来的。

家长不太可能拥有这样的经验，但家长的优势是陪伴孩子的时间更长，观察孩子的时间比医生更长，对孩子病情变化过程了解得更清楚。如果孩子说肚子痛，家长可以如此观察：

1. 注意看孩子的表情，如果表情比较放松，还能说笑，那多半没什么大问题。如果孩子脸色不好、出汗、喜欢弯腰，动也不想动，话也不想说，那就要小心了，还是上医院保险一点。

2. 可以摸摸孩子的肚子，如果整个肚子摸起来软塌塌的，按下去没有阻力，也不叫痛，多半没大问题。如果肚子不让碰，或者肚子摸起来比较硬，或者总是摸到一个地方就叫痛，那也要去医院检查一下。

父母可能对软硬程度的判断没有医生那么准确，但比医生有个优势就是不会让孩子有恐惧感，孩子会比较放松，这样其实更好判断。虽然家长的判断不能作为病情的最终诊断，但对于是否严重到需要立即去医院还是有些意义的。

3. 可以让孩子试着跳一跳，如果跳得很自如，那多半肚子里没什么严重的炎症。

4. 要注意孩子除了肚子痛之外有没有别的问题，比如有没有发热、呕吐，同时要关注大便情况。如果肚子痛合并发热，有可能是单纯的肠炎，也可能是腹膜炎，保险起见还是去医院；如果在肚子痛的同时有吐黄的、绿的东西，要警惕肠梗阻的可能性，也要及时去医院；如果肚子痛的同时大便有血，要警惕肠梗阻或者梅克尔憩室炎，也需要及时去医院；如果是外伤之后的腹痛，且一直不缓解，最好是去医院。

5. 家里可以常备一些开塞露，孩子肚子痛时可以用个开塞露，如果是便秘或者肠胀气之类引起的腹痛，开塞露刺激排便之后很多孩子很快就好了。开塞露有时被医生戏称为"普外科神药"，很多孩子肚子痛哭闹不安，家长半夜打车急匆匆送到医院，结果用个开塞露后家长就带着活蹦乱跳的孩子回家了。

6. 如果孩子肚子痛不是那么剧烈，有时也可以自己就好了；但如果痛得越来越厉害，或者好了又痛，反复持续很长时间，也需要去医院检查一下。

有些急性病有特殊的特点，了解一些也有助于及时就医。比如，婴幼儿一阵一阵的肚子痛、哭闹，尤其是 4 ~ 10 个月的孩子，要小心肠套叠。刚开始肚脐周围痛，后来总是右下腹疼痛，还伴有发热、呕吐等要小心阑尾炎。如果孩子平时有疝气，肚子痛的时候一定不要忘了检查一下腹股沟和阴囊，如果有包块，那可能是疝气卡住了。如果肚子痛的同时伴有四肢皮疹，也要警惕一种叫过敏性紫癜的疾病，要及时去医院。

当然，肚子痛的原因很多，合并症状也各式各样，很难穷举，上面所说的是一些比较需要警惕的常见情况。

但无论怎样，如果孩子肚子痛，家长很担心，心里又没底，去医院自然不会有错。

让家长头痛的婴儿肠绞痛

孩子有些问题在医生看起来不像病，但却让家长头痛不已。比如几个月大的孩子反复哭闹，一哭就哭好几个小时，不知道他为什么哭，也不知道他是不是哪里不舒服，怎么哄也哄不住，让父母心烦意乱又担心焦虑，只能抱到医院找医生处理。

其实，医生有时候也不知道孩子为什么哭。虽然看起来不像有什么病，但看孩子哭得声嘶力竭的样子，又不敢很确定孩子真没问题，常常是内科看完又转到外科，外科检查一番也没发现特别问题，但也没好办法安抚住孩子。看着满脸焦虑的家长，就干脆让孩子在医院里观察，等孩子不哭了再回去。经过这样一番折腾，家长往往心力交瘁，结果第二天孩子又开始了新的一轮哭闹，真是让人崩溃。

虽然没有明确的病症，但婴儿每天持续哭闹几个小时的现象，显然已经对家长和医生造成了很大的困扰，医生也想搞明白这个问题。

孩子哭闹时腿缩起来，这是可以缓解腹部疼痛的动作。另外，哭闹时还有皱眉、攥拳这些痛苦的行为，所以猜测可能是肚子痛。哭闹时有脸红、肛门排气，所以又猜测可能是肠胀气引起的腹部疼痛。

最早关注这个问题的医生，把这种现象称为"肠绞痛"。但是，肠绞痛是不是真由胃肠问题引起的，其实并不确定。社会心理、神经发育问题等都被猜测可能和这种哭闹有关，比如对母乳或牛奶过敏、肠蠕动过快、神经发育不成熟等，但同样没有确切的证据。

经过网上一些医生的科普，很多家长知道了"肠绞痛"这个病，孩子一哭闹，家长就想这是肠绞痛。其实，这是一个误区。肠绞痛虽然比较常见，但并不是所有的哭闹都可以归因为肠绞痛。

对还不会说话的孩子来说，哭闹是他们和外界交流的主要方式。饿了、拉臭了、衣服穿得不合适、为了吸引大人的注意，都可能会哭闹；一些疾病让孩子感到疼痛不适也会哭闹，比如肠套叠、疝气嵌顿、肛周脓肿等。

最早提出"肠绞痛"这个说法的医生认为，原本健康、吃得也很好的孩子，一天哭 3 个小时，一周哭 3 天，超过 3 周才诊断为"肠绞痛"。但估计很少有家长能被这样折腾 3 周，真抗过了 3 周，孩子可能也差不多自己就不哭了。所以，2006 年罗马协作组将婴儿肠绞痛的诊断标准定为：无明显原因突发或停止的易激惹、烦躁或哭闹，每天持续至少 3 小时，每周至少发作 3 天，且至少持续 1 周。

但这个诊断要求依然比较苛刻，而且 3 天、3 小时这些并没有什么可以依据，临床的指导意义不大，所以在 2017 年的罗马 IV 标准中，将临床诊断的标准改为：

1. 症状开始和停止时孩子 < 5 月龄。

2. 无明显诱因出现长时间反复哭闹、烦躁或易激惹，难以阻止和安抚。

3. 没有生长迟缓、发热或疾病的证据。

肠绞痛主要发生在 2 周至 4 个月之间的孩子，也有少部分延续到半岁以后，多发生于傍晚或半夜时分。所以，孩子经常哭闹，在排除饥饿、拉臭、穿衣这些常见问题后，还要检查一下孩子的腹股沟、肛门、肚脐有没有异常的包块；同时，要注意孩子有没有发热、面色有没有异常、呼吸有没有急促费力等情况；如果孩子是哭一阵停几分钟，还要警惕肠套叠之类的问题。有这些异常情况，要及时找医生看看。

肠绞痛的孩子撕心裂肺地持续哭闹让很多父母抓狂，但孩子长大后和其他孩子在行为、发育上并没有区别，后期哮喘之类的过敏性疾病的发生率也不会更高。目前，也没证据认为有过"肠绞痛"的孩子长大后和其他孩子会有什么区别。所以，除了让父母头痛外，肠绞痛本身对孩子不会造成什么影响。

对肠绞痛的治疗主要集中在减少孩子的哭闹，同时也安抚、缓解家长的焦虑上。遗憾的是，因为原因不清楚，尽管试过很多方法，目前并没有特别有效的方法。

在药物方面，西甲硅油可以减少肠内气体，被一些育儿专家推荐过。但根据国外的研究发现，它对肠绞痛的效果其实和安慰剂差不多，说白了就是没用。一些抗胆碱药对肠绞痛有用，但这些药对这么小的孩子副作用不小，没必要为这个可以自行缓解的问题冒这些风险，所以也不要用。益生菌对肠绞痛作用的研究结论并不一致，有的说有用，有的说没用，目前主流的意见还是不推荐。

母乳和配方奶喂养的孩子肠绞痛发生率差不多，所以不需要因为肠绞痛而停止母乳喂养。但哺乳妈妈可以试试忌口牛奶、鸡蛋、坚果、洋葱、咖啡、茶等，对部分孩子可能有点用。对于过敏体质的孩子，水解配方奶的效果结论同样不一致，如果想试可以试1周，有便血、稀便等过敏症状的孩子也可以试试。如果试了有效，可以吃到3~4个月待肠绞痛高峰期过去后再慢慢换回来。不推荐用豆奶来治疗肠绞痛，添加乳糖酶和膳食纤维的配方奶也没有治疗效果。

因为现代医学对肠绞痛没有特别有效的方案，所以让很多家长去尝试一些非主流的替代医学。国外也有人试验过草药茶（类似于凉茶），有的发现能让孩子哭得少一点。但这些东西成分都不明确，也不好控制用量，还可能影响孩子的正常喂养，诱发其他过敏反应，所以建议不要用。整脊、小儿推拿也没有用，其他的诸如襁褓包裹（swaddling）、侧卧或俯卧（side or stomach）、在孩子耳边发嘘嘘声（shhh sound）、轻晃（swinging）、哺乳或吸吮安慰奶嘴（sucking），也就是"5S"法，这些方法也是安抚孩子的常用方法，但具体对肠绞痛的孩子是否有效，并没有被验证过。

总结

婴儿肠绞痛本身不会对孩子有什么伤害，而且会随着年龄增长逐渐减轻并消失，过了5个月后，这种情况就比较少见了，所以应对孩子肠绞痛最有效的办法是时间和耐心。

如果是5个月以内的孩子持续反复哭闹，首先要确认孩子没有不舒服、生病，注意孩子是否有发热、呕吐、血便、腹股沟包块、肛周有没有脓肿等，如果不放心可以去找医生排查感染、肠套叠、肛周脓肿等问题。如果排查过没有异常，真的考虑为"肠绞痛"后并没有特别有效的办法。我们需要做的就是保持淡定，耐心等待是最好的治疗。

面对孩子整天的哭闹，家长是很容易崩溃的，如果自己压力太大，可以让家里其他人帮忙带带孩子，实在没办法，哪怕就是由着孩子哭，自己找个地方安静一下，也比自己情绪失控打孩子、摇晃孩子要好。当然，我们更不要为了让孩子不哭，而去尝试各种土方、偏方，比如喝七星茶、吃保婴丹、扎针等。

如果不了解婴儿肠绞痛，也不知道这是一个无危害、可以自己慢慢好的问题，在面对孩子无休止的声嘶力竭的哭闹，就不会有这样的定力去应对了。所以，懂得越多，才能越少犯错。

第

5

篇

孩子呕吐怎么办

曾经在微博上看到有个"医生"介绍治疗孩子吐奶的方法，说用手指蘸冰硼散，按压舌根部"火丁"。先不说这药有没有毒，不卫生也罢了，对于健康的孩子这样去刺激喉咙都可能引起呕吐、误吸，何况是正在吐奶的孩子，这样的误导真让人觉得匪夷所思。

呕吐其实是非常常见的症状，从出生到长大成人，几乎每个孩子都会经历呕吐。呕吐的时候孩子看起来很痛苦，家长常常担心孩子有没有什么严重问题，也会很紧张，而且不知道怎样才能帮到孩子，所以给了一些人误导的机会。

导致呕吐的原因很多，而且不同年龄段导致呕吐的原因也有很大差异。原因不一样，处理的方法自然也会不一样，用一种方法来治疗所有的呕吐肯定是不科学的。

对新生儿来说，呕吐的原因虽然多，但大部分是生理性的。在新生儿期，胃容量很小，而且胃呈横位，神经控制不协调或食管末端的肌肉相对松弛，喂得太多，或吃进去过多气体，或者喂完奶后孩子活动得过于剧烈，都可能导致吐奶。这种吐奶，孩子往往没有什么痛苦的表情，只要不是太频繁，基本不会影响发育。

对于这种吐奶，可以通过改善喂养方式来解决，比如少量多次喂养，避免在孩子饿得很厉害的时候喂，也可以在喂奶后把孩子竖抱起来拍拍背，让孩子通过打嗝把胃内的气体排出，这些都可以减少吐奶。随着孩子逐渐长大，胃容量逐渐增大，胃也逐渐变得更竖立，食管下段括约肌压力增大，等到孩子会坐立后，吐奶会越来越少。

但也有一些呕吐是比较麻烦而严重的疾病引起的，甚至需要手术治疗。如果有下面这些情况，就最好找医生看看。

裴医生贴士：需要就医的呕吐情况

1. 刚一出生就频繁吐泡沫，一喂奶就呕吐、呛咳，需要警惕食管闭锁。

2. 出生当天或数天内频繁呕吐，尤其呕吐物为黄色或绿色，表示孩子可能有先天性畸形，比如肠旋转不良、肠狭窄、肠闭锁之类。

3. 呕吐的东西为血性或咖啡色，表示孩子可能有消化道出血。

4. 呕吐的同时伴有肚子胀，需要警惕肠梗阻；如果同时有排便困难，需要警惕巨结肠；有疝气的话，还需要注意是不是有肠管被卡住了。

5. 呕吐的同时伴有血便，如果同时有腹泻，可能是普通的肠炎，但也要警惕肠套叠、坏死性肠炎、肠扭转之类的危险疾病。

6. 呕吐的同时有发热，需要警惕感染性疾病，包括消化道本身的感染、颅内感染、中耳炎以及其他系统的感染。

7. 孩子吃奶后很快就出现呕吐，而且呕吐得越来越频繁，尤其是 2 周到 4 个月之间的孩子，要小心幽门肥厚性狭窄。

8. 如果孩子吐奶持续很长时间不缓解，需要警惕遗传代谢性疾病，或者需要手术处理的胃食管反流。

对大一点的孩子来说，导致呕吐最常见的还是胃肠炎，比如吃了不干净的东西。患病毒或细菌性肠炎的孩子往往伴有腹泻，需要警惕脱水的可能性；如果同时有肚子痛，要警惕阑尾炎；头部外伤之后的呕吐还要警惕脑震荡、颅内损伤、出血等；比较少见的还有颅内肿瘤，这类孩子往往伴有精神状态的异常；还有些呕吐是暴发性心肌炎引起的，虽然少见，但偶尔也会碰到。

面对不明原因的呕吐，家长自己没把握的时候还是应该找医生检查一下。

孩子便秘怎么办

做了父母后，孩子的吃喝拉撒都成了家庭头等大事，孩子便秘的问题困扰着很多父母，要么几天不拉，要么一拉就大便出血，孩子痛得直哭，各种办法试了都不见效，真是让人头大。

其实和家长一样，儿科医生同样很关注孩子的大便，因为很多疾病都和大便有关，这种关注从孩子生后第一次排便就开始了。

90%以上的足月儿在生后24小时内会排出墨绿色的稠厚胎便，这就是正常的胎便。如果第一次胎便排出延迟，尤其是超过48小时，或者大便颜色、性状异常，比如只有一些白白的或淡黄色的黏液，那就要密切注意有没有其他合并症状，比如肚子胀、呕吐，尤其是吐黄的、绿的东西，如果有这些症状就需要找新生儿外科医生检查一下了，看看有没有先天的肠道畸形。

外科医生对胎便排出延迟同时合并呕吐的新生儿，一般会建议做腹部的 X 线检查，排除肠闭锁、胎粪性肠梗阻等需要手术处理的疾病，因为这些问题拖久了会导致肠穿孔等严重的问题。有些肠梗阻经过对症处理之后症状就消失了，比如胎便过于黏稠，通过洗肠、通便的处理，大便就逐渐正常了。

有些肠梗阻对症治疗之后症状缓解了，但过段时间大便又拉不出来了，同时还会出现肚子胀、呕吐。比如甲状腺功能减退，需要服用甲状腺素才能改善症状。当然还有巨结肠，一种肠神经异常的先天性疾病，靠近肛门的一段肠子少了神经节细胞，导致肠管痉挛，大便到了病变肠管这里就很难排下去了，结果就是便秘、肚子胀。这种病一旦确诊了，也需要手术治疗。

还有一些情况是孩子刚出生的时候大便挺正常的，每天都能拉，但加辅食之后就发现孩子经常便秘，几天才拉一次，而且一拉就憋得满脸通红，后来到医院检查，却发现孩子没有正常的肛门，肛门口特别狭小或者开口不在正常的位置，有的开口靠近阴囊，有的开口在阴道下方，还有些肛门外形正常但直肠狭窄。

这些孩子以前一直没有便秘的症状是因为一直吃母乳或者配方奶，大便为稀糊状，直肠肛门小也能排得很通畅，而一旦加辅食后大便变硬变粗了，就排不出来了，这些情况需要手术才能解决。更少见的还有一些长大之后才出现的顽固性便秘，同时可伴有尿失禁、大便失禁、下肢痉挛，做检查发现是脊柱畸形导致的神经损害。

上述这些便秘主要特征是找到了明确的病因，统称为器质性便秘可能不是很合适，但主要是为了区别下面要讲的"功能性便秘"，也就是大家平时所说的那种便秘。

说到便秘大家都知道大便干、大便硬，次数少，但少到什么程度才能算是便秘？大部分人并不清楚，包括很多医生。中国还没有自己的儿童功能性便秘诊断标准，我们可以参照国际通用的罗马IV标准判断。

0～4岁婴幼儿以下条件至少符合2项并持续1个月	4岁以上儿童及青少年排除肠易激综合征后，以下情况至少符合2项，每周出现至少1次并持续1月以上
每周排便≤2次	每周排便≤2次
大量粪便潴留	每周至少1次大便失禁
排便疼痛或排便困难	有憋便姿势或过多刻意憋便
有过便条粗大	排便疼痛或排便困难
直肠内有巨大粪块	直肠内有巨大粪块
	有排粗便堵塞马桶史
已完成排便训练的孩子以下两项也可作为选项	
能自主排便后每周至少1次大便失禁	
有排粗便堵塞马桶史	

这个标准因为是国外定的，所以翻译过来有些不好表达和理解。但对照一下这个标准很多家长还是可以给自己孩子判断一下，比如一些母乳喂养的孩子五六天才拉一次大便，但吃得好，大便也不干，也没有其他症状，就不是便秘。

和器质性便秘不同的是，功能性便秘并不是怎么拉都拉不出来，而是多少都存在有意无意地憋大便行为。至于为什么会憋大便，为什么会便秘，原因并不十分清楚，目前认为和饮食及排便习惯关系比较密切，生活学习环境的变化也会诱发便秘，遗传和精神心理也可能和便秘有关系。原因不同，治疗的重点也会有些不同。

很多家长可能也注意到，孩子在吃母乳的时候大便都很好，但一吃配方奶就开始便秘，有时候换一种配方奶又好了。还有些孩子大便一直都好好的，添加固体辅食之后就开始便秘了，原因可能就是食物中的一些成分影响了排便。

刚开始如厕训练的时候，有的孩子因为适应不了新的排便方式，不肯排便，如果家长操之过急，过分强迫孩子，会让他对排便产生恐惧，反而导致便秘。

还有些孩子由于上学、外出游玩，不愿意在陌生的环境下排便，有便意的时候憋便，大便在直肠内长时间潴留，让直肠适应了粪便的张力，便意反而消失了。粪便在直肠里逐渐累积，水分进一步被吸收，变得越来越干硬，排出也就更困难。大便粗硬导致肛裂，排便疼痛，又进一步抑制排便，形成恶性循环。严重的会导致粪块堵塞于直肠内，上面的稀便从粪块周围流出，出现污便和失禁。

便秘给孩子带来很多身体上的痛苦，腹胀、腹痛、食欲差，甚至大便失禁，还会影响孩子的情绪和心理，而长期便秘甚至可以影响孩子的发育。所以，不论是哪种原因引起的便秘都需要治疗，越早治疗越容易见效，这也是国际诊断标准的时限从原来的 12 周改为现在的 1 个月和 2 个月的原因。

那孩子便秘怎么治呢？如果孩子平时偏食，水果蔬菜吃得少，喝水也比较少，可以让孩子多喝点水，多吃点膳食纤维含量高的果蔬，比如西梅、杏、李子、葡萄干、西蓝花及豆类等。但目前没有充足的证据证实额外补充膳食纤维、多喝水、增加运动量对便秘有效，所以保持正常的膳食纤维、液体摄入量，保持正常的运动量即可。

治疗便秘更多的时候还是要靠药物，对有硬便嵌塞排不出来的孩子，1岁以内可以用开塞露帮助排空，1 岁以上可以口服聚乙二醇类药物（每天每千克体重 1~1.5 克）3~6 天，或者隔日到医院里灌肠以清除直肠内潴留的硬便，消除孩子排便的痛苦，然后用聚乙二醇（用量通常从每天每千克体重 0.4 克开始，需要找医生根据用药反应调整用量）维持大便软化，没有聚乙二醇时可以用乳果糖，通常建议维持用药至少 2 个月，要在便秘症状消失后至少 1 个月逐渐减量。目前也没有充足的证据证实益生菌对便秘有用，不推荐常规用益生菌来治疗便秘。

在借助药物、保持良好饮食习惯的同时，也要注意培养孩子的排便习惯。孩子吃完饭后，结肠短时间内的蠕动会增强，有利于排便，所以可以在饭后 10 分钟左右让孩子去排便，有助于训练孩子养成每天自主排便的习惯。

功能性便秘虽然不是严重疾病，但治疗并不那么容易，用了上面这些方法对很多孩子来说也不见得有效。如果孩子同时有腹胀、营养不良等情况，需要及时找医生复查，必要时需要找外科医生检查。

大部分功能性便秘的孩子预后都很好，随着时间的推移，大部分孩子的便秘情况会改善。

孩子排便少，便秘还是巨结肠

先天性巨结肠不算一种常见病，所以很多家长可能都没听说过。正因如此，有些家长一直以为孩子是便秘，没当回事，直到孩子腹胀如球、消瘦如柴才带到医院检查，结果被证实是巨结肠。如果拖延到这种情况才做手术，手术切除的肠管会更多，术后并发症的风险也会相应增大，孩子更加痛苦。

另外一些家长则相反，在我们普外科门诊，因为孩子几天没拉大便来排除是不是巨结肠的家长则越来越多。对疾病保持警惕是对的，早发现早治疗，可以让很多孩子避免遭受更大的痛苦和不幸，但因为孩子几天没拉大便就寝食难安也没必要。那么，哪些情况需要警惕巨结肠呢？

所谓巨结肠也就是结肠扩张肥厚，但真正病变的并不是扩张的结肠，而是扩张肠管下方的细小肠管，也就是靠近肛门的那一段。这段肠子因为缺少了神经节细胞，长期处于痉挛细小的状态，大便到了这里就很难通过而囤积在上方正常的肠管里，久而久之上方的肠管就扩张肥厚，变成了"巨结肠"。

可想而知，一旦排出困难，大便存积在肠内，孩子就会慢慢出现肚子胀、食欲差，甚至呕吐。所以，巨结肠最常见的表现是排便困难、腹胀、喂养困难，时间长了就会出现营养不良。病变肠管长度不一样，症状的轻重也可能会有所不同，而且可能因为结肠内大便长期淤积，细菌增殖等诱发小肠结肠炎、感染性休克等危急情况。

那怎样区分普通的功能性便秘和巨结肠引起的排便困难呢？最重要的一点就是巨结肠的排便困难大部分在出生时就开始了。健康足月的孩子95%以上在生后48小时内会排出胎便，如果孩子在出生后48小时内没有排便，那就应该找专业的小儿外科医生看看了，判断孩子是否存在巨结肠。当然，不一定就是巨结肠，但至少应该考虑这个可能性了。下表是功能性便秘和巨结肠的一些特征区别。

儿童功能性便秘和巨结肠的特征区别

特征	功能性便秘	巨结肠
发作时间	2~3岁	出生起
胎便排出延迟	少见	常见
肠梗阻表现	少见	常见
憋便表现	常见	少见
害怕排便	常见	少见
污粪	常见	少见
腹胀	少见	常见
小肠结肠炎	不会	可能
生长缓慢	少见	常见
直肠壶腹	扩张	狭窄
直肠壶腹内大便	常见	少见
钡灌肠	大量的粪便，没有移行段	有移行段，钡排出延迟
直肠肛门测压	正常	没有肛门括约肌反射
直肠活检	正常	无神经节细胞、胆碱酯酶活性增强

有些孩子，尤其是母乳喂养的孩子，有时候只是三四天没拉大便，家长马上带到小儿外科来排除巨结肠。保持警惕没错，但我们需要知道：如果孩子吃奶好，肚子不胀，大便不干、不硬，单纯次数少，这连便秘都算不上，不必过度紧张。

其实，看过这里，你大概也可以明白医生是怎么去判断一个孩子是不是巨结肠了。在有病史、查体的基础上，需要再结合一些检查来综合判断。最常用的检查是钡灌肠造影，这个检查比较方便，就是把造影剂（钡剂或碘造影剂）从肛门注入结肠，在 X 线下显示结肠形态，看看有没有痉挛段、移行段、扩张段。这个检查的优势是直观可靠、无创伤，还可以通过钡剂的排空时间来判断结肠的功能。缺点是有点辐射，但规范操作的话，辐射量也并不大，是很安全的检查方式，也几乎是诊断巨结肠必做的检查。但这个检查在新生儿期间可能不是那么准确，因为在病变早期，病变肠管上方的肠管扩张得还不那么严重的时候，狭窄、移行、扩张段的差别没有那么大，就不好判断是或者不是，尤其对那些病变肠管不那么长的孩子来说，可能需要配合其他检查或过段时间再复查来确定。

病理活检是很多疾病的金标准，包括巨结肠。活检就是切除一块组织病理染色后，再由病理医生在显微镜下观察判断。如果发现在正常应该有神经节细胞的肠内没有神经节细胞，那就表明有巨结肠了。但所谓的"金标准"也是相对的，因为这个检查结果同样会受到取材方法、部位，病理染色方式、方法、病理医生经验等因素的影响，有时候还需要综合病史、查体和其他检查结果来综合判断。但总体而言，病理的参考意义要大于其他检查方法，但缺点是有一定的创伤。虽然现在有直肠黏膜活检这样的损伤更小的方法，但可靠度也有所降低。

另外一个检查就是直肠肛管测压，通过检查孩子的直肠肛管内的压力和直肠肛门抑制反射等情况，用来判断孩子是否存在异常，检查结果也可以作为判断巨结肠的参考指标，如操作规范，灵敏度也比较高，对于那些病变肠管比较短，在造影很难显示的时候更有意义。至于巨结肠肛门指检时的"裹手感"，这种感觉有很大的主观性，尤其对于新生儿来说，肛门本来就比较小，成人的小指进去都比较困难，进去之后都会有不同程度的"裹手感"，可以作为诊断的一点参考，但参考意义并不大。

典型的巨结肠诊断比较容易，但碰到不典型的病例诊断也会比较困难，需要医生详细询问病史，仔细做体格检查，再决定是否需要做进一步的钡灌肠、活检、直肠肛门测压来综合判断。至于做哪个检查，做一个还是几个，可能会因人而异，既要看孩子的情况，也要看医生自己的经验。孩子病情的复杂程度不一样，医生对这些检查的看重程度不一样，都可能会有不同的选择，这些专业性的选择和判断还是交给医生来决定吧。

巨结肠诊断一旦明确，那就需要手术治疗。大部分孩子手术后恢复得都不错，尤其是完全经肛门内切除的孩子根本看不出做过手术，但也有少部分孩子出现一些并发症，比如污粪、便秘等问题，但并不多见。

要不要做检查、做什么检查、根据检查怎么判断是不是巨结肠，这些专业问题还是交给专业的医生去判断好了，家长所要做的是提供孩子详细的病史给医生，比如出生后第一次排便的时间、平时肚子胀的情况，能够大致区分一下普通的便秘和巨结肠，有问题及时就医，既不延误治疗，也不过度恐惧。

孩子便血有哪些问题

曾经收治过几个月大的孩子，呼呼地拉血，拉出来全是暗红色的血块。孩子脸色苍白，到医院的时候血红蛋白还不到正常孩子的一半。看到孩子这个样子，别说是家长吓坏了，医生也一样会很紧张。

在所有的疾病里，便血一直是让医生比较头痛的，无论是内科还是外科。因为消化道很长，从口咽到食管到胃，从小肠到大肠到肛门，每一个部位的出血都可以表现为大便里有血，但至于到底是哪个部位在出血，就很难定位。

随着医学检查技术的发展，定位的方法逐渐增多，比如通过胃镜和结肠镜，可以确定很大一部分的出血部位和原因。但对于小肠的出血，目前的检查技术，如小肠镜和胶囊内镜的应用还不那么成熟。对一些疾病，还可以进行血管造影或者核素显影来检查，但也并不能确定所有的出血灶。

让医生和家长比较紧张的是那种急性大出血，如果不及时治疗就可能导致失血性休克，发生致命性的危险。就像那个孩子，一到医院后马上输血，等病情稳定了，再查找出血的原因。如果用了输血等保守治疗的方法还无法稳定住孩子的血压，那就可能需要通过内镜或者手术的方法止血了。幸运的是，那个孩子的血压最终通过输血的方式稳定住了，可以比较从容地去查找出血原因。

让医生更害怕的是一些严重疾病引起的出血，比如肠扭转、坏死性肠炎等，如果不仔细鉴别就可能贻误治疗。印象特别深刻的是有段时间连续接诊的几个生后不久就腹胀血便的孩子，手术发现小肠全部扭转坏死，回天无力。这类孩子多是因为存在先天畸形，有的在宫内就已经发生肠扭转，很难去预防。

以前还遇到过几个做了腹部手术的新生儿，家长在家发现孩子吃奶不太好，大便有点血丝来到医院，看起来和普通的肠炎没多少区别，拍了片子做了超声检查都没发现什么异常，但职业的警惕性还是让医生嘱咐家长把孩子留在医院观察，结果留院当天孩子病情就迅速恶化，再拍片证实为坏死性肠炎。

好在大部分便血都没有那么严重，很多就是普通的肠炎。也不是所有便血的孩子都需要做那么多检查才能确定病因，比如肛裂就可以通过临床表现和查体作出诊断。

导致便血的疾病很多，对家长来说，并不需要记住那么多的疾病，即便记住了要靠自己去鉴别也很困难。家长需要知道的是，当孩子出血比较多、比较急，伴有肚子痛、呕吐、腹胀、发热等情况，尤其是新生儿，要及时带孩子去看医生。

裴医生贴士：导致孩子便血的常见疾病

肠炎：包括过敏性肠炎和感染性肠炎，前者多见于配方奶喂养的婴儿，后者又包括细菌性和病毒性。肠炎便血的特点是大部分孩子的便血量比较少，有些仅为混于大便的血丝，可以随着肠炎的好转而逐渐消失。

肛裂：多伴发便秘。

肠套叠：特点是大便呈果酱色，常伴有阵发性腹痛、呕吐。

肠息肉： 在儿童中并不少见，便血时间很长、每次量很少的孩子要警惕。

上消化道出血： 包括胃、十二指肠的炎症以及溃疡出血，门静脉高压导致的出血在儿童比较少见。

梅克尔憩室： 是一种先天性疾病，往往是量较大的急性出血。

坏死性肠炎： 一种特殊的肠炎，新生儿，尤其是早产、低出生体重儿要警惕，早期可以表现为腹泻、呕吐、腹胀，病情发展迅猛。

肠扭转： 孩子常常伴有腹痛、腹胀、呕吐等表现。

Henoch-Schönlein **紫癜：** 腹型紫癜的孩子可以表现为血便、肚子痛，有些孩子在后期才会在身上和四肢出现皮疹。

其他： 还有一些全身性疾病，比如新生儿维生素 K 缺乏、血友病、再生障碍性贫血等导致的凝血功能障碍，也可表现为消化道出血。

孩子拉肚子，要不要吃"腹泻奶粉"

宝宝拉肚子去看医生，常常会被建议换"腹泻奶粉"。腹泻奶粉普遍更贵，它们到底有什么用？有必要换吗？在回答这些问题之前，我们需要先了解一下乳糖以及乳糖不耐受。

腹泻奶粉和普通奶粉的主要区别在于前者为低乳糖或不含乳糖。乳糖是一种在奶里发现的双糖，不论是母乳、牛奶还是其他动物奶，都含有乳糖。奶被喝下去后，乳糖会被小肠分泌的乳糖酶消化成葡萄糖和半乳糖，然后被吸收入血，为人体提供能量。

哺乳动物在婴幼儿期主要靠喝奶，所以乳糖酶在婴幼儿阶段比较丰富。随着年龄的增长，奶逐渐不再是主要的食物，乳糖酶的分泌也会减少。有的人会出现乳糖酶不足以消化奶里乳糖的情况，未被消化的乳糖会被肠道细菌降解，产生气体和乳酸等代谢产物，引起腹泻、胀气、肚子痛等症状，这就是乳糖不耐受。

随着年龄增长逐渐出现的乳糖不耐受，称为原发性乳糖不耐受。原发性乳糖不耐受的发生有明显的人种差异，我们中国人大都会有。但原发性乳糖不耐受在大龄儿童及成人才会出现，不论什么人种，2~3岁前不会有原发性乳糖不耐受的问题。

肠道发生感染的时候，比如轮状病毒肠炎，会导致小肠绒毛上皮细胞的脱落，而新产生的上皮细胞合成乳糖酶的能力还不那么足，这也可能导致乳糖不耐受，这种**继发于疾病的乳糖不耐受称为继发性乳糖不耐受**。

出现乳糖不耐受之后，如果继续喝含乳糖的奶，就可能导致腹泻症状加重或者持续更久，基于这个考虑，医生可能会建议腹泻的孩子更换为不含乳糖的"腹泻奶粉"。

那是不是孩子一腹泻就建议采取无乳糖的饮食？

并不是。

因为当前已经有强有力的证据证实母乳喂养能降低腹泻的发病率和死亡率，所以对于**母乳喂养的腹泻孩子**，目前国内外的指南都很一致地认为，应该继续保持或增加母乳喂养，**不需要换普通配方奶或无乳糖食物**。

对于配方奶喂养的孩子，目前虽然有一些争论，但大部分权威医学机构仍认为没必要常规换为无乳糖奶粉。

世界卫生组织一直建议，对急性腹泻的孩子应继续原来的喂养，并强调说那些产品广告中宣称的用于腹泻患儿的特殊配方奶粉是昂贵和不必要的，不应常规食用，有临床意义的牛奶不耐受极少见。

美国儿科学会的指南认为，腹泻虽然可能影响乳糖酶分泌，但大部分都不会到出现临床症状或影响吸收的程度，所以也推荐腹泻孩子采用该年龄段的普通饮食，包括含乳糖的奶制品，而不需要做严格的限制。加拿大的相关指南同样认为腹泻时给无乳糖奶粉是没必要的。

世界卫生组织、美国和加拿大的腹泻指南发布至今时间都比较久了，观点会不会过时了呢？

2013 年 Cochrane 有篇综述总结了无乳糖饮食对腹泻影响相关的研究，认为使用无乳糖饮食能让孩子腹泻的持续时间缩短大约 18 小时，也能让治疗失败（腹泻或呕吐症状无改善）的机会减少一半。

但这些研究来自不同收入水平的国家，大部分是对病情相对较重的住院孩子的研究，不具有普适性，而且不是双盲研究，结论的可信度不那么高。加拿大的医生认为，不足以据此改变之前指南的推荐。

这份 Cochrane 综述出来之后，世界卫生组织、美国、加拿大没有出台新的指南推荐意见。2014 年，欧洲倒是推出了一份新的急性胃肠炎指南，这份指南也提到了 Cochrane 的那篇综述，但仍然明确说：目前不推荐在门诊常规使用无乳糖奶粉。

总的说来，现在普遍的观点是**腹泻可能影响乳糖酶的分泌，但出现继发性乳糖不耐受表现的很少，所以腹泻不需要常规换为无乳糖饮食**，尤其是病情不重的门诊患者。所以，目前大部分国家的相关临床指南不推荐常规换为无乳糖奶粉。但住院患者，或者腹泻持续时间比较长者是可以换的，比如世界卫生组织就建议腹泻超过 2 周且普通饮食状况下症状没有改善者换为无乳糖饮食。

第

10

篇

了解这个病，或许可以避免一些悲剧

曾有段时间，我所在的科里十天内连续收了三个睾丸坏死的男孩，都是因为"疝气"卡住引起的。几个月的孩子就被迫切除了一侧睾丸，家长痛心，医生也很惋惜。

能导致睾丸缺血坏死，说明卡住的时间已经不短。肠子和睾丸被卡住了，孩子也不可能没有任何反应，很多孩子持续哭闹、吐奶，但家长没听过这种病、没有这个意识，也就发现不了问题，最后觉得不对劲了送到医院，却为时已晚。

疝气卡住后除了可以引起睾丸缺血坏死外，也可导致肠管坏死，甚至引发肠穿孔，危及生命。发生这些悲剧的往往是父母根本就不知道孩子有这个病，或者知道这个病但不知道还会有这些风险。每个父母了解一下这个疾病，也许可以避免很多孩子的悲剧。

那什么是疝气呢？疝气是俗称，医学上的"疝"是指部分组织或器官离开了正常的部位进入别的部位，也就是有部分组织越界了，去了不该去的地方，正常情况下是过不去的，能过去是因为存在缺损。与成人可能存在后天性因素不同的是，儿童腹股沟疝基本都是先天性的。

在胎儿发育的过程中，正常应该闭合的鞘状突（男）或Nück管（女）没有闭合，导致腹腔在腹股沟内环口位置有一缺口，肠子、卵巢或大网膜沿着缺口跑到腹股沟内或者阴囊里，然后鼓起一个包——这就是儿童腹股沟疝。

如果你发现孩子腹股沟或者阴囊鼓起来，尤其是哭闹、解大便、走路、跑步或其他用力活动的时候出现，安静的时候消失了，那就可能是腹股沟疝了，需要找医生看看。在鼓包的时候拍下照片给医生看，也会方便医生判断。

腹股沟疝有三种状态：一种是鞘状突或Nück管没有闭合，有个缺损在那里，但肚子里的东西没有进去；第二种是有东西通过缺口跑进去了，但没有被卡住；第三种就是不但有东西跑进去了，还被卡在里面出不来，也就是前面说的导致睾丸坏死的那种情况，是最严重和危险的状态。

相对于第三种状态，前面两种对孩子的影响比较小。第一种状态孩子可以没有任何症状，但随时可能变为第二种和第三种状态；第二种状态可能会因为肠管弯折于腹股沟管内而出现下腹部的坠胀、肚子胀气，影响孩子的食欲和活动。另外，因为疝气让自己和其他孩子显得不一样，还可能影响孩子的心理发育。

通过未闭合的鞘状突或Nück管跑到腹股沟管里的器官，男孩最常见的是肠子，女孩最常见的是卵巢。一旦卡住了，就变成了第三种状态。卡住时间长了，肠子或者卵巢就会缺血坏死。如果是男孩，还可导致睾丸坏死，原因是睾丸的血管就紧紧贴在鞘状突后面，肠子一旦被卡住，睾丸的血管也就被压住了，血流不过去了，睾丸就会发生坏死。

当然并不是卡住马上就会坏死，只有卡得很紧，时间比较长，才会出现坏死。有人做过动物实验，缺血4小时就可以导致睾丸坏死。所以，一旦卡住了，就要尽快想办法松开，避免发生严重的后果。

哪些孩子更容易卡住呢？一般来说，缺损大的疝气反而不太容易卡住，因为肠管进出活动的空间相对更大，反而是那种缺损比较小，有些孩子甚至以前都没发现过有疝气，突然就腹股沟鼓起个包，然后痛得直哭，抱到医院时发现已经卡住了。

什么情况下容易卡住呢？一切可以增加腹腔压力的活动都可能诱发嵌顿，比如哭闹、解大便、剧烈活动。越来越多的肠子在腹腔压力作用下挤进了腹股沟内，越挤越紧就发生了嵌顿。疝气卡住之后，平时软软的、轻轻捏揉可能就消失的包块，突然变得很硬。孩子哭闹，不让碰，时间久了孩子还会出现呕吐、肚子胀。

大孩子卡住了家长一般都可以发现，因为孩子大了，家长往往都已经知道孩子有这个问题，而且大孩子也可能自己说，即便不会诉说，疼痛引起的哭闹还是有些不同寻常，往往会引起家长的重视然后找到问题，不会耽误太长时间，这也是大孩子的嵌顿疝很少引起器官缺血坏死的一个原因。

相反，孩子越小，尤其是新生儿的嵌顿疝不太容易被发现。一是这个年龄的孩子本来哭闹就比较频繁，不太容易引起重视；二是很多家长也不了解这个疾病，而卡住的疝往往并不大，不容易被注意到，尤其是冬天穿着厚厚的衣服时，别说是家长，就是医生没想到这个问题不去查看腹股沟也会遗漏诊断。

小孩子器官组织都很娇嫩，睾丸、肠管对缺血更敏感，较短时间内就可能发生坏死性损伤。所以，大部分嵌顿疝引起的组织器官坏死都发生在3个月内的孩子，尤其是新生儿。

相对男孩来说，女孩的疝气发病率要低很多。国外的统计数据显示，男女比例大约是9∶1。与男孩的疝内容物主要是肠管不同的是，女孩的疝内容物往往是卵巢，而且出现嵌顿导致缺血坏死的机会要小很多。

前面说了，疝气第一种、第二种状态随时可转变为第三种状态。卡住了，也就是医生所说的嵌顿疝，也是最危险的状态。如果方便的话，应该尽早找医生处理。

当然也有很多时候找医生不那么方便，那家长是不是什么都不能做呢？也不是，如前所说，一切可以增加腹部压力的活动都可以诱发嵌顿，那在没有医生的情况下该怎么让卡住的疝气复位呢？那就是停止一切可以增加腹部压力的活动。所以要尽量安抚孩子，让孩子躺下，最好把屁股垫高一点，在安静的环境下让他放松。如果孩子能彻底放松甚至睡着，确实有部分嵌顿疝可以自行复位。

但自己复位的疝气还是很少，尤其是孩子被卡住后很痛苦，很难让他放松下来。只要有条件就尽量找医生处理，卡住后自己在家观察的时间最好不要超过 1 小时，对婴儿，尤其是新生儿，更是一刻也别耽搁。

对于卡住的疝气，如果时间不是很长，医生一般会尝试做复位，也就是用手把掉出来的东西推回肚子里去。这个过程对孩子而言很痛苦，也有一定的风险，因为卡住的肠子和睾丸有没有坏死不是那么好判断。当然，医生可以根据卡住的时间长短、孩子的反应、肚子胀的情况、腹股沟阴囊红肿的情况有个大概的判断，但不是那么准确。

另外，挤推肠子本身存在一定的风险。肠子有坏死当然更容易破，即便肠子没坏死，在外力的挤压下也一样可能发生破损，一旦破损，肠子里的大便就会漏进肚子里，那就是非常严重的问题。

嵌顿疝做手术肯定不会做错，因为指征是很确切的。手术不仅可以松开卡住的肠子，还可以同时做修补，彻底解决疝气的问题。但疝气急诊手术和平时做手术还是有点不一样，急诊做的切口要更大，而且因为组织卡住后会水肿，解剖没那么清楚，疝囊更容易破损，所以术后瘢痕会更大一些，复发的概率也更大一些。

疝气复位成功了并不代表万事大吉了，因为肠子的情况还不那么清楚。有些情况，比如卡得时间比较长、复位很费力的孩子，医生可能会让孩子留院观察一下，确认没事再回家。但只要缺损还在，能卡第一次就能卡第二次，为避免卡住给孩子带来的痛苦和风险，选个孩子身体很好的时机到医院做个择期手术，把疝气补上才能万事大吉。

因为卡住有导致严重后果的风险，而疝气又极少有自愈的可能，所以一旦确诊，就应该手术治疗。但具体什么时候做手术，医生的看法有些不同。

国外一般是确诊了就建议尽早手术，哪怕是新生儿。理由是孩子越小，发生嵌顿的风险越大。因为根据统计，疝气卡住导致肠子和睾丸坏死这些严重并发症主要发生在 3 个月以内的孩子，尤其是新生儿，为避免这些严重风险，尽早手术是有道理的。

孩子年龄小，手术也有困难的地方。孩子越小，对麻醉医生和手术医生的能力要求也越高。新生儿和小月龄婴儿麻醉后呼吸抑制的风险会更高一些。孩子小，组织也更娇嫩，分离缝扎的时候更容易破损。如果是做腹腔镜微创手术，孩子小，肚子里的操作空间就小，操作也会更困难一些。考虑到这些因素，不同的医生会根据自己的经验给出不同手术时机的建议。国内很多医生倾向于在 1 岁左右做手术。

但这是针对没有嵌顿过的孩子，一旦有过嵌顿，复位成功后都应该尽早手术。相比嵌顿的危害，麻醉、手术的那些困难不算什么，对经验丰富的专科医生来说，年龄也确实不是什么问题。

手术也是目前疝气治疗效果最确切的方案，疝气带、硬化注射等都是没有验证过的方法，效果不确切，而且不安全，不要去尝试。

裴医生贴士：两个和疝气相似的疾病

鞘膜积液

腹股沟和阴囊摸到包块，不一定就是疝气，还有可能是鞘膜积液。这是一种性质和疝气几乎一样的疾病，不同的是疝气掉下来的是肠子、卵巢、大网膜，而鞘膜积液则是肚子里的水流下去存积在某个没有闭合的管腔里，形成一个包块。

这个包块一般活动后会增大，所以往往下午看起来会大一点，早上醒来会小一点，挤捏也一般不能变小或者消掉。用电筒对着包块照射，可以看到里面是透亮的，有经验的专科医生通过触摸基本可以区分这两种疾病。

因为发病的原因是一样的，这两种疾病也可以同时存在。又因为性质相同，所以在手术治疗上两种疾病也没有区别。但和疝气相比，鞘膜积液不存在嵌顿的风险，危害比较小，而且自愈机会也比较高，所以手术没有那么紧迫。在手术时机上，医生的建议也会有些不一样，两三岁还没有自愈的鞘膜积液，大部分医生会建议手术。

脐疝

脐带脱落不久，有些家长发现孩子一哭闹肚脐就突起来，圆圆的，一捏就瘪了，里面还咕咕响，看起来很吓人，这就是脐疝。

脐疝发病率很高，但好在危害很小，极少会卡住肠子，除了外观上有点难看，不会对孩子造成什么影响。

到了1岁半左右，脐疝大部分可以自愈，不需要贴硬币、绑带子去压迫，也很少需要手术。即便手术，也一般要等到4岁以后再做，除非是局部缺损特别大（＞2cm），或者在一两岁之后缺损还在继续增大，那自愈的可能性就比较小，应该早一点手术处理。

虽然脐疝极少有卡住的情况发生，但如果家长发现突起的包块变硬，孩子疼痛、哭闹，也要警惕，必要时应去医院找医生检查。

防不胜防的肠套叠

孩子小的时候，因为不会说话，主要是通过哭闹和外界交流。哭闹的原因有很多，饿了、拉臭了、衣服穿得不舒服都可能会哭闹。

大部分哭闹是正常的，持续时间不长，也没有其他的异常，通过安抚可以缓解。但有的孩子哭闹是因为疾病带来了痛苦，甚至是一些比较急的病，那就需要小心了，比如前面讲的疝气卡住了。此外，当孩子无缘无故地出现阵发性哭闹，哭闹 10 多分钟，安静几分钟，又出现一阵哭闹，反复持续，那就要警惕一种疾病——肠套叠。

肠套叠就是一段肠子钻进了邻近的肠子里，被卡住了出不来，主要的风险是时间长了，卡在里面的肠子会发生坏死，导致严重的后果。肠套叠是小儿普外科三大急症之一。既然是急症，所以处理的主要工作都要交给医生，家长所要做的就是早点发现孩子的问题，并想到这个病，然后及时将孩子送到医院。

哪些孩子应该警惕肠套叠呢？4～10 个月是肠套叠最好发的年龄，这个年龄段的小胖子，尤其是男胖娃，应特别警惕。2 岁以上的孩子，肠套叠的发生率逐年降低。如果新生儿和 5 岁以上的孩子发生肠套叠，要小心是不是肠子上长了东西。

除了特征性的阵发性哭闹，肠套叠最常见的表现还有呕吐和拉"果酱样"大便，这都是肠子被卡住后所致。医生根据这些表现，再加上摸肚子，摸到一个长条的包块，就基本可以确定。但有些孩子哭闹得厉害，挺着肚子，或者孩子太胖了肚子胀得厉害，就不那么好摸，需要靠超声检查来确定是否有问题。

有的孩子表现得很不典型。细心的家长就觉得孩子脸上一阵阵发白，面容有点痛苦，觉得不对劲就送到医院，结果证实是肠套叠。还有的孩子仅表现为呕吐或者大便有点血，没有别的症状，不仔细检查很容易遗漏。曾经有个同事接诊过一个因为从床上摔下后有点吐的孩子，以为是脑震荡，肚子也没摸出什么异常，但觉得还是有点不对劲，于是做了个超声检查，结果却发现是肠套叠，真是让人防不胜防。

如果孩子得过一次肠套叠，家长的警惕性一般都很高，只要发现孩子不对劲就会送到医院，所以基本不会有耽误，拖到发生肠坏死、休克的往往是第一次发病的。医生其实也一样，漏诊过一次肠套叠，腹部超声的开单率也会迅速上升，这就是警惕性提高后的反应。

肠套叠诊断明确后治疗并不难，通过灌肠，也就是朝屁股里打气或者打水，靠气体或水的压力将钻进去的肠子冲出来，虽然少数情况下会发生肠穿孔，但90%以上可以通过这种方式治好，治好后大部分也不会复发。对于那些卡得很紧冲不出来的情况，就只有手术了。还有一些卡得时间长，估计有肠坏死可能的，就不能灌肠，也只有手术。如果确定是因为肠子长东西引起的肠套叠，只有手术去除病因才能避免再次发生套叠。

孩子得过肠套叠的家长都觉得很恐惧，很想知道怎么去预防。遗憾的是，除了肠子长东西引起的继发性肠套叠，目前肠套叠的发病原因还不是很清楚。有的认为可能和饮食改变有关，有的认为和神经失调有关，但都没有很确切的证据。

比较明确的是，一些肠道病毒和呼吸道病毒感染可以诱发肠套叠。所以，虽然很难预防，但还是要尽量做好孩子的个人卫生。

第

12

篇

一次沉重的选择

2013 年 7 月的一天，半夜从外院转诊来一名小女孩，被父母抱到病房时脸色苍白，门诊超声检查考虑为肠套叠。前面我们已经说过，肠套叠是一种儿童常见病，就是一段肠子钻进旁边肠腔内被卡住出不来，主要的风险是时间久了卡在里面的肠子会慢慢缺血坏死，一般是通过灌肠来解除套叠，但对怀疑已有肠坏死的孩子只能做手术。

这个孩子发病时间很久了，肚子胀，脸色苍白，肚子可以摸到长条的包块，摸肚子不哭也不闹。看过孩子后，我觉得病情已很危重，完成手术准备后就马上推进了手术室。

手术开进去，里面的情况和术前判断一样，肠套叠，而且是小肠套叠，一种更少见、更难复位的类型，套入的肠管长达 1 米，这 1 米的肠管呈暗紫色，只有局部稍有点血色，肠壁上还有一个息肉样肿物，这个直径不到 2cm 的肿物就是诱发肠套叠的元凶。看着这样的肠管，我对助手说"恐怕这段肠管留不住了，得切。"

就在量完肠子这几分钟后，原先暗紫色的肠子有些红润了，解除压迫之后，肠子的供应血管恢复了血流，已经缺血的肠子似乎渐渐开始缓过

245

来了。

这时候我开始犹豫了，对于这段肠管，切，还是不切？切的话，不用担心后期肠坏死的问题，但是孩子将失去一半的小肠，可能导致发育落后；不切的话，现在不太好的肠子术后出现迟发性坏死的风险不小，这将导致严重的后果，而且需要在切除肠壁肿物后再做肠吻合，术后吻合口瘘的风险至少要增加1倍。

在肠管可疑坏死的情况下，切除肯定是符合原则的，我可以很坦然地和家长交代，"这段肠子留下来风险太大，为了安全，还是切了。"哪怕术后真的出现了短肠综合征，肯定也怪不到我头上来，因为没谁能保证它留下不会出问题。切除对孩子来说可能不是最好的选择，但对手术医生来说肯定是更安全的选择。

在肠管有存活机会的情况下，不切除肯定也是符合原则的，在肠管颜色红润、血管有搏动的情况下，留下来肯定也没有错。如果留下来的这段肠子好了，皆大欢喜，孩子保全了几乎全部的肠管，医生会很有成就感。但如果这段肠子又慢慢坏死，将导致大量毒素吸收，甚至肠穿孔，很可能要了孩子的命。真要出现这种情况，医生自己的挫败感什么的就不提了，在现在的医疗环境下，如果孩子手术后死了，家长即便不和你拼命，也很有可能大闹医院，索要巨额赔款，医生自己也可能在医院里一辈子都抬不起头。

切或者不切，可以影响一个孩子的命运，一个家庭的命运，甚至医生自己的命运。

当然，作为一个在临床上摸爬滚打很多年的外科医生，对这种状况已经习以为常，这些分析也是条件反射一般在脑海里瞬间完成。虽然套叠肠管切或者不切可以犹豫一下，但长有肿物那一段肠子是必须切除的，切那段肠子的时间正好也可以作为肠管血运的观察期。所以，我毫不犹豫地开始动手离断肿物所在肠管对应的系膜了。几分钟后，系膜断好了。这时，再检查原来发黑的肠管，肠管竟然已经红润了，虽然肠壁仍然水肿，但肠管的颜色和正常肠管几乎没有区别，系膜血管也在搏动，面对这种肠管，我敢肯定绝大部分医生都作不出去切除的决定。我和助手都长出了一口气，终于不用把孩子那么长的肠子切掉了。

手术后，孩子回到病房就出现持续发热，体温就没低过 38.0℃，心率快，肚子胀。术后第 3 天，孩子的状况依然没有任何改善的迹象，已经有休克早期的表现，于是转入 ICU。虽然孩子住院后就告知病重，但迟迟没有住进 ICU，主要还是因为孩子的家庭经济状况不太好，完全靠孩子的爸爸开出租车支撑着整个家，对很多普通家庭来说，进了 ICU 意味着花钱如流水，都很难承受，更别说像他们这样的状况了。但孩子现在的病情已经很危急，不进不行了。

孩子转入 ICU 后，提升了治疗级别，但病情仍在恶化，休克症状越来越严重，这个时候如果不处理病因，再盲目等下去估计孩子扛不了多久。虽然在这种病情下再次手术的风险极大，但再次剖腹探查恐怕是孩子生存的唯一希望了，所以在术后第 5 天清晨，我们一致决定再次手术。

在 5 天之内进行第 2 次手术，很多家长都无法接受，但孩子的父母没有任何质疑和怨言。一是家长知道孩子来的时候已经很危重，而且术前、术后都交代过有再次手术的可能，各种预后的可能性都做过很详细的沟通；二是孩子的父母确实通情达理，而且对我们有着充分的信任。家长没有任何怨言地签了同意书，默默地看着我们把孩子推进了手术室。

第 2 次手术过程中，虽然术前也有猜到这个可能性，但目睹了腹腔里面的情况仍是让我如坠深渊：肠坏死，第一次被套入的那段肠子已经完全坏死了，坏死组织释放的大量毒素以及并发的感染是导致孩子术后病情持续加重的罪魁祸首。我们只得把坏死肠管做了切除。

走出手术室，我心情沉重地向家长交代了手术中的情况，并告诉他们第 2 次手术虽然做完了，但因为孩子之前的感染太严重，术后恢复仍然不容乐观。也许是见过、听过太多医闹，孩子父母的表现真是让我动容，除了感谢我们的抢救，没有一点猜疑，没有一句质问。这种信任反而让我心生愧疚。虽然我当初也是想着为孩子好，为了给她多保留1米的肠子，但现在事实证明我的决策是错误的，不但没有留住肠子，还将孩子置于命悬一线的境地。我只能在心里暗下决心，尽自己最大努力去把孩子救回来。

再次手术后，孩子的病情似乎并没有好转的趋势，术后两天心率都维持在每分钟200次以上，由于炎症介质影响了血管的通透性，孩子全身水肿，眼睛都无法睁开，肚子胀得像皮球，感觉死神就蹲守在旁边等她咽下最后一口气。那段时间，内疚、担心、恐惧、焦虑时刻折磨着我，根本睡不着觉，每天上班第一件事就是去ICU查看她的病情变化，值班时只要空下来就守在她的床边，盯着监测指标的波动，盼望着奇迹降临逆转病情，但奇迹迟迟没有出现……

接下来的好几天，每天去检查这个孩子的时候，都是孩子妈妈默默守在ICU门口，看到我就跑过来询问病情。我问孩子爸爸怎么不来了，她说这段时间因为孩子生病，他一直没开出租车，损失了很多钱，现在孩子住在ICU里面，看不到孩子也帮不上什么忙，还不如去开车赚点钱交医药费。我在心里默默地感叹，为孩子有这样的父母而庆幸，也为自己能遇上这样的患者家属而庆幸。

也许是ICU医生和我们的努力没有白费，也许是幸运之神的眷顾，终于，在术后1周，在我已处于绝望的深渊时，孩子的病情竟然有了好转的迹象，渐渐有了排便，心率逐渐下降并平稳，全身水肿慢慢消退。她在术后十几天后出了ICU，回到了普通病房。再经过一段时间的治疗，孩子完全恢复了健康，恢复进食后也没有出现短肠综合征的症状，顺利出院了。出院那天孩子父母对我们医护人员千恩万谢，见证了整个治疗过程的护士说，她的康复比以往任何一个孩子的康复都让人高兴。

虽然我们帮这家人申请到了一万元的救助基金，到出院的时候，他们仍然欠了三万多元钱，但是没有人和家长提欠费的事情，我们默许孩子出院了。虽然没有人去催过账，但3个月后家长自己回到医院把所有欠账全还上了。整个治疗过程历时近1个月，历经艰险磨难，但结局很完美，还有些感动。

回过头看，从医以来，做过的腹部手术自己都数不清了，但迟发性肠坏死还是第一次碰到，如果重来一遍，我能否作出不同的选择来避免这次术后并发症？恐怕未必。

医学发展到今天，有了很多进步，但仍然存在很大的局限性。病症本身千奇百怪，在不同的人身上，甚至同一个人在不同阶段都可能有不同表现，我们对人类自己的身体还有太多的未知，对很多疾病的认识还很不完全。开刀或者不开刀，开刀后会发生什么，需不需要再开刀，什么时候再开刀，很多时候都是凭借医生自己的知识和经验去估算，根据概率的大小、收益和风险的权衡作出决策。决策正确率的高低和医生的素养、训练有关系，但很多时候也和运气有关系，不可能每一次都能作出正确的决策。是人就会犯错，水平最高的医生也会有犯错的时候，我们可以在经验和教训中不断总结经验，提高正确率，但永远无法保证不会犯错。

对这个孩子，如果第一次手术中评估是100%可以存活或者会坏死，那都不需要犹豫就可以作出选择。但现实是医学问题大部分时候都不是100%，很多时候要面对的是60%对40%，甚至51%对49%，又该如何抉择？哪怕是99.9%对0.1%，会坏死的机会很小很小了，但谁又能保证不会碰上了那0.1%？发生了，对患者而言就是100%。如果患者和医生一样可以认可那0.1%的风险，我相信所有的医生都愿意去冒这0.1%的风险而争取那1米多的肠管。99.9%的正确率对医生来说是很好的成绩，做1000台手术，999台都没有问题，但剩下的那一台出问题就可能让一个患者失去生命。

我想没有医生愿意看到自己的患者出现问题甚至死亡，绝大多数情况下，医生和患者的目标是一致的，那就是战胜疾病，患者收益最大化，风险最小化。

但因为种种原因，中国医患关系的现状是剑拔弩张，医患互不信任，互相提防。一方面，患者经常会质疑医生的医疗措施是不是掺杂了私利，有的人只要有了不好的预后，不管医生是否有违诊治规范，都讨要说法，甚至诉诸暴力，以致杀医血案频现。另一方面，医生为了尽量减少漏诊误诊，多做检查，不敢采取有效、对患者有利但可能要冒一点风险的措施，或者不想承担任何责任，干脆让患者自行选择方案；不敢收治疑难复杂、预后不好的患者，远离有猜疑行为的患者，这样的结局就是医患两伤。

在这个故事里，我认为正是因为家长的宽容，才能让我们正视治疗中的失误，全心全意地投入救治中去，也正是因为医患之间完全信任，才最终携手化解了诊治过程中的一个个危机，争取到了每一分希望，战胜了死神，挽回了孩子的生命。

肛裂，被忽视的常见病

儿童肛裂，很多家长可能都不知道这个病，知道这个病的，也大都不认为这是一个多大的问题。

事实也是，肛裂就是肛门有个裂口，有点痛，有点出血，有一部分孩子即使不处理过段时间也自己长好了。在以前我也是这样认为，直到出专科门诊之后，发现这个病其实占据了普外专科门诊的很大比例，也给孩子带来了很多痛苦，但普遍容易被家长忽视。

来看这个病的，大多数家长并不知道孩子是肛裂，常常是看到孩子大便有血了，担心有什么严重问题才带来医院。还有些是无意中发现孩子肛门周围有个小肉赘，以为是痔疮而来就诊，后者其实已经是慢性肛裂了，也就是病程已经有 8～12 周了，孩子一直在承受着病痛而家长一直未察觉，再治疗的难度大不说，还让孩子承受了很多本可避免的痛苦。

儿童肛裂发病率很高，除了本身给孩子带来的疼痛外，还会加重便秘，给孩子的身体和心理带来一系列影响。所以疾病虽小，给孩子的影响却很大，家长应该重视起来。

便秘可以诱发肛裂。大便粗硬，超过了肛门顺应扩张的限度，就可能导致肛门皮肤黏膜撕裂，一般是在肛管上下正中线形成纵行裂口，这可能是肛裂的主要发病原因，所以肛裂的孩子大多有便秘史。但很多1岁以内有肛裂的孩子大便很好，并无便秘，他们出现肛裂的原因并不那么清楚。

一旦有了肛裂，孩子下次大便的时候，伤口被牵拉刺激，就可能出现疼痛和出血，表现出来就是孩子不敢大便，大便时疼痛哭闹，大便表面有鲜血，或者大便后肛门有鲜血滴出，裂口深的有时候出血还比较多。

不敢大便会加重便秘，大便越来越干硬，又加重肛裂，形成恶性循环。久而久之，裂口的慢性炎症反应会导致局部肉芽组织增生，形成突起的小肉赘，称为"哨兵痔"，这是慢性肛裂的主要特征之一。因为肛裂主要发生在肛管的上下正中线，所以哨兵痔也主要位于肛门这两个点。有经验的儿科医生一看到肛门这两个位置的小肉赘，大致就知道孩子是什么问题了。

正如前面讲过，便秘是引起肛裂的主要原因，所以解决好便秘问题是治疗肛裂的关键。肛门不再反复被干硬的大便撑开，肛裂才有愈合的机会，很多孩子便秘好了，肛裂也就慢慢长好了。

此外，还可以对肛门的局部伤口采用一些对症处理，主要是保持裂口周围清洁，比如用温水或高锰酸钾液坐浴，尤其是大便之后，不仅可以清洁消毒，还可以改善局部血液循环，促进愈合。通过这些保守治疗方法，急性肛裂大多数可以在2周左右痊愈。

对于儿童慢性肛裂，主要也是采用上述保守治疗方法。便秘消除了，肛裂长好了，炎症刺激消退了，肉赘也可能会慢慢平整，但需要比较长的时间，当然也可以手术切除。

也有在肛门局部外用硝酸甘油软膏、局麻药膏、地尔硫草软膏等方法，目的是靠这些药物松弛肛门括约肌，不让伤口再被撑裂。但目前研究的结论是这些药物只比安慰剂强那么一点，而且有些还有头痛、短期内肛门污粪等副作用，目前国内很少应用。手术切开内括约肌是治疗肛裂的最后选择，而且因为存在术后肛门失禁的风险，国内也少见有应用于儿童肛裂的治疗。

第

14

篇

肛周脓肿和肛瘘

有些病在医生眼里很小，小到没有多少医生愿意去深入研究，但这些病却给孩子带来了很多痛苦，也给家长增加了很多困扰，儿童肛周脓肿就是这样一种病。

在小儿外科门诊，肛周脓肿并不少见。很多家长为此天天往医院跑，排队、挂号、换药，好不容易伤口长好了，过一阵子脓肿又复发了，然后又一次切开引流、排队、挂号、换药，周而复始，反复几次，迁延数月。过一阵子医生还说形成了肛瘘，要做手术，真是让人抓狂。

顾名思义，肛周脓肿就是长在肛门周围的脓肿，是细菌感染之后，肛周组织坏死、液化之后形成的腔隙。和其他部位的感染病灶一样，肛周脓肿也主要表现为红肿热痛，只是孩子小不会诉说，脓肿位置又隐蔽，大部分脓肿还比较小，很少引起发热等全身症状，所以不容易被家长发现，往往是孩子大便或者坐着的时候哭闹才引起注意。

肛周脓肿的发病原因还不那么清楚，很多患病的孩子被发现肛隐窝比正常孩子更深，所以推测可能和这种异常的肛隐窝有关。2 岁以内的孩子，肛周脓肿基本都发生在男孩，有人检测发现 1~3 月龄男孩的睾酮水平较高，而1～2月龄又刚好是肛周脓肿发病的一个高峰期，所以推测可能和孩子的性激素水平有关。2岁以上孩子的肛周脓肿性别倾向不那么明显，而且有些是继发于克罗恩病。

上面说的这些发病因素都是人为无法改变的，所以也没什么好办法预防。但临床上发现不少孩子都是腹泻之后发病的，所以也不除外大便污染刺激肛门而诱发。至于肛裂能否诱发目前并不清楚，但保持良好的饮食和排便习惯，避免腹泻和便秘，做好肛周的清洁总不会错的。婴儿的皮肤很娇嫩，为避免摩擦损伤诱发感染，擦拭肛门的时候应该尽量用柔软无刺激的湿巾。

肛周脓肿大小不一。小的只有米粒大小，在不知不觉中自己破溃痊愈都有可能；大的如核桃大小，甚至导致整个臀部红肿，需要住院治疗。90%的肛周脓肿都是一处或两处，如果把肛门看作一个时钟，脓肿主要发生在3点和9点的位置（仰卧位时），大约占了70%。正是因为这个病很小，国内外研究得都不够深入，与发病机制不明确一样，它的治疗方法也有一些争议。

根据外科的治疗原则，脓肿只要表面泛白，看得到脓液，脓腔软化摸起来有波动感，就应该切开引流，把脓液排出来才好得快，绝大部分脓肿都是这样处理的，包括肛周脓肿。但肛周脓肿做切开引流之后确实存在较高的复发率（约1/3），也有很多会形成肛瘘（1/5～1/3），也就是脓腔外口和肛管之间形成了一个慢性炎性瘘管。

但在2007年，美国《儿科学》杂志发表了一篇文章，认为1岁以内的肛周脓肿和其他年龄段的肛周脓肿性质不同。根据两个医学中心的病例总结，发现1岁内的肛周脓肿只进行肛周护理和抗感染治疗，后期发生肛瘘的比例远低于做切开引流的孩子，加用了抗生素的孩子发生肛瘘的比例更低。这个结论打破了大家的常识，所以很快就有人提出了异议，认为这是回顾性研究，不是随机分组，而且没有记录脓肿的大小，也许医生对大的脓肿采取了切开引流，对小的脓肿采取了保守治疗，脓肿大小不一样并发肛瘘的概率自然也不一样。

事实也是，大部分研究的结论都和那篇文章的结论不同。比如，在2011年《国际小儿外科杂志》上的另外一篇文章认为，切开引流和保守治疗两种方法的复发率和肛瘘发生率没有统计学差异，而且前者的发生率更低。至于是否需要使用抗生素，很多研究的结论也不一样，有的说抗生素可以降低复发和肛瘘形成的概率，但也有研究认为使用抗生素不能减少肛瘘的发生。总体而言，对于肛周脓肿的治疗，切还是不切以及抗生素的作用都是有争议的。

在临床实际中，对于比较小的、液化不完全的脓肿，大部分医生采取保守治疗，包括肛周的清洁护理，也可以便后用高锰酸钾液坐浴，部分医生会建议口服抗生素，有一些脓肿就慢慢痊愈了。但对于慢慢增大，液化明显了，比如看到了脓液，摸起来有波动感的脓肿，大部分医生会建议切开引流。抛开复发、肛瘘这样的问题，虽然切开对孩子有些痛苦，但切开后把脓液放干净了，也可以缓解局部的炎症刺激，减轻孩子的痛苦。对于年龄比较小，又有发热这样全身症状的患者，很多都会收入院治疗。

因为位置靠近肛门，伤口很容易被粪便污染，所以切开后同样要加强伤口的护理，及时清洗，保持干燥很重要。对于脓肿复发的患者，处理原则和第一次发病的差不多。对于形成肛瘘的，也不是没有自愈的机会，有文章说自愈率约1/6，但平均要5个多月。如果久不愈合，就行瘘管切开（包括挂线）或瘘管切除手术。好消息是儿童的肛瘘大部分为简单型，没有成人的那么复杂，预后比较好，基本不影响肛门功能。2岁以上孩子的肛周脓肿，治疗方法和成人的肛周脓肿差不多，以切开引流为主，但需要警惕是否继发于其他免疫性疾病。

第

15

篇

孩子得了疱疹性咽峡炎怎么办

　　每年夏天，到儿童医院看疱疹性咽峡炎的孩子就会多起来。孩子得了这个病很多家长忧心忡忡，不知道怎么办。我女儿也得过一次这个病，分享一下这个经历，供同病相怜的家长们参考。

　　2015 年 6 月，女儿经历了全年唯一的一次生病。那天吃完晚饭洗完澡，她说喉咙痛、头晕犯困，然后早早上床睡觉去了。要在平时，她总是玩到我们一再催促下才肯去睡觉。

　　那天晚上幼儿园的家长群里也很热闹，因为很多孩子都发热了。有的说头痛、喉咙痛，有的因为高热去了医院，有的让医生检查了喉咙，说是疱疹性咽峡炎。妻子一边和群里的妈妈们聊天，一边不时去摸女儿的额头，果不其然发现她也烧起来了。

　　平时女儿发热，我多少也会有点担心紧张，倒不是担心发热会出什么问题，而是不知道发热是什么原因导致的。那次我却没怎么担心，因为一个班里突然这么多孩子集体发热，而且有的孩子已经出现咽喉部的疱疹，就很清楚她发热的原因了。

　　不担心的另一个原因是我知道疱疹性咽峡炎是一个预后很好的、没有特效治疗的自愈性疾病，除了等时间，能做的也就只能是对症治疗。

接下来，她间断烧了两天，偶尔还是说喉咙痛、头痛。我检查了喉咙，没有看到疱疹，于是给她特意准备了稀饭，喉咙痛就喝点凉开水。看她精神不错，能吃能玩，体温也没怎么测，退热药也没吃。两天后，女儿所有症状都消失了。

女儿班上 40 个孩子，因为疱疹性咽峡炎，在接下来的周一只有七八个去上学了。有的因为生病没去，有的是因为担心被传染没去。一两天内导致一个班几乎停课，也让我见识了疱疹性咽峡炎的传染性。

疱疹性咽峡炎和手足口病一样，都是肠道病毒感染引起的。手足口病主要由柯萨奇 A16 和肠道病毒 EV71 引起，疱疹性咽峡炎主要由柯萨奇 A 型引起。EV71 也可以引起疱疹性咽峡炎，但比较少。

因为导致发病的病毒差不多，所以两个病的症状也很相似，都可能会有发热、喉咙痛、头痛、呕吐这些症状，也都可能会有疱疹。只不过疱疹性咽峡炎的疱疹局限于咽喉部，以咽后壁、扁桃体、软腭为主，而手足口病的疱疹除了可以出现在口咽部，还可以出现在手、足、屁股、腹股沟区。除非是出现了这些部位的疱疹，手足口病和疱疹性咽峡炎很难鉴别。

同样是肠道病毒感染，在不同的人身上表现出来的症状可能完全不同，有的孩子感染后可以没有任何症状；有的只表现为发热；有的表现为发热、头痛、背痛、呕吐；有的连同疱疹、喉咙痛这些症状全都出现。这些症状持续的时间也因人而异，有的持续两三天，有的持续一周，也有极少一部分出现脑炎这样的严重并发症。对疱疹性咽峡炎来说，小一点的孩子发热更厉害，大孩子头痛、背痛的症状更明显。

因为和手足口病一样都是肠道病毒感染引起的，目前没有针对肠道病毒的抗病毒药物，所以疱疹性咽峡炎的治疗和手足口病一样，都是以对症治疗为主。体温超过 39℃、孩子明显不舒服的时候，可以吃布洛芬或对乙酰氨基酚退热，这些药物同时也有止痛的效果，可以缓解喉咙痛、头痛、背痛。

在家庭护理方面，疱疹性咽峡炎也和手足口病相似。为减轻咽喉部的刺激，尽量给孩子吃清淡的、不需要怎么咀嚼的食物，喉咙痛得比较厉害的时候，给孩子喝凉开水、冰开水，吃冰棒，一方面可以暂时缓解一点疼痛，另一方面可以补充水分以预防脱水，除此之外就是等自愈。

疱疹性咽峡炎很少出现脑炎这种严重并发症，但还是要保持警惕。如果孩子出现头痛、呕吐、脖子僵硬或疼痛，或者行为异常、呼吸急促、精神状态不好，就要及时去医院。同时，如果孩子疼得连水都喝不了，发现有脱水表现也要及时就医。

引发疱疹性咽峡炎的肠道病毒主要通过粪－口传播，也可以通过咳嗽、喷嚏的飞沫传播，在发病前的潜伏期到患病后的几周之内，都会有传染性，以感染后的第一周传染性最强。所以，在群居的幼儿园、学校很容易引起暴发流行。

新上市的 EV71 疫苗可以预防 EV71 病毒引起的疱疹性咽峡炎，但预防不了其他肠道病毒引起的这个病。你不知道别的孩子是不是处于潜伏期，所以只要去上学过集体生活就有可能被传染。好在疱疹性咽峡炎的预后通常都很好，感染了也不必太担心。因为害怕被传染而让孩子几个星期都不上课是不现实，也是不理智的。

除了接种 EV71 疫苗外，我们所能做的是注意卫生，孩子使用的物品、玩具等及时清洗消毒，同时要让孩子们养成勤洗手的好习惯以减少感染的风险。

孩子打鼾，父母怎么办

一直关注我公众号的读者可能知道，我女儿做过扁桃体腺样体切除手术，原因就是腺样体肥大严重影响她的睡眠，这曾经是一个让我非常揪心和困扰的问题。

在手术之前，每次感冒她就因为憋气彻夜难眠，常常是困得不行了，好不容易要睡着了又被憋醒，然后爬起来坐在床上哭，哭困了又倒头睡下，睡下又憋醒，就这样反反复复折腾到天亮。平时不感冒的时候，等她睡了，我和妻子常常蹲在她的床前，听她一声声的呼吸声，呼声大时担心她吸不够气，呼声小时担心她是不是呼吸暂停，那心塞的感觉至今仍是记忆犹新。

手术做了几个月之后，我还是经常观察她的睡眠，再也看不到她张着嘴呼吸，取而代之的是闭唇均匀的呼吸，有时我夜起还是会习惯性地站在她房间听听她的声息，再也听不到沉重的鼾声和无力的哭声，取而代之的是一片宁静，寂静无声的夜晚想起以前心塞的感觉，愈加感觉这份安静的美好。

有时候我想，如果不是生在医学发达的今天，我女儿睡眠剥夺的状况还不知道要持续到哪一天，我们一家人除了揪心地陪着她彻夜折腾，就只能眼睁睁地看着她面颌慢慢变形，牙齿慢慢不齐，身体发育落后和精神认知异常，庆幸的是我们是生活在科学昌明的今天。

阻塞性睡眠呼吸暂停综合征（OSAS）这个问题之所以让很多父母纠结，原因就是很多孩子的症状时好时坏，让家长左右为难，坏的时候恨不得立刻去做手术，好的时候又抱着侥幸心理，想着也许没事了。现在回想起来，最遗憾的是没有更早给她做手术，让她少受一些苦。

我后来将女儿整个诊治过程和心路历程写了下来并和大家分享（请见本书《当医生遇到自己孩子手术》一文），令人欣慰的是陆陆续续有不下10个人告诉我，因为看了我的那些文字，下定决心给自己孩子做了手术，摆脱了困扰。

但偶尔还是在网上看到一些人利用父母们的恐惧心理，鼓吹家长接受其他治疗方式而不要给孩子做手术的。

为了避免更多家长被误导，更多孩子被耽误治疗，还是在这里转述一下美国儿科学会对于 OSAS 的主要观点：

1. 所有的儿童 / 青少年应该检查一下是否打鼾。

2. 儿童 / 青少年打鼾或者有 OSAS 症状的，都应该进行多导睡眠呼吸监测，如果没有条件，可以考虑其他替代性诊断检查或转诊给专科医生进行进一步评估。

3. 推荐把扁桃体腺样体切除术作为扁桃体腺样体肥大的一线治疗方案。

4. 高危患者术后应该住院监测。

5. 术后患者需要重新评估是否需要进行进一步治疗。

6. 没做手术或者术后仍有 OSAS 的，推荐进行持续正压通气治疗。

7. 超重或肥胖的孩子，治疗的同时应该减肥。

8. 轻度 OSAS（睡眠呼吸暂停低通气指数＜5 次 / 小时）但有手术禁

忌证，或者术后仍有轻度 OSAS 的孩子，可以选用鼻内激素。

所以，如果自己的孩子有打鼾，就应该去找耳鼻咽喉科医生检查一下，有条件的最好做一下睡眠呼吸监测，明确一下是否有 OSAS 及其严重程度，再让医生分析一下 OSAS 的原因。如果确认是扁桃体腺样体肥大引起的，美国儿科学会认为治疗主要靠手术，从 2002 年到 2012 年的指南一直是这个意见。

据我的切身体会，国内耳鼻咽喉科医生对于儿童 OSAS 的手术指征掌握比较严格，如果医生建议手术，则要听从医生的安排，不要对药物治疗抱有过大的期望。

对于糠酸莫米松这样的鼻内激素药物，美国儿科学会的意见是可能可以改善轻度的 OSAS，但效果比较弱，长期使用会不会有什么副作用也不清楚，不能作为中重度患者的主要治疗方法。至于中药，效果和安全性并未经过严格验证，更不要去尝试。

儿童腺样体都比较发达，不是腺样体大的孩子都会打鼾，也不是打鼾的孩子都有睡眠呼吸障碍，更不是所有睡眠呼吸障碍的孩子都需要立刻手术。但如果你的孩子打鼾，就应该重视并及时就医，让专科医生进行评估再决定治疗方案。

即便真的要手术，也要正确认识任何手术的收益和风险。扁桃体腺样体切除手术是一个很成熟、操作也不复杂的手术，虽然可能会有些风险，但未必会比长期缺氧和睡眠剥夺给孩子带来的风险更大。孩子生病了难以两全其美，只能两害相权取其轻。

早诊断、早接受正规治疗，是预防缺氧和睡眠剥夺对孩子健康影响的最好方法。

如何应对手足口病

手足口病很常见，每年的夏秋季节都可能出现发病高峰，甚者在一些幼儿园暴发流行。孩子中招后发热、出疹，自己很痛苦，大部分患手足口病的孩子都能自行恢复，但每年都有一部分重症病例住进重症监护病房（ICU），甚者抢救不回来而死亡。虽然这种概率非常低，但依然让家长们对手足口病深怀恐惧。

怎么避免孩子得这个病，得了这个病怎么办？怎样避免发展为重症病例？要解答家长们的这些问题，我们首先需要知道，什么是手足口病。

因为主要表现为手、足、口腔的疱疹，所以这个病被称为手足口病。但疱疹并不局限于这三个部位，屁股和腹股沟区也可能会有疱疹。在出疹之前，大部分孩子会发热 1~2 天，口腔内出疹后孩子会很痛，影响饮食。

能导致手足口病的肠道病毒有十余种，但以柯萨奇 A16 和肠道病毒 71 型（EV71）为主。除了我国批准上市的全球首个 EV71 灭活疫苗，目前没有其他疫苗或者抗病毒药物可以预防手足口病。一旦孩子得了手足口病，和普通感冒一样，只能对症治疗。

孩子发热了，体温超过 39℃就可以吃退热药。生病期间鼓励孩子多喝水，喝冰水可以短时间内缓解喉咙疼痛。饮食上应该尽量选择清淡不刺激且不需要怎么费力咀嚼的食物，以免加重口腔刺激。

人类目前对很多病毒都束手无策，好在手足口病和感冒一样，绝大部分会自己痊愈，但需要警惕一些可能出现脑干脑炎、心肌炎、呼吸衰竭的重症病例。这部分病例虽然很少见，一旦出现却很凶险。如果孩子体温持续在 39℃以上，并且出现精神萎靡或烦躁、呕吐、肢体抖动、无力、站立不稳、呼吸快这些表现，要及时就医。

因为没有特效的抗病毒药，重症病例到了医院也是对症治疗。比如，脑水肿用脱水剂，呼吸困难用呼吸机，只有通过早期干预才能够提高孩子的痊愈率。但医学还没发展到能让每个孩子都扛过来的程度，孩子没救过来未必是医生的错。

大部分的手足口病都是普通型病例，重症病例只是很少一部分，这是一个好消息。但令医生和家长苦恼的却也是这一点：在大量会自愈的孩子中，隐藏着少数几个会有危险的孩子，不得不对所有患病的孩子提高警惕。

孩子得了手足口病，所有的家长都期望自己的孩子不要发展为重症病例。遗憾的是，目前重症病例发生机制还不那么明确，没法预防。只知道重症病例主要由 EV71 病毒引起，所以孩子是否会发展为重症病例，主要和感染的病毒种类有关，和孩子生病后家长做什么无关。另外，如果年龄小于 3 岁，患手足口病 5 天以内的孩子，要特别警惕，因为这是重症病例的高发人群。

手足口病一旦发病，没有特效药，也没办法预防向重症病例发展，家长所能做的是尽量预防孩子被感染，平时注意卫生，让他勤洗手，避免和感染的孩子接触。一旦感染应密切观察，怀疑有重症表现要及时就诊。

因为恐惧重症病例，很多家长和医生会给孩子吃中药来预防病毒感染，或者用利巴韦林之类的药物来抗病毒，用免疫调节剂来预防重症病例的发生。但这些药物并不会减少孩子患病的机会，也不能阻止病情的发展，反而可能增加孩子药物不良反应的风险。

好消息是现在有了新上市的 EV71 疫苗，如果担心孩子得了手足口病发展为重症病例，有条件的家长可以带着孩子去接种疫苗。

手足口病，需要避开哪些坑

手足口病、疱疹性咽峡炎，这两个疾病都是肠道病毒引起的，都可以导致孩子发热、出疹，有的孩子还可能出现一些重症表现，孩子痛苦，家长也担心。

每到这两个疾病高发的季节，家长可能都要面对一些"坑"，我们来了解一下这两个病有哪些常见的坑。

抗病毒药

这两个病都是肠道病毒引起的，所以很多人会想着用抗病毒药，如利巴韦林，以及一些中药，如抗病毒口服液。

利巴韦林只有体外和动物试验中发现有些作用，在人体上的作用没有得到证实，所以不需要用。世界卫生组织和美国疾病预防控制中心都认为没有特效的抗肠道病毒感染的药物，我国的《手足口病诊疗指南（2010年版）》里也没有提抗病毒治疗的事。

那些能清热解毒、消炎的中成药和中药注射液也被用于治疗这两个病。但中医的"毒"不等于病毒，这些药物标示的效果并没有经过严格的临床药物试验验证，更没有被证实对肠道病毒有用，而且有导致严重过敏反应的风险。

手足口病病毒抗体喷剂

每年这个时节，就会有人兜售这种东西，甚至通过幼儿园或者防疫部门销售。但这个东西实际并不是药品，而是"消"字号的卫生消毒产品，上市前不需要任何临床试验，只需获省级卫生行政部门批准。

能引起手足口病和疱疹性咽峡炎的肠道病毒有很多种，感染后虽然主要在口腔、肛周、四肢出现疱疹，但整个肠道甚至全身体液里都会有病毒。外用抗体喷剂所针对的致病原不会包含所有的肠道病毒抗体，就算包含了，能中和一点体表或者口腔内的病毒，也不可能治疗全身的病毒感染或者预防病毒传播。

这样的"消毒产品"其实连消毒功能可能都没有，更别说预防和治疗手足口病了。

免疫增强、调节剂

因为有一部分手足口病或疱疹性咽峡炎的孩子会发展为重症病例，甚至导致死亡，让家长很恐惧。有人觉得是因为这些孩子免疫能力低下，所以就给普通的手足口病孩子应用匹多莫德、脾氨肽之类的免疫增强、调节药物。

先不说这些药物宣传的所谓增强或调节免疫的效果目前并没有什么像样的证据来证实，实际上，手足口病重症病例的发病机制并不清楚，只知道 EV71 病毒感染的孩子风险更大，现在也没有任何药物被证实可以阻止普通手足口病发展为重症病例，所以不需要用这些药。

要想降低重症病例的风险，现在可以做的是接种 EV71 疫苗。

外用的中成药

疱疹以及疱疹破溃后形成的创面，会导致疼痛。所以，医生可能会开一些"清热解毒""养阴生肌"的中成药。

但无论是手足口病还是疱疹性咽峡炎，都是自愈性疾病，这些疱疹持续几天后都会自愈。口内有疱疹时，注意吃没有刺激性的食物，也可以喝冰凉的东西缓解疼痛，必要时吃对乙酰氨基酚或布洛芬止痛。没有什么好的证据证明这些中药能缓解症状或加快溃疡愈合。

抗生素

这两个病虽然都是病毒感染引起的，但被用了抗生素的孩子并不少见。有的孩子表现不典型，只表现为发热而没有出现疱疹及其他症状，就容易被当成细菌感染用了抗生素。有的孩子症状典型，有发热，也有出疹，医生考虑手足口病或疱疹性咽峡炎，但因为查血白细胞或 C 反应蛋白高，考虑合并了细菌感染，也会给孩子开抗生素。

在孩子小、发热原因不明确的情况下，因为医患关系紧张，医生更容易产生"宁可错杀，不可漏过"的心态，所以第一种情况用上抗生素或许可以理解。

第二种情况，对于住院的重症病例，合并细菌感染是可能的。但现实是，大量普通的手足口病或疱疹性咽峡炎门诊患者，精神反应都很好，只是因为查血白细胞或 C 反应蛋白高，就当成了合并细菌感染被用了抗生素，原因是国内很多人建立了白细胞高＝细菌感染的认知，而不是综合孩子临床表现去判断。

以上就是这两个病常见的坑。其实，这些问题完全要家长自己去判断或决策并不现实，尤其是在抗生素的使用上，我们还只能听医生的，也应该听医生的，只是部分医生的认知确实需要提高。但了解这些知识，尤其是那些纯粹骗钱的产品，还是能让大家少掉进一些坑，让孩子少受一些罪。

如何应对"秋季腹泻"

每到秋天，天气转凉，腹泻的孩子就会多起来了，原因是轮状病毒肠炎在秋季多发，所以轮状病毒肠炎又称为"秋季腹泻"。大家可能不知道的是，时至今日，腹泻依然是 5 岁以下儿童死亡的第二大原因。

据估计，在 2008 年，全球约有 45 万 5 岁以下的儿童死于轮状病毒感染，占因腹泻而死亡孩子中的 37%，占 5 岁以下死亡儿童的 5%，所以称轮状病毒为"儿童杀手"也不为过。

轮状病毒的传染性很强，它在体外可以存活几个小时到几个月。在急性期患者的大便里，每 1 克大便含有的病毒数量超过 1000 亿个，而且孩子在出现症状之前就可以排出病毒，一直持续到症状出现后 10 天，所以轮状病毒很容易在家庭、幼儿园里相互传播。

孩子感染了轮状病毒，一旦过了 1~7 天的潜伏期，往往表现为发热和呕吐。大约一半的孩子会发热，但大多是低热，但也有约 1/3 的孩子体温会超过 39℃，大部分孩子会有呕吐。发热、呕吐持续 1~2 天后就开始出现水一样的大便了，一天可以达到 10~20 次，好在腹泻一般持续 3~8 天就能自愈。

虽然是自愈性疾病，但因为轮状病毒肠炎传染性强，发病率高，腹泻能导致脱水、休克，腹泻持续时间长会并发营养不良，以及少数重症病例可导致全身性反应，所以它每年仍然夺走那么多孩子的性命。

即便大部分孩子经过约一周的时间都能自己恢复，但这个过程也足以让很多家长惊慌失措。比如最初表现出的发热，在没有出现其他症状的时候，可能被家长们判断为感冒，然后就给孩子吃上了感冒药。如果出现的是呕吐，又要担心是不是吃坏了东西，开始给孩子吃止吐药了。等到孩子开始拉肚子了，看着孩子不停的"噗噗噗"，很多家长又开始心塞了，然后就开始蒙脱石散、益生菌一起上，甚至抗生素也一起吃上了。

确实，所有家长面对自己孩子生病都很难淡定，巴不得所有的症状都远离孩子，让他远离一切痛苦，但很多事不能顺人意。即便是美国，5岁以内的孩子基本都会被轮状病毒感染，其中4/5的孩子会出现轮状病毒肠炎，所以大部分孩子都难躲过轮状病毒。而且，目前也没有有效的抗病毒药物，和感冒一样，主要靠自己好，无论你急或不急，都没有多少办法去缩短生病的过程。

大家可能也注意到，轮状病毒肠炎所表现出来的发热、呕吐、腹泻的症状并没有什么特异性，其他的肠炎也可能有这些症状。根据发病的过程和季节，医生可能会有个大概的判断，但如果没有做相关病原检测，他们也没办法确定是或不是，更别说家长自己了。好在所有腹泻应对的原则大同小异。

对于轮状病毒肠炎，因为没有有效的抗病毒药物，所以治疗的目标不是去治愈它，而是帮助孩子扛过生病的过程，等他自己恢复。就像风暴已经来了你阻止不了，所能做的就是守住自己的房子不要被风暴吹垮。

因为轮状病毒肠炎会造成孩子短时间内大量丢失水分和电解质，所以保证孩子不脱水是首要目标，同时要维持孩子的电解质和营养平衡。

孩子每千克体重对水和电解质的需求量比成人要大，所以孩子更容易出现脱水。轻中度脱水的时候孩子可能出现疲乏或者烦躁不安、口渴、口唇干、眼窝轻度凹陷、皮肤弹性差、四肢凉或尿少。重度脱水的时候孩子就可能出现淡漠、昏迷、不喝水、眼窝深陷，这时就很危险了。

脱水体征的判断有一定的主观性，经验不足的医生判断也可能不准，而家长的优势是陪伴孩子的时间比较多，观察时间更长、更持久，另外也比医生更了解孩子平时的状况，生病的时候更好对比。但要靠家长自己准确判断脱水程度还是很难，而且脱水进展可能会很快，如果发现孩子精神状态不好、尿少或其他心里没底的情况，一定要及时去医院，以免耽误病情。

轻中度脱水可以通过口服来补液，用口服补液盐兑水给孩子喝，不仅可以补充水分，还可以补充电解质。第三代补液盐，也就是低渗补液盐，很便宜也很安全，是世界卫生组织所推荐的。不建议家长自己给孩子调盐水喝。重度脱水应该尽量预防，一旦出现也一定要尽早去医院。

如果孩子没有频繁呕吐、腹胀等情况，能口服补液盐，通常也就可以尝试正常进食。长时间腹泻可能影响肠绒毛，但是肠管仍然有吸收的功能。

一旦通过补液把脱水纠正得差不多了，就可以尽早恢复往常一样的母乳或者配方奶喂养，不要稀释，不过两次哺乳之间鼓励口服补液盐。平时吃的米饭、面包、瘦肉、酸奶、水果以及蔬菜，只要有胃口、愿意吃，也可以像往常一样吃。但是，腹泻期间应该避免进食果汁、可乐及其他高糖、高脂食物，以免加重腹泻。

另外，腹泻时间长，有时会继发乳糖不耐受。如果宝宝腹泻之后，喝配方奶粉或者牛奶，出现肚子痛、胀气、腹泻等症状，那么可能是继发了乳糖不耐受。这种现象会随着肠道的恢复逐渐自行恢复。小幼儿在恢复期间，母乳喂养的宝宝仍然可以尝试继续母乳喂养，配方奶喂养的宝宝则可以考虑暂时使用无乳糖配方奶粉；年龄较大的孩子，比如2周岁以后，就没必要考虑特殊配方奶粉，可以考虑钙加强豆奶、酸奶来暂时替代普通牛奶，以保证钙的摄入。

在药物方面，国内腹泻的孩子一般都会吃蒙脱石散，这种药物主要在欧洲、亚洲和非洲使用，也有些质量不高的研究认为它能缩短腹泻时间。腹泻时常吃的另外一种药就是益生菌，目前有些研究认为益生菌，包括乳酸杆菌、双歧杆菌、布拉酵母菌等，可以帮助恢复肠道微生态，能缩短腹泻的时间，但当前的证据还不那么足。

蒙脱石和益生菌对腹泻作用的证据不那么充分，但还没发现什么明显副作用，使用上虽有些争议，但想用也可以用。相反，有些药物有效证据很充分，比如锌补充剂，目前的研究表明它可以显著降低发展中国家孩子的腹泻程度，缩短腹泻时间，减少严重病例比例，还可能降低腹泻复发的机会，也被世界卫生组织和联合国儿童基金会推荐，在国内却很少应用。所以，如果孩子腹泻时或腹泻过后，可以给孩子吃 10～14 天的锌，6 个月以下的孩子每天 10mg，6 个月以上的孩子每天 20mg，硫酸锌、醋酸锌和葡萄糖酸锌都可以。

当然腹泻的孩子不全是轮状病毒感染引起的，即便是轮状病毒感染所致的也有些孩子很危重，甚至出现神经系统症状，在美国也有孩子因为轮状病毒感染而死亡，所以不是所有的孩子都适合在家里观察治疗。

除了要观察前面说过的脱水状况，也要注意其他状况。比如，持续频繁呕吐，尤其是吐出黄色、绿色东西，应该警惕肠梗阻；大便带血，要警惕肠套叠、细菌性肠炎等；腹泻的时候反复发热，要考虑细菌性肠炎，是否使用抗生素应听从医生的建议。

腹泻因为肠蠕动异常，常常伴有腹痛，但大多不严重。如果持续腹痛，尤其是有固定的压痛区域，要警惕腹腔内其他感染如阑尾炎之类的疾病，因为婴幼儿的阑尾炎表现可能很不典型，有时候甚至就表现为腹泻，这些都需要到医院让医生进行鉴别。科普只是传递知识，永远替代不了医生当面的诊疗，家长碰到自己心里没底的事，还是应该早点上医院。

轮状病毒一度被称为"民主病毒"，因为无论你出生在穷国还是富国，也无论你出生在温带还是热带地区，出生后几年都基本要感染，它对每个孩子都是民主而公平的。但自从有了轮状病毒疫苗，穷国孩子和富国孩子的结局就很不一样了，因为重症病例基本都是初次感染，接种了疫苗不等于不会再感染，但相当于完成了初次感染，会产生保护性抗体，再感染的症状就很轻微甚至没有症状了。

轮状病毒是经粪－口途径传播的，因为它的传染性很强，通过注意卫生条件等措施很难完全预防感染。但卫生条件相对更差的发展中国家的孩子，感染年龄还是要早于发达国家的孩子。此外，大多数其他的儿童腹泻也和饮食、卫生条件有关，这也是为什么因腹泻而死亡的孩子大多在非洲和南亚地区。

除了接种轮状病毒疫苗、推行母乳喂养、维持孩子营养平衡、做好饮食卫生，勤洗手也是预防孩子腹泻的主要方法。父母们与其等孩子腹泻时心塞不已，不如平时给他们做好预防。

裴医生贴士：洗手，省钱又省心的育儿法宝

洗手可以清除手上绝大多数的病菌，减少病菌的传播，大部分肠道感染性疾病和部分呼吸道疾病，诸如甲肝、感染性腹泻、普通感冒、流感等都可以通过洗手来减少传播。养成勤洗手的好习惯，既可以减少孩子自己生病的机会，也可以保护其他小朋友。

什么时候洗

接触了脏东西后（比如刚从外面玩回来，上完厕所，摸了垃圾、动物等，用手捂着口鼻打喷嚏或咳嗽之后等）和接触要保持清洁的部位、物品之前（比如准备食物、吃东西前），均要洗手。

怎么洗

用流动的水＋普通肥皂或皂液是最好的洗手方式，比单用水洗效果要好很多。先用水打湿双手，涂抹上肥皂，再揉搓双手，注意手心、手背、

指缝、指甲下这些部位都要洗到，揉搓至少20秒，也就是唱两遍生日快乐歌的时间。搓完后用流动水冲洗干净，再用毛巾或纸巾擦干或用干手机吹干，全过程需要40～60秒。

不建议用那些宣称有抗菌功能的肥皂或洗手液，这些产品清洗效果并不会更好，还可能导致细菌的耐药性。在没水的地方，比如在车上，如果手明显脏了，可以用酒精含量在60%以上的手消毒液擦手，或者用湿纸巾擦拭。

洗手要点提示

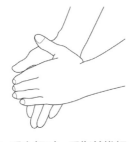

1. 手心相对，手指并拢相互揉搓

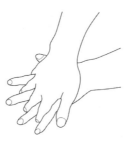

2. 手心对手背沿指缝揉搓

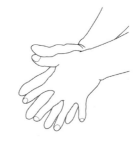

3. 手心相对，双手交叉沿指缝揉搓

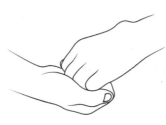

4. 弯曲各手指关节，双手相扣进行揉搓

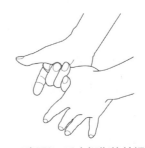

5. 一手握另一手大拇指旋转揉搓

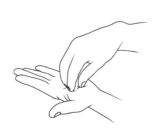

6. 一手指尖在另一手手心旋转揉搓

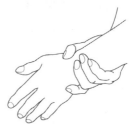

7. 螺旋式擦手腕

如何应对孩子湿疹

湿疹几乎是儿童最常见的皮肤问题，其引起的瘙痒常常让孩子无法睡觉，长期疲倦、沮丧，甚至影响孩子的活动，困扰着很多家长。一般常说的婴儿湿疹大多指的是婴儿期的特应性皮炎。

美国儿科学会曾发布过一份面向基层儿科工作者的特应性皮炎皮肤护理指南，里面的知识不但对儿科医生有帮助，对被孩子特应性皮炎困扰的家长也会有很大帮助，所以我把它的知识要点整理给大家。

这份指南认为，很多问题可能和湿疹发病有关，比如皮肤屏障功能障碍、遗传体质、环境诱发、免疫调节紊乱等，目前的研究认为，**皮肤屏障功能障碍是导致特应性皮炎的主要原因**。

以前认为食物过敏是导致儿童特应性皮炎的重要原因，原因是儿童特应性皮炎患者做食物过敏相关检查，如牛奶、鸡蛋、小麦、花生的皮肤点刺试验和 IgE 检测，大约一半会有阳性结果。湿疹孩子里有食物过敏的比例也是要高于普通孩子。

但这些检查为阳性并不等于真的是食物过敏，湿疹的孩子食物过敏比例高也并不等于湿疹就是食物过敏引起的，两者之间的因果关系并没有得到证实。甚至，有人认为是因为湿疹患者本身存在皮肤屏障功能障碍，所以更容易出现食物过敏症状。

有人对九项随机对照研究进行了系统回顾分析，发现无选择性地对儿童和成人湿疹患者忌口，并不能改善湿疹的症状。只有一项研究发现，有鸡蛋过敏的湿疹孩子不吃鸡蛋后改善了症状。

但现在研究认为，食物过敏对特应性皮炎的影响可能被高估了，真正食物诱发的特应性皮炎很少。食物过敏会引起急性荨麻疹、神经血管性水肿、接触性反应，这些问题可能会加重特应性皮炎的症状。有食物过敏的重症顽固性特应性皮炎的孩子也会更难治疗，但在发病原因上两者不是因果关系。美国国家过敏和感染疾病研究所（NIAID）的指南也认为，**食物过敏不是导致特应性皮炎的主要原因**。

认清这一点很重要，认为特应性皮炎是食物过敏引起的，错误地将重点放在忌口上就可能忽视皮肤治疗，误导治疗方向，而且长期忌口还可能导致营养不良和微量元素缺乏。所以，《美国皮肤病学杂志》的特应性皮炎指南不建议湿疹患者常规忌口，也不建议仅根据可疑的食物过敏史就开始忌口。

食物过敏确实可以和湿疹同时发生，而且过敏可能诱发或加重湿疹病情。按《美国皮肤病学杂志》指南的意见，5岁以下孩子有中重度湿疹，如果进行过规范治疗但没有改善，或者有进食某种食物后很快发生反应的可靠病史，有以上两项之一，则应该考虑有食物过敏的可能，可以考虑进行过敏原检测（尤其是对牛奶、鸡蛋、花生、小麦、大豆）。

如果怀疑某种食物过敏诱发或加重了湿疹，可以做食物日记。如果确定某种食物和症状的关联性，则可以忌口4~6周。如果忌口后湿疹并没有改善，则没必要继续忌下去；如果有改善，则可以在过敏专科医生指导下进行食物摄取试验。但湿疹的治疗重心依然是皮肤护理和外用药。

皮肤屏障功能起着保持水分的作用，同时阻止刺激物、过敏原、病原体进入皮肤。既然皮肤屏障功能障碍是导致特应性皮炎的主要原因，那特应性皮炎的治疗重点也是围绕皮肤管理来开展，主要包括以下四块内容：①皮肤保养护理；②外用抗炎药；③止痒；④治理感染。

皮肤保养护理

洗浴： 泡澡可以让皮肤吸收水分，也有助于洗走皮肤表面的病菌。有研究发现，每天洗澡一次并用润肤剂，可以让特应性皮炎的孩子获益。目前的研究还没有明确洗澡的频次多少更合适，可以根据孩子对洗澡的喜好程度和洗澡后皮炎的反应来决定。如果孩子喜欢洗澡，可以每天泡10分钟；如果孩子不喜欢洗澡或者发现孩子洗澡后皮炎加重，可以2~3天洗一次，每次时间不要太久以免皮肤脱水。水温过冷、过热都可能诱发特应性皮炎，所用要用温水，脏的地方可以用温和不含香味的合成沐浴乳，在快洗完的时候可以用柔软的浴巾清洗一下。

保湿： 保湿可以缓解干燥带来的不适，也有助于修复皮肤屏障，所以皮肤保湿对特应性皮炎来说至关重要。保湿产品很多，而且有各种剂型，比如软膏、面霜、洗液等，这些基本都是油脂和水的混合物。通常来说：首先软膏的保湿效果最好，其次是面霜，最后是洗液。软膏含有的油脂比例最高（凡士林是100%的油脂），缺点是用起来会让人感觉油腻。对湿疹的患者来说，最好的润肤霜是不含香料且防腐剂含量最少的。润肤产品应该每天至少全身使用一次，而不只是用在有皮炎的部位。

避免皮肤刺激： 空气和环境过敏原、感染、烈性肥皂和洗涤剂、香水、粗糙不透气的衣物、出汗以及精神压力等都可能诱发、加重皮炎，应该尽量避免，也要把孩子的指甲剪平、剪短以免抓挠损伤刺激皮肤。

皮炎病损治疗

外用激素： 特应性皮炎治疗不能单靠保湿，外用激素对皮炎病损的治疗很重要。很多家长可能都听过激素的副作用，所以一提到激素就觉得恐惧。确实，如果使用不当，激素可能导致皮肤萎缩、皱纹、毛细血管扩张，甚至出现全身吸收导致全身性的症状，用在一些特殊部位也可能出现一些特异的症状，比如用在眼周可能出现眼内压升高、白内障等；用在口周可能出现口周炎。但事实上，如果皮炎不治好也一样影响孩子的生活质量，对孩子的发育造成影响；如果恰当使用，外用激素对特应性皮炎很有效且副作用极小。

根据药效，外用激素可以分为Ⅶ级到Ⅰ级，但药效大的同时副作用的风险也更大。对湿疹来说，通常不需要用高效激素，弱效和中效就可以了，比如氢化可的松和曲安奈德。一般面颈部和皮纹处（比如腋窝、腹股沟）可以用弱效激素，躯干和四肢可以用中效激素，每次涂薄薄的一层就可以，要一直用到皮肤不红、不毛糙为止。如果用了1~2周没有效果，要再找医生看看是不是需要换药或者重新考虑诊断。特应性皮炎一般不需要口服激素来治疗。

湿敷： 对一些急性中重度特应性皮炎，外用激素治疗的同时可以湿敷，湿敷可以促进激素的渗透，还能缓解瘙痒。具体方法是洗澡后涂抹激素，然后用温水浸湿的纱布或棉布盖在创面上，再用干棉布包上，湿布可以连续用24~72小时。

外用钙调神经磷酸酶阻滞剂： 这类药物是免疫制剂药物，可以抑制T细胞功能，比如他克莫司软膏和吡美莫司霜，目前研究认为对湿疹是有效的。它们没有激素的那些副作用，对那些担心长期用激素可能导致副作用的部位，比如脸、眼睑部位可以使用，但缺点是比较贵而且可能有灼烧和刺痛。在实验动物上高剂量系统用药有致癌的风险，好在这类药在儿童上应用了15年，目前还没有发生肿瘤的报道，外用也基本不用担心全身吸收产生全身免疫抑制的问题，所以总体也是很安全的。有研究说在特应性皮炎已经平息时预防性外用他克莫司可以延长皮炎发作的间隔时间，但长期使用的安全性还不清楚。

瘙痒的处理：特应性皮炎的一个重要症状就是瘙痒，而且在晚上尤为明显。引发瘙痒的原因很多，比如刺激物通过皮肤屏障进入皮肤、表皮水分丢失、蛋白酶活跃等。止痒并不那么容易，所以重点要放在预防上。除了要避免之前提到的那些皮肤刺激因素，更要坚持用药维护皮肤屏障功能并抑制炎症反应。

口服抗组胺药不能治疗特应性皮炎，但可能对止痒有些帮助。镇定类抗组胺药，如苯海拉明和羟嗪给孩子使用可能有副作用，应该谨慎使用；非镇定类抗组胺药，如西替利嗪和氯雷他定的止痒效果差些，但对那些因环境过敏原诱发的瘙痒有用。

外用的抗组胺药对治疗特应性皮炎引发的瘙痒无效，而且内含的刺激物还可能加重皮炎，不建议使用。

管理感染

细菌和病毒感染都可能激发特应性皮炎发作，90% 患特应性皮炎的孩子都有金黄色葡萄球菌定植，定植可能会引发瘙痒但不一定会并发感染。很多特应性皮炎的孩子病情突然恶化可能和细菌感染有关，脓疱、渗出、结痂都可能提示合并感染。细菌感染通常是金黄色葡萄球菌，也可能是链球菌。在这种情况下，是外用、口服还是静脉使用抗生素，需要医生根据感染的严重程度来决定。

抗感染的同时还是要做好保湿、外用抗炎药。有研究指出，0.005%的漂白剂每周泡浴 2 次，每次 5~10 分钟对严重的特应性皮炎有改善。此外，特应性皮炎也会增大皮肤病毒感染的风险。这些抗感染治疗主要靠医生，这里就不多说了。

需要指出的是，特应性皮炎是一个顽固的疾病，即便护理得很好还是可能复发。经常反复让孩子痛苦，让家长抓狂。家长们认识、了解这个疾病的特点，并制订护理计划有助于减少特应性皮炎发作的频率和严重程度，让孩子少受折磨。同时也要知道，随着孩子的长大，特应性皮炎会逐渐好转、痊愈。

儿童湿疹护理指引

1. 如果孩子喜欢，可以让他每天温水洗浴10~15分钟。如果孩子不喜欢，或者你发现水会刺激加重症状，可以2~3天洗一次。在快洗完时可以用柔软的浴布清洗一下脏的地方。

2. 洗完后轻轻拍干身体，到摸起来还是潮湿的状态。

3. 将医生开的外用药，在皮肤发红、粗糙、瘙痒的区域薄薄地涂一层。面颈部、腋窝、腹股沟的湿疹涂_____（比如弱效外用激素）；躯干的湿疹涂_____（比如中效外用激素）。

4. 面部和全身都要用上保湿剂（面霜或软膏比较好），药和保湿剂应该在洗澡后皮肤还没干透的几分钟内用完。

5. 可以遵医嘱每天重复第3、4步一次。

6. 保湿剂可以反复涂，外用药每天使用不要超过2次。

7. 外用药一直用到红、粗糙的皮肤消失为止。如果用药2周没有改善，要再去看医生。

8. 湿疹消失后，保湿剂要继续用。

9. 湿疹一旦复发，重新用上外用药。

10. 抗组胺药可改善湿疹瘙痒导致的睡眠问题。

＊如果孩子痒，睡前30分钟吃一次_____（抗组胺药）。

＊如果孩子痒，必要时早上吃一次_____（抗组胺药）。

11. 渗出、流水、有脓点或黄痂提示有感染，马上找医生看看是不是合并了感染。

源自：Pediatrics, 2014, 134（6）：e1735-1744.

第

21

篇

从梅克尔憩室看医学的局限性

常听到患者讲，"来医院做了这么多检查，花了那么多钱，怎么还没查出啥病？"这样能当着医生的面讲出来的话，其实只是一部分，很多人心里可能也在想，是不是医生故意多做检查赚钱？

这种怀疑也不是没一点道理，确实有不少医院将医生的收入和医生开的检查挂钩，但纯粹为了检查而检查的医生还是比较少的。大部分时候，医生和患者的目标是一致的，都希望早点找到病因，治好病。但结果往往没有期望的那么美好，我们小儿外科有个病特别能说明问题。

梅克尔憩室是一种先天畸形，在胎儿早期中肠和卵囊之间会有一个交通管，大部分人会自行闭锁吸收掉，但有 2%～4% 的人没有闭锁而残留了这个管子，结果就是小肠上多了一截组织，可以是纤维索带，也可以是连在肚脐上的囊肿，更多的则是梅克尔憩室。

梅克尔憩室可以终身没有任何症状，有些人一直到死后做尸检查的时候才发现有这个问题。我们做其他腹部手术的时候，有时候会发现孩子还有个梅克尔憩室，只好又多做一个手术。

但是，有些孩子就出现了症状。因为憩室里有异位的胃黏膜或胰腺组织，分泌的胃酸和胰液就可能导致憩室出血或者炎症甚至穿孔，孩子表现为便血，大量的出血甚至可以导致休克，也可以表现为腹膜炎。有时候甚至因为索带缠绕或压迫肠管，导致肠梗阻。还有的时候，憩室诱发了肠套叠。症状可谓千奇百怪，手术前确诊梅克尔憩室，对医生来说一直是一项很大的挑战。

记得有次来了一个怀疑肠梗阻的孩子，X线片显示梗阻并不那么明显，超声只看到一些稍扩张的肠子，腹膜炎也不那么明显，但凭着外科医生的直觉总觉得有问题，却又没有充足的客观证据，左右为难。后来给孩子用药镇定，再摸肚子感觉还是有腹膜炎，最后决定开腹手术，结果发现是一个大憩室。

也许有人会问，为什么这么大的东西超声看不到？如果这么大的一个实性的包块，我估计是个超声医生都可以看出来，但憩室里面都是肠液，恰好它又引起了一些梗阻，导致其他肠子扩张，可能就不好区分了。当然有时候超声医生也能看出来，碰上经验更丰富一些的医生看出来的机会会更大，但概率再大，也不能达到百分之百。

大的憩室出现症状的机会大，有时拍个片子就可以看到明显的肠梗阻，被医生诊断出来然后做了治疗的机会也就大。那些小一点的憩室，症状比较轻微的憩室，被诊断出来的难度就大很多。比如，孩子只是偶尔大便有点血，便血的原因有很多，也有很多检查可以去做，包括针对梅克尔憩室有特异性比较高的核素显影。但便血的孩子对我们儿科医生来说太常见了，不可能来个便血的孩子就把所有的检查都做一遍，而且即便做了，还是可能找不到原因，因为大部分检查存在假阴性，也就是有憩室也发现不了，也存在假阳性，没憩室也显示核素聚集。

所以归根结底，还是靠临床医生结合孩子的症状、体征、检查结果来做综合分析，判断孩子有没有问题，但这种判断肯定不是完全准确的。医生的经验不一样，判断的正确率肯定会有差别。对很多成人医生来说，行医一辈子也很难见到几个梅克尔憩室，能想到这个病的机会自然小。就算有经验的小儿外科医生，碰上一个真有憩室的孩子，可如果憩室很小，碰上不含异位胃黏膜的，核素也不显影，那术前诊断就基本靠蒙了。

憩室小，拍片、超声、CT 都做一遍也很可能一无所获，医生的判断很可能是没憩室，保守一点的会说有憩室的可能性很小，但如果患者不理解，就成了检查做了一堆，啥也没搞清楚了。

这种患者最后做了手术，很多靠的是最原始的检查方法——查体。医生根据触诊孩子的腹部，询问孩子哪里疼痛，用手感知孩子腹肌的松紧，来判断孩子有没有腹膜炎。

医学发展到今天，还是经常要靠医生的感觉来决定是否手术，医学的局限性，不是每个患者都能理解的。

一次离奇的肠镜

那天清晨，还在上班的路上，我突然接到住院医生的电话，问我到医院没有。我说："还在路上，马上就到。"他说："你尽快过来吧，有个患者有点问题。"

我心里一紧，赶紧问怎么了？他说昨天做肠镜摘息肉的孩子，早上解大便的时候息肉卡在肛门口出不来，孩子痛得直哭。我一听，第一反应是不可能。这个息肉距离肛门口约 25cm，昨天肠镜下看得很确切地切下来了，看见息肉掉入了肠腔，还跟着镜子滚动了一段，只是因为距离肛门口比较远，不好取出来就没取。本来打算让它自己排出来，息肉又不是特别大，切下来了怎么还可能卡住？但住院医生坚持说真的卡住了，还和住院总医生一起看过了，息肉还和肠子连着，叫我赶快去看看。

我急匆匆赶到医院，工作服也没来得及穿，赶到换药室一看，住院医生和住院总医生正守着孩子。孩子挺着身子躺在床上，痛苦地哭喊着，肛门口一团黑色的肉，渗着淤血，边界和形状也看不太清。我摸了摸，确实是一个圆形的突起包块，而且真的和肠壁连着，包块中央似乎还有个发白的创面，但蒂似乎很宽大，想更仔细摸一下，孩子痛苦地扭转身体抗拒着，无奈只能作罢。孩子妈妈在一旁抹着眼泪，一边打电话给孩子爸爸，说孩子出问题了，赶快过来。

我有点愣住了，昨天明明看着息肉切下来了啊。回想这孩子住院前曾有过息肉脱出的病史，我们切的那个息肉距离肛门口大约 25cm，难道直肠内还有另外一个息肉没看到？不至于啊，自己向来小心，没看确切是不会随便结束操作的，肠镜前后还做过肛诊，没看到也应该摸到啊。难道更高的位置还有一个，那么高还能脱出来？

虽然自己想不通，可事实是确实有个和肠壁连着的肿物卡在肛门口。本想着再仔细检查一下，确认是卡住的息肉就在换药室结扎一下切了算了，省得再上一次麻醉做一次肠镜，家长可能也容易接受一点。但孩子剧烈地反抗着，孩子妈妈也紧张而怀疑地盯着，我只好放弃这种想法，把包块塞回了肛门，先解除卡压对孩子的痛苦。

孩子爸爸赶过来了，这种情况下和家长解释病情是很痛苦的。孩子昨天刚做的息肉摘除手术，给家长看图文报告的时候确确切切地告诉人家切掉了一个息肉，没有发现其他的问题，今天又有一个息肉被卡在肛门口，怎么去解释？

问题无法逃避，我自己猜想最大的可能性就是还有一个息肉没发现。回想第一个息肉被切下来后随着我退出的镜子滚动了一段，也许是我退镜时滑过一个肠皱褶看到的是另外一个息肉，却把它当成了我切下后滚下来的那个。

不管怎么说，如果自己遗漏了病灶肯定是失误。我如实向家长告知我的想法，并告诉他们必须再做一次肠镜去确认，如果真的还有一个息肉就还得切一次。可能也是看我态度很诚恳，家长虽有些不满，倒也通情达理地说没关系，只要把息肉取掉，孩子没事就好。

于是安排肠道准备，禁食，在忐忑不安和焦虑中度过了几个小时，再次开始肠镜检查。顺利进镜，入内 25cm，看到了肠壁上昨天切除的息肉残端，创面发白，周围充血，水肿增厚，证实了昨天的息肉是完整切除的，但没有看到其他的息肉啊。继续进镜到70cm，到回盲部，缓慢退镜，仔细检查升结肠、横结肠、降结肠、乙状结肠及直肠，肠壁光滑，没有息肉！我手心冒汗了，卡住过的息肉哪里去了？因为肠道准备有些匆忙，肠腔内有少量大便，我怕影响视野，就在手术室给孩子洗起了肠，洗完后再进镜，一直到回盲部，再退镜，睁大眼睛，屏住呼吸地又看了一遍，除了那个切除后的创面，什么也没有看到。

没有息肉，脱出的包块也不像直肠脱垂那样是一圈肠管，那卡在肛门口的是什么呢？突然想起原来那个包块中央还有个发白的创面，不是和现在肠镜下看到的息肉创面一样嘛！孩子很消瘦，乙状结肠可能很松弛游离，在术前就曾经有过息肉脱出卡住的病史，说明这个高度是可以脱出的。术后因为息肉切除后的创面周围炎症反应，仍然水肿肥厚，息肉基底这一小块水肿肥厚的肠壁再次脱出卡住了，这种中六合彩般的机会让我碰到了。

我不知道是该高兴还是难过。高兴的是孩子的痛苦不是自己造成的，难过的是术前和家长说还有息肉，现在却又没有，又该如何去解释？但没有还是比有强，毕竟肠子里有肿物脱出卡压，在不明确什么原因的情况下做肠镜看清楚肯定是更安全的选择。

我出门把检查的结果和自己的分析和家长讲了一下，家长倒也高兴，毕竟不用再切息肉了，但他仍然有些担忧那个卡住的是不是息肉。我说您要还不放心就跟着一起再看一遍肠镜一起核实吧，家长说好。我们又一起看了一遍，核实无误后结束了检查。第二天，孩子顺利出院了，之后也没有任何异常。

回头想想，这种情况为什么会判断错误呢？这个孩子刚刚做了息肉切除手术，而这卡住的包块外观确实也很像息肉，根据概率大小来推断首先肯定应该考虑息肉。孩子之前还有过息肉脱出病史，而我们切掉的息肉位置又那么高，做肠镜遗漏息肉，虽然我以前没碰到过，但这种可能性还是存在的。虽然有疑虑，但我们 3 个医生都第一反应把它当成了息肉。水肿的肠壁脱出卡在肛门口这种情况从来没见过，别说根本就想不到，就算想到了，这种少见的情况也肯定不会作为第一考虑。

不论是哪一种情况，再做一次肠镜明确原因再决定怎么处理肯定是更合理的。所以，事后还是很庆幸，虽然承受了家长的一些压力，但还是做了这个正确的选择，而没有为了照顾家长的情绪而直接在病房去结扎、切除那个卡住的"息肉"，不然就是切除一块肠壁，后果就是肠穿孔。虽然切之前也可能会再检查确认，但在孩子不配合、自己又焦虑紧张的状态下，谁能保证不头脑发热再犯错呢？

任何一个病情，会有很多可能性。医生根据收集的证据，综合自己的知识和经验推算各种可能性，概率大的排在前面，概率小的排在后面，没碰到过的根本就想不到。小概率事件发生了，医生出现判断错误的机会就会增大，还可能会碰到一些极少见的病情，碰到了就是一个冰窟窿。

医生在采取处理措施的时候必须兼顾各种可能性，否则就可能万劫不复。行医的风险之一就是你永远不知道冰窟窿在哪里，只有时刻如履薄冰。

如何给孩子选用驱蚊剂

天气越来越热，蚊虫也越来越多。蚊子叮咬，一方面影响孩子活动和休息，另一方面，蚊虫传播的疾病也威胁着孩子的健康。

蚊子叮咬不但可引发皮炎，影响孩子睡眠，还可传播很多疾病，如登革热、黄热病、乙型脑炎、疟疾等。近些年新发现的塞卡病毒，也主要是通过蚊虫传播，孕妇感染这种病毒可以引起严重的胎儿畸形。

预防上面这些疾病，最关键的就是防蚊。防蚊一是靠纱窗、蚊帐、长衣长裤这些物理防蚊措施，二是靠驱蚊剂这些化学剂，在户外活动时，驱蚊剂尤其重要。

市面上的驱蚊剂琳琅满目，哪些效果比较好呢？美国疾病预防控制中心推荐使用的在美国环保署注册的驱蚊剂，主要有以下几种。

避蚊胺

避蚊胺（DEET）是使用最广泛的驱蚊剂，不同浓度的 DEET 驱蚊持续时间也不同，30% 的浓度可驱蚊 6 小时；20% ~ 23.8% 的浓度可驱蚊 4 ~ 5 小时；6.65% ~ 10% 的浓度可驱蚊 1 ~ 3 小时。但并不是浓度越高越好，超过 50% 浓度后，驱蚊效果并不会随之增强。

安全性：≥ 2 个月的婴幼儿可使用，推荐浓度 10%～30%，不要用在孩子手和眼上。

派卡瑞丁（羟乙基哌啶羧酸异丁酯）

20% 的浓度可驱蚊 7 小时；10% 的浓度可驱蚊 5 小时。

安全性：6 个月以下的孩子不建议使用。

IR3535（丁基乙酰氨基丙酸乙酯，也叫驱蚊酯）：是一种短效驱蚊剂。

7.5% 的浓度可维持 10～60 分钟的驱蚊效果。

安全性：≥ 2 个月的孩子可以使用。

柠檬桉叶油

可维持最多 2 小时的驱蚊效果。

安全性：3 岁以下的孩子不建议使用。

以上这些驱蚊剂都是在美国环境保护署（EPA）注册的，被认为安全而有效，孕妇和哺乳妈妈都可以用。

这些驱蚊剂大多可用于 2 个月及以上的孩子，但柠檬桉叶油不建议用于 3 岁以下的孩子，加拿大也不建议将派卡瑞丁用于 6 个月以下的孩子。

一般驱蚊产品上都会标注具体成分，选购时可留意一下有效成分。通常高浓度的驱蚊剂能提供更长时间的效果，但并不是浓度越高越好，可以根据自己具体的户外活动时间需求去选购。

另外，还有一种是氯菊酯，可用于衣物和日常用品的驱蚊剂，经过氯菊酯处理后的衣物，即使经过清洗，也能保持一定的驱蚊作用，美国食品药品管理局（FDA）批准将它用于皮肤治疗疥疮，但不建议直接用于皮肤来驱蚊。

市面上还有名目众多的天然驱虫剂，人们往往认为天然的东西更好、更安全，所以销量也很大。但是，这些驱虫剂的有效性和安全性并不清楚。有测试显示，含有一种或多种天然驱虫剂的产品，其驱蚊效果最多不超过1小时，有的甚至几乎没用。驱虫手腕带和超声干扰设备，效果也同样缺乏证据，这类产品没有在美国环保署注册。

那使用驱蚊剂，要注意哪些事情呢？综合AAP、CDC和Medscape几家网站上的意见，总结如下。

1. 严格按产品说明去使用，否则可能达不到效果或引发不良反应。

2. 驱蚊剂只需喷衣服和外露皮肤上，衣服能遮住的地方没必要喷。

3. 衣服和外露的皮肤上喷到了就好了，不要重复喷，不是喷得越多效果越好。

4. 不要用在伤口或感染的皮肤上。用于面部时，可先涂抹手上再擦脸上，注意远离眼部和口唇。

5. 不要用在孩子手上，因为他们可能把手放在嘴里，或者去揉眼睛。尽量在通风的区域使用，以减少吸入。

6. 不要让孩子单独使用。

7. 低浓度驱蚊剂时效短，在户外的时间长可能需多次使用。

8. 如果同时用防晒霜，建议先用防晒霜，再用驱蚊剂，不要混在一起用。

9. 用过驱蚊剂，回家记得洗手、洗澡，不要带着驱蚊剂睡觉，以免增加吸收。

裴医生贴士：孩子被蚊子咬了很多包，又红又痒怎么办

夏季来临，蚊虫肆虐，即便我们做好了防蚊措施，仍然会有被叮咬的可能。

被蚊子叮过的地方，通常会瘙痒，起小红包，甚至出现较大范围肿胀，这是因为蚊子叮人的时候除了吸血还会注入自己的唾液，从而引发人体免疫反应。

这个反应因人而异，大部分人过几个小时就没什么感觉了，但有的孩子反应会比较重，红肿瘙痒能持续好几天，甚至有较大范围的红肿。

如果孩子被蚊虫咬到了，我们可以用肥皂水清洗被叮咬的部位，然后涂上炉甘石止痒；也可以用冰袋冷敷一下红肿的部位，能减轻痛痒的感觉，也能帮助消肿。

如果还是痒得厉害，尤其是晚上影响睡眠，也可以吃点抗过敏药物，或者外用一些中弱效激素以减轻炎症反应，缓解红肿瘙痒等不适。同时，我们也可以把宝宝的指甲剪平，并告诉他尽量不要去抓挠，以减少皮肤损伤。

另外提醒一下，驱蚊剂是用来喷在衣服和外露的皮肤上的，目的是预防蚊子叮咬，而不是蚊子叮咬后再用，蚊子叮咬之后的红肿瘙痒用驱蚊剂没用，喷在伤口上更容易被人体吸收，所以不要在被蚊子叮咬后朝伤口喷抹驱蚊剂。

牙齿，别让孩子走自己的老路

大概从二十多岁起，我就开始被牙齿的问题所困扰。印象最深的是刚工作没多久，回学校参加执业医师考试，返回医院的火车上牙痛得彻夜未眠，恨不得撞头。回医院后急匆匆找同事看病，结果是龋齿牙髓化脓。仔细检查后发现四颗龋齿，后来陆陆续续做了治疗。

大约在三十岁，有颗做过治疗的牙齿缺失了一半，然后做了牙体修复。在那一刻，我悲哀地意识到身体有一个部分残缺了。但这只是开始，此后四颗牙齿都陆陆续续做了根管治疗，装上了牙冠。

但做过修复的牙齿和其他健康的牙齿终究还是有区别，偶尔会痛，不太敢咬东西不说，还总是反复嵌塞。找过几个牙医，更换过好几次牙冠，问题依旧。牙齿有问题，不但影响进食，时间长了还可能因为单侧咀嚼影响面容外观，也可能因为长期慢性感染导致一些其他的健康问题。

学医以后我就开始注重口腔健康，但依然被牙齿问题所困扰，是因为这几颗牙齿小时候就出了问题。如果时光能够倒流，我会从小就好好爱护牙齿，注重口腔健康，可惜那时候什么也不懂，也没有人教我。

因为自己饱受牙疾之苦，自己有了孩子后，我不想让她长大后被同样的问题困扰，希望她长大后能有一口整齐漂亮的牙齿，能自信地笑，不需要每次吃饭小心翼翼，吃完饭后牙塞得难受，不需要经常被牙痛折磨。我特别关注她的牙齿健康，从她有了第一颗牙以后，只要自己在家，就会帮她刷牙，也会定期带她去看牙医、涂氟、做窝沟封闭。

我幼年时候的生活和医疗条件和今天不可同日而语，遗憾的是，现在我作为一名儿科医生，却还是经常看到很多来就诊的孩子满口的烂牙。有的时候看到孩子父母穿着满身的名牌，但孩子一张嘴却惨不忍睹。

如何维护和提高幼儿口腔健康，这种话题本来轮不到我这个小儿外科医生来说。但因为自己有切身之痛，现在在工作中看到还有那么多孩子在走我几十年前走过的路，深感父母对孩子口腔健康关注得太少了。大概是因为龋齿这样的口腔问题是一个缓慢而持续的过程，不像感冒、发热这样的急性问题让家长着急焦虑。

要维护孩子的口腔健康，关键还是要提高父母对孩子口腔健康的认识，从而提高关注意识。

裴医生贴士：如何维护孩子的口腔健康

1. 一旦长了牙，家长就要每天给孩子刷牙，用含氟牙膏每天刷 2 次，3 岁以内牙膏用量为米粒大小，到了 3 岁要用豌豆大小。在孩子学会自己熟练刷牙之前（通常在 8 岁左右），家长每天都要帮助、指导孩子刷牙。

2. 建立良好的入睡程序：刷牙、听故事、睡觉。睡觉前刷好牙就不要再吃东西了，不要让孩子含着奶瓶睡觉。

3. 为避免奶瓶龋，1 岁起就应该逐渐戒掉奶瓶。

4. 少吃含糖食物，鼓励孩子平时只喝白水，不喝碳酸、含糖饮料，饮用 100% 纯果汁也应有所限制，建议每天不超过 110 ～170ml。

5. 父母应该做好口腔卫生的示范，不要把过自己嘴的食物再给孩子吃，尤其是有牙齿问题的家长，因为大人嘴里的变形链球菌会通过这种方式传给孩子，从而增加孩子龋齿的风险。

6. 定期带孩子看牙医，涂氟、做窝沟封闭，为牙齿做好防护，发现问题及时处理。

当医生遇到自己孩子手术

　　大约从3岁多起，女儿睡觉时呼吸越来越重，渐渐地可以听见鼾声了。再后来，鼾声越来越响，睡觉也越来越不安稳，非要人陪着睡，常常是睡着睡着突然坐起来，然后把头斜靠在大人身上半卧着才能继续睡着。

　　因为自己是儿科医生，大概知道这是腺样体肥大的症状，但耳鼻咽喉这样的专科疾病我并不太懂，只知道腺样体肥大是儿童很常见的问题，在儿童医院里也是五官科医生做得最多的手术。

　　我也大概知道，腺样体肥大除了手术没什么好办法，问了耳鼻咽喉科的同事，也说先观察吧。

　　观察了2个月左右，女儿的症状似乎在逐渐加重。没感冒时还过得去，除了晚上会醒几次，基本还能睡着。但每次感冒，鼾声就越来越大，把头靠在大人身上也无法入睡，有时候看她困得不行了，睡意越来越浓，鼾声跟着越来越重，张着嘴呼吸也越来越困难，眼看就要睡着了，突然气就吸不进去憋醒了，爬起来坐在床上哭，哭着哭着困了又躺下，躺下没多久又憋醒，反反复复，一个晚上都睡不了多久，让她侧着睡偶尔才能睡上一会儿。

　　严重的时候连续几个晚上都是这样度过的，看着她被折磨得疲惫不堪的样子，我和妻子都是心疼不已，恨不得生病的是自己，哪怕自己睡不了也想换她好好睡一觉。

当我感觉不能再等了，准备带她去医院找耳鼻咽喉科的同事检查一下的时候，女儿的感冒又好了，除了还是会打鼾，睡眠却好了很多。我又忍住了没带她去医院，陆陆续续又过了一个多月，又是一次感冒，女儿又开始整夜整夜地不能睡……终于，我再也忍不住把她带到了医院。

去医院的时候我已经做好了医生建议我做手术的准备，然而到了医院，耳鼻咽喉科的同事，也是我的好朋友问了问病情，然后看了看她的鼻子，说鼻子有点发炎，先用点药吧。

我很想详细地描述一下她睡眠时呼吸的惨状，但耳鼻咽喉科的同事似乎对此习以为常，我才说两句，他就笑着说："哎，没事，很多孩子都这样，先用点激素和抗过敏的药物看看吧，没效果再说。"

我那时也在想，是不是因为自己是医生太敏感了，把自己孩子的一点小问题看得很大？

孩子出生后发现她大腿皮纹不对称，我自己给她检查完髋关节还是不放心，还带到医院做超声，结果没事。孩子有一次连续高热几天，我发现她颈部淋巴结有点大，又担心是不是川崎病，又把她带到医院做超声，结果也是没事。

这些问题别的家长也可能都面临过，可能根本就没把它当回事就过去了，但作为医生，面对自己孩子的问题就会想到各种最坏的可能，也许此刻我在耳鼻咽喉科同事的眼里可能就是平时那些在自己眼里有点神经质的家长吧。想到这里，觉得有点对不起孩子，差点又把她瞎折腾了。

从医院回来后，遵照医嘱给她用了一阵子药，症状确实好了一些，睡眠也好了，我也对她这个问题不那么担心了，但看到她睡觉的时候总是张着嘴，心里还是有些不安，很怕她面部变形，以后变得丑丑的，但相对于之前彻夜无法睡觉还是让人轻松了很多。

然而好景不长，2 个月后她又一次感冒了，睡眠又完全被剥夺，连续几天，不光是孩子没法睡，大人也没法睡。这次我确认症状是确确切切的，也不再怀疑自己是小题大做了。

即便我是医生，在发现女儿有这个问题之前，我对腺样体的问题也知之甚少。在信息时代，医生和普通家长一样，遇到不懂的问题都会想到查资料。详细了解后，我知道腺样体是一圈位于鼻咽部的淋巴组织，有一定的免疫功能，在儿童期会增大肥厚，长大了会慢慢萎缩，肥大得太厉害了会影响呼吸道的通畅，甚至导致面部变形，出现腺样体面容。

但不是从事这个专业的医生，对这些问题的理解都比较抽象。怎样判断肥大程度、大到什么程度、要做什么检查、有什么症状才需要手术、手术的风险有哪些、风险有多大、切除后对孩子有什么影响、影响究竟有多大……这些细节只有专科医生才清楚，这也是为什么科普永远不能替代医生诊疗的原因。

我自己觉得女儿的睡眠已经属于严重受影响的那种，即便是不感冒的时候，我都要经常竖起耳朵听她鼾声的大小，时刻担心她会不会吸不进气。也不知道是不是心理作用，我甚至觉得她的门牙也在开始外凸，很担心她真的会出现腺样体面容。

所以这次我不再犹豫了，再次带她找到了耳鼻咽喉科医生，让他给女儿做个纤维支气管镜看看，至少了解一下肥厚的程度和堵塞的情况。耳鼻咽喉科医生这次没有再劝阻我，笑眯眯地说：“看来你是铁了心要做了。”

女儿在家很疯，在外却像个小猫咪，到了医院她特别乖巧，喷麻药、做检查异常配合。检查的结果果然不乐观，鼻咽部两大团腺体堵塞着，留下气体出入的口径不到 20%。耳鼻咽喉科医生说：“从面容来看一直觉得她还好，应该没这么严重，但检查的结果比估计的严重，等这次感冒好了，可以考虑手术了。”

虽然早就有做手术的心理准备，虽然自己也给很多很多孩子做过手术，但这次真把自己女儿的手术提到日程上，却是万分纠结和难受。

我知道切除腺样体是一个很小的手术，很少有并发症，而且现在有等离子技术，出血的风险也降低了很多，对耳鼻咽喉科医生来说这个手术简单得像我做疝气手术一样。但我也听闻过一些发生重大并发症的病例，也许是几千分之一，但碰上了怎么办？面对疾病，医生和普通人一样脆弱。

当我劝患者做手术的时候，我会告诉他手术的收益和风险，告诉他因为收益远大于风险，我们才会建议做手术，做手术是更理性的选择。但反过来处在了患者的位置，面对一个自己不是很了解的手术，总是难免担心，即便是风险很小，并发症发生概率很低，但一旦碰上了该如何面对？

是的，作为天天给患者做手术的人，自己面对手术一样会害怕。但害怕也没有选择，不手术就要面对孩子长期的睡眠被剥夺，看着她面部一天天变形，甚至影响身体和精神的发育，同样是自己不想面对的。

健康出了问题常常让你很难选择，无论向左还是向右，都没有一条好走的路，但你又不得不选择，即便犹豫、纠结，最后还是要作出更理性的选择。所以，我下定决心等她感冒好了，再做个睡眠呼吸监测确认一下就去做手术。

等到感冒好了，又接近年底了，心想那就过完年再说吧。

过年期间女儿在外婆家得了一次化脓性扁桃体炎。

奇怪的是，那次生病之后，她腺样体肥大的症状明显缓解了，不但睡得安稳了，鼾声也越来越轻。开始我还以为是短期的缓解，但此后连续观察了几个月，连鼾声都没有了，很少再出现睡不好觉的状况，也不再出现张嘴呼吸的情况，于是我又打消了去手术的念头。

按正常来说，那时她才 4 岁多，还没有到腺样体肥大的高峰年龄，也远没有到消退的年龄，但接下来的大半年，她竟没再出现过睡眠呼吸暂停的状况。

人体就是这么让人捉摸不定，有时候你不知道它什么时候出状况，也不知道它什么时候自己变好了，我也算不到它会不会哪天又变坏。

因为知道女儿有腺样体肥大的问题，我和妻子一直很担心她感冒，结果2014年这一年她几乎没感冒，睡眠也算不错，但偶尔还能听见打呼声，也经常半夜说梦话，所以还是有些担心。年底的时候，我准备给她做个睡眠呼吸监测再评估一下，检查单也开好了，费用也交了，准备去做检查时被告知设备的血氧探头坏了，要至少1周才能修好。

怕什么来什么，就在等待的这1周里，她终究还是感冒了，晚上睡觉又开始鼾声阵阵，频频被憋醒，又是折腾到很晚还是睡不着，困得不行然后开始睡，睡沉一点，鼾声就大了，吸气也愈加困难。然后就是憋醒，困了睡，睡了再憋醒，周而复始地彻夜折腾着。

妻子和我轮流守着她睡觉，在黑夜里，我守在她的床头，时不时帮她调整一下身体，有时借着手机的光看着她张着嘴，脑袋随着呼吸一点一点，被憋醒了就会爬起来坐一会儿，然后又一头倒下。看她被如此折磨真是心如刀割，为了早点结束这种梦魇，这次我不再犹豫也不再纠结，下定决心等女儿这次病好了，一定要把手术做了。

感冒持续了1周后好了，女儿晚上睡觉也稍微好了一些，但还是很难睡安稳，而且鼻涕比较多，扁桃体也肿大得厉害。因为担心呼吸道感染影响麻醉，所以又多等了1周才带她去医院。

因为她现在睡眠障碍已经非常明显了，睡眠呼吸监测我也不想再做了，本想再做个鼻咽镜确认一下腺样体肥大的程度，但偏偏去的那天是周五，到医院的时候有点晚，设备已经送去消毒了，接着又是周末不做这个检查，医生说拍片也可以看，就拍了个片子。

拍出来的结果是典型的腺样体肥大，整个鼻咽部都被腺体堵塞，仅仅残留一条细细的气道。睡眠障碍这么明显，再加上腺样体肥大这么确切，用耳鼻咽喉科医生的话是手术指征很明确了。我也一刻不想等了，恨不得当天就给她把手术做了，让她早点睡个安稳觉，但周末医院不做这种平诊手术，而且再着急也得做好手术前准备，我也得把自己手头的工作安排好。

和主刀医生商量好周一手术，周末先办了住院手续做术前检查。在医院工作了这么多年，天天给孩子做手术，这次终于要以患者家属的身份来面对这家医院了。

平时不记得给多少孩子开过住院单，然后叫他们去办住院，这次自己拿着住院单跑到入院处，才知道办个住院也要排很久的队，然后等医生开好检查后去抽血、做心电图。

在住院之前，我们也曾和女儿说过手术的事情，她有点害怕，一再嚷嚷说我不去手术，但到了最后她也知道没办法躲过去也就乖了，去医院抽血、拍片都极度配合，一声都没有哭。看她这么乖巧懂事，我愈加心痛。

做好术前检查，签手术同意书，医生把同意书递给我，我俩都很默契，他不讲内容，我也不看内容，我提起笔就签字，签完字才发现自己居然签在了医生栏。因为自己做外科医生做了这么多年，看到这个同意书几乎是条件反射般地签下去，签完才意识到自己是患者家属，只能又重签了一张。

为了手术后能多点时间陪着女儿，我和同事换了个班，查完房就到耳鼻咽喉科病房去守着女儿。

为了消除她的恐惧，我这个患者家属还是利用了一下医生的特权，更换手术衣后自己抱着她进了手术室，自己把她放在手术台上，然后安抚她，哄她笑。看得出她很紧张，但还是配合着我勉强地笑着。麻醉医生接上麻醉药，随着乳白色的麻醉药缓缓地进入她的血管，正笑着的她突然目光迷离，张嘴打了个哈欠，然后失去知觉，闭上了眼睛。第二支药推进血管的时候，疼痛刺激让她无意识地扭动着身体。同事们为缓解我的紧张，不停地和我说着话，我却鼻子一塞，一下说不出话来，眼泪充满了眼眶，松开怀抱转身走出了手术室。

手术医生一再邀请我一起看看手术，但我不想因为我在场而给他们增添额外的压力，也不想看到她被手术的样子，所以就在手术间外等着，心里又难受又紧张。以前看到一些孩子做疝气这样的小手术父母在外面哭成一团，觉得很不理解，这一刻我却完全能理解他们的心情。

好在这个手术时间很短，二十多分钟后手术就快结束了，谢天谢地，手术很顺利。再进手术室的时候看见女儿喉咙里插着气管，面色苍白，麻醉医生在不停地吸引着她鼻腔的分泌物。她无意识地一动不动地躺着，这个场景对我们外科医生来说太熟悉了，但一意识到躺在这里的孩子就是自己的女儿时，我又忍不住鼻塞。我扶着她的双手，守着她慢慢恢复了自主呼吸，然后麻醉医生拔除了插管，等清醒了，她没有挣扎，睁眼看了我一眼又睡去了，麻醉药的药效还没完全过去。

我和麻醉医生一起把她推进了复苏室，她还是昏昏沉沉地睡着，过了几十分钟后，女儿终于清醒了，说了术后第一句话："爸爸。"我摸着她的头，问她疼不疼，她摇了摇头，又闭上了眼睛。看她比较平稳了，我和护士一起把她送回了病房，全程她没有哭一声，我倒是好几次要流泪。

可能是因为创面水肿和鼻窦炎的问题，她术后4天还是打呼，直到第5天呼声才消失。术后到现在，已经听不到她睡觉的鼾声了，我们也不用再竖着耳朵听她的呼吸声了。偶尔看看她睡觉，也不会再看到她张嘴呼吸，取而代之的是闭着嘴唇均匀地呼吸。

感谢现代医学，给孩子和我自己带来的这份安宁。

6

讲究、
传言与谣言

小时候没那么多讲究，你为什么还是好好的

"你小时候也没有那么多讲究，还不是活得好好的？"这句话可能很多人都很熟悉。当老人给刚满月的孩子吃米糊的时候，当老人给孩子尝酒的时候，当老人给孩子吃中成药的时候，被你劝阻了，老人一旦放出这句"金句"，你可能就哑口无言了。

事实上，很多人在面对一些科学观念的时候，自己也会有这样的念头，自己在小时候没这么多讲究，现在也不过得好好的吗？于是就放弃了专业意见，而选择了自己的直觉，一次次地尝试下来，好像也没发现什么不好的地方。那是怎么回事呢？

首先，个体存在差别，个例代表不了整体。

评价一种东西或者一个做法是否安全，不是靠例子，而是要做整体的对比。比如 100 个孩子同时吃某种变质的食物，有的孩子可能好好的，有的孩子可能有轻微肠炎，有的孩子可能发生休克甚至死亡。发生问题的往往是一小部分人，但他们已经没有后悔的机会了，也没机会站出来证明自己是好好的。我们不能因为自己孩子吃了好好的，就认为变质的食物和新

302

鲜的食物一样安全。

此外，你觉得好好的未必就是真的好好的。

有的不良后果是立马显现的，比如吃了东西中毒，但有的后果是缓慢而持续的，后果可能在数月、数年甚至数十年后才能显现出来。

比如大人将自己嚼过的东西喂给孩子吃，可能当时并不会产生什么不好的反应，你以为就是好好的。等过了半年一年，孩子发生了龋齿，如果你没有了解相关知识，可能也想不到和你把自己口腔病菌传给了孩子有关。

先后发生的问题不等于有因果关系，两件看似不相干的事件，未必没有关系。相关性需要由具有专业知识的人按科学的方法进行对比评估，仅仅靠直觉是无法作出准确判断的。

再者，即便真是好好的，也不代表这种做法有必要。

比如，给孩子用学步车会增加孩子发生意外伤害的风险。但有的人可能会说，那个谁谁家的孩子用了学步车，不也没有什么事吗？确实大部分使用学步车的孩子也没出什么事，但使用学步车除了可以让父母们自己偷偷懒，解放一下自己的双手，并不能真的让孩子学会走路，甚者还可能影响孩子的运动发育。

一个做法到底合不合适，恰不恰当，不是靠自己的直觉，也不是听别人的传言，而是要根据证据去权衡利弊，权衡利弊就是一个对比有利和有害证据的过程。如果自己辨别不了证据，也不知道怎么对比，省事的方法是听权威医学机构的意见。

仅根据直觉或传言去判断，会导致该讲究的不讲究，不该讲究的瞎讲究。事实上也是，喜欢说"小时候没那么多讲究，你为什么还是好好的？"这句话的，同样也喜欢说："现在不注意，等你老了就知道了。"

把便（1）：国内外都存在的问题

从开始写育儿科普以来，很多人呼吁我写写把屎把尿，包括媒体也约过稿，大概是因为这个现象在国内太普遍了。

我一直没写不是因为不想写，而是这个问题目前没有很好的相关研究，有哪些好处？有哪些危害？目前没有直接数据，不好得出结论。

在分析把便的危害之前，我们先来明确一下什么是把便。如果我没搞错，把便大概是这个样子：家长两个手分别握着孩子的大腿，然后稍分开，暴露孩子的肛门和生殖器，让孩子半坐于大人的膝上，同时发出"嘘嘘"声或者"嗯嗯"声鼓励孩子排尿或者排便。

把便和目前权威机构主张的如厕训练的区别在于：①开始时间，把便一般是从出生后或者在出生几个月内就开始了，而如厕训练的建议开始时间为不早于18个月；②方式，把便时婴儿被动固定于特殊体位，如厕训练时幼儿主动蹲坐于坐便器或者马桶上。

一些儿科问题之所以成为问题，原因之一是孩子不能表达，我们不知道何时用何种措施才能更符合他们的需求，往往要靠大人去猜，猜的结果不一样就容易有争议。

比如退热药，因为主要用于改善孩子的舒适度，但孩子发热到什么时候会很难受，并没有可靠的指标，往往是参考大人的经验。但孩子并不是缩小版的大人，他们的感受可能和我们不一样，大人的体温在39℃往往已经很难受，但孩子体温在39℃时还可能有力气玩。医学指南认为体温在39℃应该用药，但这些都是专家的意见，并没有依据，哪个更合适其实并不确定。

孩子如厕训练同样存在这个问题，孩子愿意采取哪种方式排便我们并不清楚。所以，如厕训练的时机和方法也经常摇摆不定，国内如此，美国也一样。

最早和我们一样，美国的孩子也没有特意地进行如厕训练，是由父母自己看着办。到了二十世纪二三十年代，一些行为学家把如厕训练当做一种严格的习惯培养过程，为的是减轻家长的护理负担。1932年美国政府发布的《婴儿护理》，建议在孩子6~8个月时完成如厕训练，甚至建议父母定时给孩子在肛门塞肥皂条，好让孩子能定时排便。

到了20世纪40年代，有人认为这种严格的训练方法并不能让孩子达到大小便自制，甚至还可能引发一些行为问题，然后开始转向了以孩子为导向的训练方法。到了1962年Brazelton的方法出现后，强调"孩子准备好了"的如厕训练方法成为了主流。

同时，一次性纸尿裤的问世，为孩子的便溺护理带来了方便，也成为现在主流如厕训练方法的基础。但纸尿裤的使用也导致了另外一个问题——孩子具备训练的条件，有的家长也不愿开始训练，因为纸尿裤更方便省事。在过去的几十年里，美国孩子开始和完成如厕训练的年龄明显上升了，大小便自制的年龄从20世纪50年代的24个月上升到20世纪90年代的36~39个月。

训练晚有些好处是显而易见的，比如孩子能自主表达、自主行动，这样家长就可以更清楚地了解孩子的意愿而不用靠猜测，不强迫孩子就可以避免孩子心理压力引发的相关行为问题，也有研究发现训练开始时间更晚的孩子完成训练所需的时间也更短。

但训练晚同样存在一些问题，每个孩子平均要用掉几千片纸尿裤，这成为养孩子的一大块支出。用过的纸尿裤填埋处理又会给环境带来压力，仅美国每年需要填埋的纸尿裤就高达 340 万吨。不单是纸尿裤存在问题，尿布也给孩子带来了尿布疹这些相关问题，更换尿布也可能增加腹泻等感染性疾病传播的风险。有些研究发现，训练晚的孩子被诊断尿失禁的比例更高，孩子上幼儿园时还不能自控大小便也给一些家庭带来了压力。

近几年，对主流如厕训练方法的质疑又多了起来。一些人重新开始关注"排便交流"这种更传统的方式，也就是从出生开始就关注孩子的身体语言、声音和排便模式，有信号时就帮助孩子对着水池、便盆排便，类似于我国的把便，甚至有专门的组织在推动。

第

3

篇

把便（2）：到底有多少危害

纸尿裤虽然在我国普及也就二三十年，但显然已成为大部分孩子成长过程中的必需品，与此同时，传统的把便被贴上了"陋习"的标签，种种耸人听闻的危害流传甚广，但事实却多为没有根据的臆想。

把屎把尿会导致便秘、肛裂、痔疮、直肠脱垂、关节损伤，会导致尿床、心理问题……虽然没有较高质量的研究，也没有相关数据，但并不妨碍一些专家传播一些令人惊恐的观点。

更多人则是先入为主地把把便认定为一种强制的过早排便训练方式，然后把强行的如厕训练产生的问题都加到了把便头上。

现实是把便在国内实在太普遍，很多是从孩子出生几个星期甚至刚出生就开始，今天我们这些做父母的当年大概都是这样被把大的，因为这是我们的传统，纸尿裤这些东西是直到二十世纪五六十年代才开始在西方国家面市的，而我国改革开放才 40 年，至少我小时候还没见过纸尿裤。

到了我们自己做父母的今天，我们的孩子还是可能难免被把便，因为传统延续下来很难一下子改变。很多年轻的父母是完全遵从长辈的指导来带孩子的，接受了新观念的父母，自己也未必有时间全天守着孩子而不需要老人、保姆帮忙，所以完全避免孩子被把便真的很难，万一孩子真被把便了会有那么多危害吗？

很多人以为把便是中国特色，其实在世界范围内，包括非洲、南亚、南美这些地区，把便都是比较常见的。虽然是国内普遍的现象，可惜的是我们并没有针对把便的利弊进行过深入的研究，倒是美国人还真研究过，不过不是在我们国家，而是在东非。

从孩子出生后几周开始，妈妈通过观察孩子的肢体动作、表情、声音等来判定孩子是不是想排尿排便，一旦发现孩子有想排便的迹象，就开始把便。通过这种方式，34个孩子里有30个在4~6个月就训练得很成功，随访到5个月的16个孩子里有10个可以白天不尿湿，晚上也很少尿床，到了1岁孩子能走之后，就能到生活区域外排便。这个研究是1977年发表在美国《儿科学》杂志上的文章。

作者发现这种把便并不是消极被动地被强迫孩子排便，而是母亲注意到孩子排便的意愿后主动帮助他，排完便后通过喂奶、亲昵或其他开心的活动来奖赏鼓励他。通过这种重复的动作，孩子把这种声音、特殊体位和排便关联起来了，慢慢实现了自主控制排便，这其实是母婴互动配合的结果。

孩子这么小就能配合大人的指引自主控制排尿排便，显然让作者感到很新奇，因为这与美国的主流做法和观点是相悖的。当时美国主流的如厕训练方法和今天的基本一致，强调的是"以孩子为中心"，也就是要等孩子身体和心理都准备好了才开始，通常认为要18个月以后才能达到要求，这个训练过程也要持续几个月甚至一两年，很多孩子要到3~4岁才能完成。

这让作者意识到并不是所有的早期排便训练都是无效和（或）强迫的，成熟的时机和"准备好了"的观念需要考虑具体的文化、养育环境。这篇文章发表后还有两个医生专门给杂志写信表示赞同，迄今为止引用这篇文章的综述不少，倒没见过谁批判过这篇文章的观点。

可能有人认为这都是 1977 年的研究了，早落伍了。但是请注意另一点，今天美国儿科学会如厕训练的观点还主要来源于 1962 年的研究。当然与 1962 年的那个研究相比，前者的样本少很多，观察随访时间也比较短，评价指标也很粗略，这或许也是早期训练的观点没有成为主流的一个原因。

因为纸尿裤很方便，即便孩子已经具备如厕训练的条件，很多家长都懒得主动去给孩子训练，三四岁还离不开纸尿裤很常见，这导致国外一些人开始反思现行的如厕训练方法是否合适。和国内妖魔化把便相反的是，西方国家反而开始对把便之类关注孩子排便信号然后辅助排便的训练方式感兴趣了。

西方国家对早期如厕训练进行了一些研究。意大利的一项研究对 286 个家庭进行问卷调查，发现在头 6 个月内开始把便的孩子比那些晚开始训练的孩子更早被训练成功，而且没有观察到明显的副作用。

但少数的质量不高的研究显然还不能充分地证明把便是有效而无害的，但至少目前在我国这还是一种广泛采用而且具有可操作性的方法。在没有直接证据的情况下，我们根据把便的特点分析一下。

很多人批评把便是认为这是强迫孩子排便，但我在医院里看到被把便的孩子很少有哭闹的，因为很少见到父母非要强行让这么小的孩子排便，大部分是觉得孩子想排便了才把一下，没有就算了，把便不等于强迫排便。

把便是一种很早就开始的如厕训练，有些人认为过早训练会导致便秘等问题，但这是无根据的猜测。国内把便这么常见，但儿童便秘的发病率约为 4.73%，并不比很少把便的发达国家高。除了之前意大利的那项调查外，在一项针对 1000 多名孩子的问卷调查里，美国黑人孩子排便训练比白人孩子更早，但他们之间的排便习惯并没有区别。至于对膀胱功能的影响，有研究认为早期（早于 2 岁）如厕训练和膀胱功能异常无关，甚至有观点认为对膀胱功能还有好处。

至于说这种把便的体位会导致肛裂、痔疮、直肠脱垂更是凭空想象。

把便的体位对孩子来说和蹲坐在马桶上并没有太多区别,肛裂主要和便秘有关,直肠脱垂更多和先天发育、营养不良有关,目前没有任何证据证实它们和把便有关。儿童痔疮更是极少见,成年后的痔疮不归咎于几十年不良的生活排便习惯却归咎于婴儿期短短的把便时间更是思维奔逸。

另外,关于心理的影响,只要不是强制给孩子把便,不是在公共场合把便,孩子也没有任何不良情绪的表现,我觉得这种担心也是多余的。美国儿科学会虽然推荐 18 个月后进行训练,但其旗下的科普网站里也说了,只要不强迫、虐待孩子,在 18 个月之前训练也不太可能给孩子造成任何伤害。

还有人担心,把便可能会导致髋关节脱位,如果有人看过给髋关节脱位的孩子做石膏治疗的样子,就会知道这种说法是无稽之谈。因为髋关节发育不良的治疗体位和把便时的体位非常接近,所以这个和把便一样的姿势不但不会导致髋关节脱位,还会对髋关节不稳定的孩子有帮助。我们不能因为自己见到一例髋关节脱位的孩子,恰好这个孩子有过把便的经历,就认为把便可能会损伤髋关节。只要不是强制给孩子排便,不需要因为给孩子把了便就觉得对不起孩子,也不需要因为给孩子把了一次便就跟老人闹别扭。

不能因为自己碰到一个或几个把便的孩子有这些问题就认为把便会导致这些问题,这些把便的孩子还都呼吸空气呢,总不能说呼吸空气会导致肛裂和直肠脱垂吧。每个人都有合理怀疑的权利,但在得出结论前最好先证实一下。

因为有这么多不确定,所以当下还是推荐更确定的主流如厕训练方法。这篇文章不是为了给把便"翻案",而是因为有太多没有依据的观点在流传,理清这些事实可以减少家长不必要的内疚和担心。

把便（3）：把，还是不把

我知道，更多的人更想知道把便是否可行，可能会有哪些好处。对于这些问题，我也想回答，但目前对这些问题没有很好的研究，我只能根据相关研究从逻辑上分析。我试着在自己的新媒体平台做了一些关于把便的调查，参与调查的家长中，把便的有 1939 人，不把便的有 3369 人，现在对这些调查分析一下。

主流的如厕训练方法强调的一点是以孩子为导向，等孩子准备好了再开始。这是因为认为太小的孩子不能控制自己的括约肌，新生儿排尿是脊髓反射的结果，所以不建议太早开始训练。

但事实可能并不是这样。即便是新生儿，排尿排便也是受大脑控制的，这已经被动物和人体实验所证实。通过脑电图追踪，发现哪怕是新生儿，在排尿前大都会有大脑唤醒活动。只不过孩子在 18 个月之前膀胱和外括约肌之间的协调不那么好，会导致排尿间断或不完全，所以排尿次数多，大约每小时就会排尿 1 次，容易给人不能控制小便的印象。

可能也正是因为孩子自己能感知便意，所以孩子才会有扭动身体、哼哼唧唧、哭闹这些反应，让家长注意到排便信号。根据意大利医生对 286

个家庭的调查，90% 的家长可以发现孩子的排便信号。这次在微信上对不把便的 3369 个家长的调查显示，77% 的家长也能注意到孩子的排便信号。

正是因为孩子有排便信号，而且孩子能自己控制括约肌，当他把大人的把便动作、声音这些刺激和排便关联起来，他就能主动配合排便，把便才有可能成功，而不是每次都是碰巧把出来的。

以孩子为导向的如厕训练强调的另一点是尊重孩子的意愿，所以建议在孩子能语言表达想或者不想之后再开始。这样做的好处是能更确定孩子的意愿，但不好的地方就等于在孩子还不能说话时就忽略他们的排便意愿。你能说出来我就知道你想不想，你说不出来我就当你不想，至于你真的是想排便怎么办？你就自己拉纸尿裤里吧。

从人体的生理解剖上来说，直肠是和人的身体纵轴接近平行的，蹲坐或者把便的体位肯定比躺着更方便排便，把大便或尿液直接排在便盆里比排在纸尿裤里再粘在会阴更舒适，所以从这一点来说，我觉得根据孩子排便信号进行辅助排便更尊重孩子的意愿。从我的调查来看，86% 的被调查者认为把便时孩子总体配合，表情放松。

一些人批评给孩子把便的家长是为了偷懒，把便完了就不用给孩子换纸尿裤。如果是不管孩子是否有排便信号，自己想把就把，甚至在孩子没有便意，哭闹不配合的时候还强行把着不放确实是应该批评，但从调查结果来看，完全不顾孩子的意愿把便的家长仅占 2%，可见这种家长很少。

真的是按照孩子排便信号来把便，其实是要花更多精力去观察孩子，只会比用纸尿裤更辛苦。对上班族来说早期把便训练的好处是时间比较充裕，因为头 6 个月妈妈还在休产假，不像主流的如厕训练在一两岁再开始，妈妈已经上班了，可能没那么多时间和精力去做。

把便和主流的如厕训练不好比较的另一个原因是二者的目标其实是不一样的，前者只要孩子能大小便自制，脱离纸尿裤不会尿湿裤子或床垫就算成功了，如果以这个目标来衡量，从我的调查结果来看把便的孩子明显更早能达到这个目标，有着明显的优势。

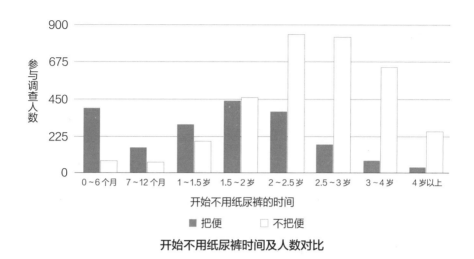

开始不用纸尿裤时间及人数对比

纸尿裤是伟大的发明，让很多父母避免了洗尿布的劳累，但经济支出的增加也是必然的。纸尿裤确实不像一些妖魔化它的人说得那么差，但尿布疹的发生率也不低，经济条件不好的家庭用劣质纸尿裤引发的过敏等问题也很常见。微信上3000多人参与的调查结果显示，遇到过尿布疹的达到2/3，如果孩子能早点大小便自制，穿透气更好的内裤，舒适度肯定比纸尿裤更好吧。

把便的孩子即便做到了大小便自制，排便时还是需要大人的帮忙，等他自己能行走后还是需要二次训练去坐便器或马桶上排便，而主流如厕训练是在孩子能走后开始的，除了大小便自制外，还需要孩子能自主去排便，一步到位。不过前者从被把便转换到自己去坐便盆这个过程应该会比较自然平顺，而后者从一直习惯躺着在纸尿裤里排便转换到自己坐便盆排便，转换的幅度更大，难度也应该会更大。

如果说把便有什么需要担心的，我会担心一旦孩子建立了依赖于大人把便才排便的习惯，就不会或不敢在尿布里排便，万一大人粗心了没注意到他排便的意愿，他可能会憋便，导致不好的结果。但这只是我的担心，是没有依据的，需要进一步的研究去明确。

我对两种训练方法可能存在的利弊分析如下，大家可能也可以看出，我并不认为把便是一无是处的，但我所做的这些分析也仅供参考，是不是真的有这些好处、坏处，还需要进一步的研究。

方式	好处	坏处
主流如厕训练	能明确孩子的意愿 避免强制训练和相关心理问题 如厕训练时间更短 省时、省精力	忽略如厕训练前孩子的排便意愿 增加纸尿裤成本及尿布疹等相关问题 更晚达到大小便自制
排便交流	及时响应孩子的排便意愿 更符合生理的排便方式 更早达到大小便自制 降低纸尿裤成本及尿布疹等相关问题	部分孩子不能发现排便信号 意外的便溺带来的清洗及卫生问题 从大小便自制到自行排便需要二次训练 需要更多的时间和精力

既然把便没有什么伤害，那是不是建议大家把便呢？就当前的研究证据来说，有效和无害的依据不足，还是不建议大家这么做。前面说的这些研究还比较粗略，有的并不是直接的研究，而是研究早期如厕训练。相对目前主流的如厕训练方法的研究证据，把便的相关研究证据更少、级别更低，哪天有了更深入的研究、更可靠的证据，改为推荐生后开始排便训练也不是没可能，但在此之前还是按照当前的最佳证据，也就是美国儿科学会推荐的方案来吧。

再次重申，就当前证据而言，我倾向按照主流方法给孩子进行如厕训练，但在国内有把便这个养育传统的大环境下，别人要把便我也不反对。

我在没有有危害证据的情况下依旧不建议把便，在很多人看来还是难以理解。想象一下，你发现了一种不认识的野果，现在并没证据证明这果子有毒，但如果你手里还有个苹果，你问应该吃哪个？我肯定告诉你吃苹果更安全。在如厕训练的方法里，把便就是那个不太熟悉的野果。

需要强调的是，不管是把便，还是按照主流的方法给孩子进行如厕训练，前提都是不要强迫孩子，照顾孩子的隐私，不要在公共场合随意把便。

如果你真准备要把便，可以参看下面的建议：

1. 首先要观察孩子是否有排便信号，如果有，可以给他准备一个小便盆，在他有排便信号时扶他坐在便盆上，会比对着垃圾桶把孩子更卫生，孩子能走路后也更容易过渡到自己坐到便盆上。

2. 孩子习惯了大人帮忙的排便就可能不习惯排在纸尿裤里了，所以大人真准备给孩子把便，就要善始善终，不要一会儿把一会儿不把，或者白天有空就把，晚上孩子便意来了左扭右扭也只顾自己睡觉不管他，让孩子无所适从。

3. 有排便信号时，或者了解了孩子的排便模式后，再按孩子的意愿来辅助排便。比如有的孩子在睡醒后或吃完东西后会排便，可以试着把一下，如果没有就不要长时间把着。不要在孩子不配合的时候还强行把便，也不要图自己方便，非要孩子在某个时间排出来，更不要强求孩子一定要在什么年龄能大小便自制。

4. 不要在公共场合把便，影响公共卫生和别人的观感不说，这种做法也毫不尊重自己孩子的隐私。

5. 在孩子完全大小便自制前，不要轻易脱离尿裤，在家里意外尿湿了拉脏了顶多增加自己清洗的工作，但在外面发生这种意外就比较麻烦，自己尴尬不说，也可能影响别人，所以孩子出门要穿纸尿裤，孩子有排便信号时找卫生间。

6. 如果观察不到孩子的排便信号，或者没时间、精力和信心去坚持观察排便信号、辅助他排便，就建议不要尝试把便。

裴医生贴士：主流的如厕训练怎么做

主流的如厕训练方法是美国儿科学会推荐的，也是目前在西方国家应用比较多的方法，加拿大儿科医生协会（CPS）推荐的方法也类似。

这个方法的核心是强调以孩子为导向，也就是孩子身体和心理都准备好了，他愿意也能够去坐便器或马桶上排便了。父母也应该做好准备，能抵抗来自老一辈和幼托机构的压力，听从儿科医生的意见，自己决定何时开始，如何训练孩子，同时也要准备充裕的时间来做这件事。

当孩子能模仿大人的行为，能用语言表达想或者不想，能自己走，自己在坐便器上坐下、站起，能自己脱裤子、提裤子，同时孩子能保持纸尿裤干燥较长时间，那说明他已具备了开始如厕训练的条件，通常孩子要到1岁半到2岁半才能达到这些要求。

当家长评估孩子已经准备好了，可以给他准备一个坐便器，放在他玩的地方让他熟悉，并告诉他这是他用的东西。刚开始可以让他每天穿衣服试坐，在此期间可以给他讲故事或者吃东西，让他习惯在座椅上安坐，如果孩子坐不住也由着他。

过了一周或更长的时间，当孩子已经习惯了坐便器，可以每天试着让他不穿纸尿裤坐着，但这时还不要试图让他在上面排便，可以给他换纸尿裤后把纸尿裤扔在坐便器里，并告诉他这就是臭臭去的地方。

当孩子理解了这些并对坐在上面排便有兴趣了，就开始让他尝试，一旦成功了就可以每天带他去几次，比如吃完饭后、洗澡之前，每次排便成功要表扬鼓励他，如果每天都能在上面排便几次，就开始试着一段时间不用纸尿裤改穿内裤，然后逐渐过渡到白天脱离纸尿裤，最后到晚上也不用。

这个过程不一定是一帆风顺的，随时可能遇到挫折，这时不要着急，也不要给孩子施压，过分施压往往会导致孩子对排便感到恐惧，反而导致憋便、便秘和心理问题。无论怎样，健康的孩子迟早还是能训练好。

第

5

篇

海淘退热药有必要吗

随着网络的发达，很多人选择了网络购物，在家轻点鼠标就可以买到地球上大部分东西，对于衣服、包包、奶粉、化妆品什么的，我知道很多人都有海淘的经历，但是连退热药也开始海淘还是出乎我的意料。

曾经在微博上有个家长问："宝宝发热 38.8℃，同时给用了退热药和退热栓怎么办？过量的用药会有危险吗？"我没忍住回了一句："不是同一种药的话一般也没事。"家长连说谢谢，然后告诉我用了口服泰诺林和德国 HEXAL 退热栓，接着问退热过快是否会对宝宝身体有所伤害……大概她以为这两种药是不同的，所以松了一口气。

我知道孩子退热基本就是用对乙酰氨基酚和布洛芬这两种药，泰诺林我知道是对乙酰氨基酚，但 HEXAL 退热栓是什么其实我也不知道。出于好奇我上网查了一下，是 Paracetamol，中文翻译是扑热息痛，其实也就是对乙酰氨基酚。这个家长以为是两种不同的药，而事实上给孩子用的都是对乙酰氨基酚，等于给孩子用了双倍的剂量，而对乙酰氨基酚过量使用可能造成肝损害。

就这个事我做了个网上调查，看评论才知道海淘药品已经很常见了，在各大电商平台搜外国的退热药果然不少，诸如 Panadol、Pamol、Nurofen，都是没听过的，有的还被冠以"X 国神药"，价格也不便宜。

事实却是，Panadol 和 Pamol 的具体成分就是对乙酰氨基酚！也就是大家熟悉的泰诺林和百服宁。Nurofen 的具体成分就是布洛芬！也就是大家熟悉的美林。

这是怎么回事？卖 Pamol 的说它是澳大利亚医生唯一推荐的退热药，还说布洛芬在新西兰和澳大利亚是禁用的，怎么卖 Nurofen 的又说它是澳大利亚每家每户必备，而且对孩子没有任何伤害。我真想让这两家代购现场"PK"一下。

为什么国外的退热神药会和国内常见的普通退热药成分一样？因为无论国内还是国外，目前公认比较安全可靠的儿童退热药就是布洛芬和对乙酰氨基酚这两种，如果你听说哪国有什么没听过的神药能给孩子退热却不是这两种成分，反而要小心了。

为什么这些代购会有如此不同的说法？原因就是这些代购只是为自己的产品代言，而不会为事实和真相代言，为了自己的利益甚至不惜抹黑同类药品，传播谣言，制造恐慌，类似的谣言也在微信朋友圈里广泛传播着。

事实上，美国儿科学会关于儿童退热药的指南里说得很明确：治疗发热，如果孩子总体健康，目前的证据表明对乙酰氨基酚和布洛芬安全性和有效性没有实质性区别。

甚至有些研究数据认为布洛芬的药效时间更长，当然布洛芬不适用于 6 个月以下的孩子（除非医生建议），也不适用于脱水的孩子，因为有肾毒性方面的担心，并不像一些代购所说的对孩子没有任何伤害。同样，对乙酰氨基酚有肝毒性的担心，对于哮喘的孩子也有加重症状的担心，但卖 Pamol 的人并不会告诉你这些。

对乙酰氨基酚和布洛芬对比

对比项	对乙酰氨基酚	布洛芬
降温度数	1~2℃	1~2℃
起效时间	<1小时	<1小时
药效高峰	3~4小时	3~4小时
药效持续时间	4~6小时	6~8小时
使用剂量	每4小时10~15mg/kg	每6小时10mg/kg
单日最大剂量	90mg/kg	40mg/kg
用药年龄低限	3个月	6个月

注：所用药物除非医生建议，否则不应低于用药年龄低限

食物吃多了也可能会吐，更何况药物，从某种意义上讲，世界上没有绝对安全的神药。和所有的药物一样，退热药的使用原则也是能不用尽量不用，但如果热度太高让孩子太难受也不人道，该用的时候还要用，否则这些药也没有上市的必要。如果合理使用，这两种药都是安全的。

同时家长们也要知道，除非超高热，发热对健康的孩子并没有什么坏处，发热本身反而对病情有帮助，使用退热药的目的不是给孩子降温，而是改善孩子的舒适度，只有当孩子发热很难受了才需要吃退热药，具体用哪一种药可以参照两个药品的特点再结合孩子的情况选用。

也许有人会说，即便退热药药品成分一样，国外生产的和国内肯定会有不同，就像同样是奶粉，国内就出现过三聚氰胺而国外没有。我不否认国外退热药的生产工艺可能比国产的更好、包装更科学、口味更合理，但这两种儿童常用退热药都是口服或者栓剂，并不需要多高级的生产工艺，目前为止也没听说国内退热药存在什么药品质量问题。

就算不信任国货，国内也有很多大型跨国药企的产品，这些企业国内外销售的产品很多只是包装上的差别，我自己的孩子也用过，草莓味，带

刻度的吸管，使用很方便，药品口味和包装也很人性化。这些跨国药企的规模远大于那些不知名的国外小药厂，质量和设计谁更好还不一定呢，而且也更便宜，同样 100ml 的布洛芬混悬液，国内不到 20 块，同样容量的海淘产品要 60 块，甚至更贵。

药品本来就不是生活常用品，一年用不上几次，国内没发现过质量问题的退热药都需要从国外买，那日常食物，每天都要喝的水，每天都要呼吸的空气怎么办？

更主要的是，海淘的药品连中文说明书都可能没有，药品成分、使用方法、使用剂量都不清楚，外语不好的人只能听代购的介绍，国人有本事把香灰、草药吹成神药，更何况是真有效果的退热药？代购们把常见的退热药吹成了随便吃也不会给孩子带来伤害的神药，结果就像文章开头提到的那个家长一样，给孩子用了双倍的对乙酰氨基酚，海淘过来的"高级药"结果有可能成为伤害孩子的"毒药"。

事实上很多家长本来就没有什么医学常识，海淘药品只是脑袋发热无意识跟风，看到别家孩子喝进口奶粉，自己也买，看到别家孩子喝进口退热药，自己也喝，只有这样才会觉得自己的孩子没有落后，没有输在起跑线上。

在国内信任危机的大环境下，怀疑一切也罢，跟风也罢，如果不在乎多花那点钱，有可靠的买药渠道，同时自己有很好的外语水平和理解能力，也愿意为可能的那么一点或者根本不存在的收益去海淘退热药，似乎也无可厚非。

就怕啥也不懂，跟风海淘当神药胡吃乱吃，多花钱还把孩子害了，那还不如先给自己脑袋退退热，多学点健康和医学常识，这样对孩子应该更实在。

哪些食物能提高孩子的免疫力

"哪些食物能提高孩子的免疫力",这个问题是一位网友提出的。在这里,我要解释一下,通常大家认为的免疫力是指人体抵抗感染的能力。免疫力一方面是天生的,我们大部分人都有健全的先天免疫系统,有先天免疫缺陷的只是一小部分孩子,先天免疫缺陷的孩子不能靠食物来完善或者提高免疫力。

免疫力也需要后天完善。孩子出生后接触各种微生物,免疫系统在和各种病原体接触的过程中产生相应的抗体、淋巴因子等,能提高孩子的免疫力。孩子在成长的过程中会经常生病,生病让孩子难受,但往往也是免疫系统激活、提高的过程。

为了避免一些烈性感染性疾病造成的损伤或严重后果,我们也可以通过疫苗接种来产生相应的抗体,疫苗接种是提高免疫力的有效方法。

国人比较迷信一些食物能产生神奇的功效,比如提高免疫力,所以很喜欢给宝宝吃补品、保健品,但事实上,食物对于免疫力的主要作用在于满足身体的营养需求。

均衡的饮食,保证孩子生理需求和生长需求的营养成分,让孩子避免出现营养不良，避免出现特殊元素缺乏，可以避免孩子免疫力的降低。

所以我们要按时添加辅食。宝宝到了 6 个月后要添加辅食，尤其是铁含量高的食物，否则孩子会出现缺铁性贫血，影响一些酶的活性，会增加感染的风险。偏食的孩子，比如只喜欢素食的孩子也可能出现锌缺乏，会增加腹泻等疾病的风险。所以，要尽量避免孩子偏食。

如果实在要找一种能提高免疫力的食物，那就是母乳了。对新生儿和婴儿来说，母乳的营养成分最均衡，而且有一些活性免疫成分，比如益生菌，以及一些酶、抗体、上皮生长因子等，可以提高孩子的抗病能力。已经有研究证实，母乳喂养可以降低孩子发生腹泻、中耳炎、上呼吸道感染等疾病的风险。

对于其他食物，主要的功能就是提供营养。就营养成分而言，没有哪种成分是某一种特定食物所独有的，也没有哪种食物是不可替代的，所以不能对某种食物寄予过多不切实际的功效，包括提高免疫力，否则它就是药品而不是食品了。

除了母乳之外，对于健康的孩子，没有特别的食物能提高免疫力。补品、特殊的营养保健品，比如人参、鹿茸之类，同样提高不了孩子的免疫力。

另外，免疫力强并不代表免疫功能好，对于免疫功能紊乱导致的自身免疫性疾病，免疫力越强，后果反而越严重。对于孩子的免疫问题，我们的目标是维持免疫功能的平衡，而不是盲目追求强大的免疫力。

匹多莫德能提高抵抗力吗

匹多莫德对于很多家长而言都不陌生，孩子感冒、咳嗽、腹泻什么的，只要和感染相关的疾病都可能会被开上，俨然已成为儿科神药之一，原因是它是一种免疫刺激剂，据说可以刺激和调节细胞介导的免疫反应，能提高抵抗力。

几十上百元一盒的匹多莫德真能提高孩子的抵抗力吗？

匹多莫德是意大利人发明的一种合成药物，以 Pidotimod（匹多莫德）在医学专业信息搜索平台 PubMed 上进行搜索，从 1990 年第一篇文章开始，截至目前总共有八十多篇文章。除了俄罗斯和英格兰各有一篇外，剩下的文章全部来自意大利、希腊、墨西哥和中国。意大利占了总篇数的一半以上，直到 2002 年开始希腊人写了一篇文章，之前一直都是意大利人在自弹自唱。

意大利人自玩自嗨的匹多莫德进入了中国后，国人很快抢了意大利人的风头，并迅速进行了中意结合的研究，用匹多莫德联合红参酸性多糖在免疫抑制的大鼠身上做了研究，不出意外地达到了提高免疫力的良好效果。从此国人一发不可收拾，在 PubMed 上关于匹多莫德最新的 20 篇文章里，来自我国的已经占据了半壁江山。

这么多研究论文研究了什么呢？主要研究了匹多莫德的免疫调节作用，但这些功效和利巴韦林抗病毒的效果一样，主要停留在体外试验阶段，在人体上并没得到很好的验证。只有意大利、希腊和俄罗斯的少数几个临床研究（最大样本 748 人，其他的几个为几十到一百多人）认为它可能对儿童反复呼吸道感染有点作用，只有一个样本量为 60 人的研究认为它对儿童反复泌尿系感染可能有点用。

按理说，儿童免疫系统发育不完善，孩子的呼吸道感染比大人更常见是正常的，随着年龄增长，免疫系统会逐步发育，也会在和病原体一次次接触中逐渐完善成熟。对一些毒力特别强的病原体，人类研发了疫苗，用温和的方式刺激人体产生特异性抗体，产生免疫保护，这也是提高抵抗力的一种方式。

匹多莫德这样的非特异性免疫刺激剂，按照它所描述的机制，是靠刺激免疫细胞的成熟分化，增强这些免疫细胞的反应和吞噬能力来提高免疫功能。但事实上，人体并不是免疫细胞越多越好，也不是免疫细胞活性越强越好，衡量免疫功能的好坏并不是以强弱为标准，而是看免疫是否平衡，过强或过弱都是不健康的，系统性红斑狼疮之类的自身免疫性疾病就可能和免疫失衡有关。

导致孩子免疫缺陷的主要原因有两大类：①遗传性疾病，比如唐氏综合征、B 细胞缺陷性疾病、T 细胞缺陷性疾病，这类疾病并不那么常见；②特殊感染（比如 HIV）、肿瘤、放射、药物导致的继发免疫抑制或损害。即便是免疫缺陷的患儿，能否靠一个非特异性的免疫刺激剂弥补或改善免疫能力，也是个未知数。

2 岁以内的孩子平均每年发生 8 ~ 10 次感冒，如果孩子上幼儿园，因为群居交叉感染，一两个月感冒一次很正常，但这并不意味着这些孩子就是抵抗力差或者免疫能力低下。对于不存在免疫缺陷的孩子，他们并不存在免疫失衡，所以不需要用额外的免疫调节药物。对一个免疫平衡的孩子用了免疫增强剂，等于破坏了本来的平衡，结果可能有害无益。

匹多莫德是否在体内真的有免疫增强作用，目前可靠的研究并不多，就算真的有这个作用，产生的结果是好还是坏也并不清楚。普通感冒可能同时发生心肌炎，手足口病重症病例也可能出现脑炎、心肌炎等严重并发症，目前机制并不是很明确，但也不除外自身免疫反应的作用。用了这些药不但预防不了，反而可能诱发严重并发症。

当然，理论要依靠实践来检验，临床药物试验是检验一个药物效果的最好实践。匹多莫德并不是以审批严格著称的美国食品药品管理局（FDA）批准的药物，目前只有意大利、中国、韩国、俄罗斯、希腊的药厂在生产，连意大利人自己都承认需要更多的随机对照临床研究来验证它在儿童急性呼吸道感染中的作用。这大概也是这个已经存在 20 多年的药物仍然进入不了欧美主流市场的原因。

虽然可靠的研究不多，但并不妨碍匹多莫德进入中国后的迅速走红，药监部门批准的适应证为机体免疫功能低下的患者：上、下呼吸道反复感染；耳鼻咽喉科反复感染；泌尿系统感染；妇科感染；作为预防急性感染、缩短病程、减少疾病严重程度的辅助用药。

抵抗力、免疫力这样的概念深入国人的灵魂，很多家长觉得自己孩子经常感冒就是抵抗力差，很多医生也直接把普通感冒、肺炎判定为免疫力低下。正好有这么一个药物，说明书上写着可以刺激免疫，提高免疫能力，好像副作用还不大，试试又何妨。所以，匹多莫德也逐渐成为了儿科神药，绝不仅仅是用于反复上呼吸道、泌尿系感染的孩子，感冒发热来一盒，跑肚拉稀来一盒，手足口病来一盒……

被药厂包装成神乎其神的药物，被医生稀里糊涂地开给了孩子，却也迎合了很多家长的心理需求，所以匹多莫德成为了中国儿科的神药之一。作为家长你要知道的是：如果你不想花冤枉钱，没必要给孩子吃这个药。

如果真是不吃就会耽误病情，这个 20 多年的老药就不会仍然停留在非主流市场。

在洗澡水里滴去痱水有用吗

为预防夏天孩子长痱子，一些家长有个习惯，就是在孩子洗澡时往洗澡水里滴一些去痱水，如十滴水、藿香正气水、桃子水……这样做有用吗？

答案是，没用的。

首先，痱子的发生主要和出汗有关，也就是和气温、穿衣有关，要预防痱子，最好的办法是让孩子待在凉快的地方，或者给孩子减少衣物以减少出汗。

另外，不论是十滴水、藿香正气水、桃子水，都未证实有预防或者治疗痱子的作用，也没有其他药物被证实能治疗或者预防痱子。

相反，十滴水含有樟脑，不适合给孩子用；藿香正气水含有生半夏、白芷等中药材，口服、外用可能引起中毒，而且它们都含有酒精，都不适合直接给孩子外用。

就算这些药物有用，一个大水盆，滴入那么几滴，被稀释到无影无踪的程度，能沾到孩子身上的微乎其微，你能指望这几滴药水产生魔法吗？

所以，往洗澡水里滴入几滴这些所谓的"去痱水"，虽然不太可能对孩子产生危害，但也不会产生任何有益的效果，这样做更像一种仪式，是一种心理安慰。

为什么治痱子的方法那么多

如果我说没有药物被证实能预防或治疗痱子，肯定会有很多人提出反驳。

很多人会现身说法，有用痱子粉、蛇胆粉、花露水、桃子水、金银花水、十滴水、薄荷叶、风油精、蟾蜍肉、蛇肉、蛇汤、艾叶煮水、茶叶煮水、马齿菜水的……都说亲证有用。

看了这些，越发觉得思维方式比知识本身更重要，怎样去判断有用比知道哪些治疗有用更重要。

在很多人的认知里，自己用了，然后好了，就是用的东西起作用了，就说明事实证明这个东西是有用的。

如果"有用"这个事实这么容易证明，那我可以成为"神医"。比如我可以对着出生的孩子吹一口气，然后告诉你孩子以后至少能长到1米，几年后孩子真的长到了1米，你会说事实证明我吹的气是有用吗？

任何一种东西，只要用的次数足够多，都可能会遇到用了就见效的情况。我们每天都在吃饭喝水，每天都有人出生死亡，我们不会说吃饭喝水会让人怀孕，也不会说吃饭喝水能让人死掉，但却会因为用了一些偏方而把此后发生的事情归功于偏方。

回到痱子问题，痱子是因为小汗腺的导管堵塞导致的一过性皮肤病。在高温环境下，为了散热人体会增加出汗，汗液从汗腺分泌，然后从小导管排出皮肤，如导管被皮肤上的角化细胞、皮脂之类，或者紧身的衣物堵住了，就可能会长痱子，堵住时间长还可能导致细菌增殖引发一些轻微的炎症反应。

只要待在凉快的地方，出汗少了，再通过洗浴清洗皮肤，汗腺导管就通畅了，痱子就慢慢好了。所以**预防和治疗痱子的关键就是减少出汗，保持皮肤清洁，平时穿宽松透气的衣物**，如果痱子导致瘙痒，用点弱效外用激素也能帮助缓解。

单纯洗澡，通过降低身体的温度可以减少出汗，再加上清洗皮肤的效果，洗澡水里不加任何去痱水、桃子水、十滴水、百滴水、千滴水……洗完澡不用任何痱子粉只需要让孩子待在凉快地方，如开上空调，痱子大都能自己好。

因为痱子是夏季很常见的皮肤问题，大家会想很多办法去处理，又因为痱子是可以自愈的一过性皮肤问题，很多人会发现用过自己独创的方法后痱子真的好了，就以为自己找到了治疗痱子的"秘方"，进而四处宣扬，别人试了发现也真的"有用"，所以就有了这么多"有用"的方法。

但事实上，只要你做好了前面那些防治措施，不管你用不用偏方秘方，它都能好。**自愈性疾病，永远是偏方秘方大显身手之处**，这也是为什么治疗痱子的方法这么多的原因所在。

你说的那些没用的药，为什么我用了就有效呢

任何一种"药"，只要用的人足够多，都会遇到很多"吃下去就见效"的情况，就像喝水、吃东西有时候也"见效"一样。

任何一座寺庙，只要香火足够旺，菩萨总会有"显灵"的时候，而且香火越旺，显灵的次数也会越多，只不过不灵的时候大家不会去怪菩萨，而只会怪自己心不够诚。

自己用了有效，亲朋好友用了有效，可能是真的有效，也可能是碰巧，用科学的方法设计对照试验验证过的"有效"，也未必绝对有效，但真有效的可能性要大很多。

1% 有效和 90% 有效的两个药物，而且前者是否有害还不清楚，你愿意选择哪个？

枕秃不是病，全民补钙才是病

很多家长可能注意到，孩子生下来没几个月，后脑勺一圈头发就掉光了，光秃秃的甚为难看，被小区里热心人看到了会说"你孩子缺钙呀，要补钙，要去看医生。"

事实上，枕秃是因为缺钙的说法确实来源于医生，但医生也不是有意要欺骗家长以便多开点钙片或者鱼肝油，而是很多医生也相信枕秃就是缺钙、佝偻病的表现，因为当年我们读书时教科书里就是把枕秃当做佝偻病的一个症状。

所以当你因为孩子枕秃去看医生，医生不问孩子年龄，也不问有没有别的症状，给孩子开一堆鱼肝油和钙片你也不用奇怪。

枕秃是怎么回事

早在 1907 年，就有医生注意到了枕秃这种现象，不过这种现象除了外观有点难看，并未对孩子造成什么影响。除了国内，一直没多少医生关注这个问题，所以研究也比较少，但也不是没有。

因为枕部是接触枕头和床垫的地方，而孩子睡觉时间比较多，所以很自然地推断枕秃是因为头皮摩擦导致的头发脱落。国内一些专家认为，佝偻病的孩子多汗，孩子睡觉时不舒服就喜欢磨蹭头皮，所以形成枕秃。照这样推论，如果孩子不是仰卧的话，就应该不会枕秃了。

为了降低婴儿猝死的风险，美国儿科学会从 1992 年开始推荐 1 岁以内的孩子仰卧，这个指南的调整恰好为枕秃和睡姿的关系提供了对比，有人就做了对比研究。

在推荐仰卧之前的 1985 年，200 个孩子里枕秃的孩子有 18 个，而推荐仰卧之后的 2003 年，101 个孩子里枕秃的孩子有 12 个，虽然仰卧的孩子枕秃的比例更高一些，但两者并没有统计学上的差异。而且，作者也注意到，有的孩子脱发并不是集中在枕部，这显然没办法用磨蹭所致去解释。

是什么造成了枕秃

在动物界，毛发生长是有周期的，在冬天毛发持续生长，而到了夏天毛发就停止生长进入休止期，接着开始脱发，长新发。宫内的胎儿也存在这种现象。在孕 20 周时，头皮上出现毛发，这些是无髓的胎发。在胎龄约 5 个月的时候，额骨和顶骨的胎发从生长期进入休止期，而枕部的胎发却没有进入这个周期。额顶部的胎发在胎龄 7~8 个月的时候脱落，然后开始长出第二批次的头发。枕部的胎发却一直保留到临产期才进入休止期，然后在生后 8~12 周开始脱落，这恰好和枕秃主要出现在 2~3 个月的孩子吻合。出生后孩子因为睡眠时间比较多，枕部的摩擦不可避免，正好加速了枕部胎发的脱落，所以就出现了枕秃。

但这个换发过程并不是完全同步的，在旧发脱落的同时新发也在生长，有些孩子的枕秃并不明显。所以，枕秃是孩子换发导致的生理现象而不是什么疾病，枕部摩擦只是加速了这个换发的过程。

以上是 2005 年发表于《欧洲儿科学杂志》的一篇文章的分析。

随后在 2011 年，韩国人的一篇文章对 193 个孩子进行了统计，枕秃的孩子约占20.2%，对原因进行分析后也没发现和睡姿有关系，相反枕秃和母亲的分娩年龄、分娩方式和胎龄有关。母亲分娩年龄超过35岁、剖宫产、胎龄超过37周的孩子，出现枕秃的比例要增高。这个研究进一步支持了枕秃是一种生理现象而不是摩擦导致的观点。

枕秃和缺钙、佝偻病有关系吗

枕秃是缺钙和佝偻病的表现，这种说法主要流行于国内，翻阅最新版的《尼尔森儿科学》佝偻病的章节，没有看到任何和枕秃相关的文字。解铃还须系铃人，国人提出的观点，恰好也有人做了这方面的研究。

2004年青岛就有医生对400多名儿童进行了分析，发现枕秃发生率为42.1%，3月龄发生率最高，之后随月龄增加而减少。对所有病例进行血骨碱性磷酸酶（判断成骨细胞活性，是佝偻病诊断常用的一个参考指标）测定，枕秃组与对照组各40例进行血清钙测定分析，结果并无明显差异。所以，作者认为枕秃为小儿的生理现象，与钙、维生素D的摄入量关系不明显。

当然你可能还是会觉得上面这些都是一家之言，让我们看看权威机构的观点：

美国儿科学会旗下科普网站关于孩子脱发是这样写的："几乎所有的新生儿都会掉部分或全部头发，这是意料之中的正常现象。在成熟的头发长出来之前，孩子原来的头发会先脱落，所以在头6个月内的脱发不需要去在意。当孩子在床垫上磨蹭头皮或者有撞头的习惯时掉一些头发是非常常见的，当他活动多了，坐得多了，不再有磨头或撞头的习惯时，这种脱发会自行矫正。"

香港特别行政区政府卫生署是这样写的："孩子头发浓密多寡程度，是因人而异的……孩子头发稀少并不是缺钙，也不一定是缺乏营养……"和我们把枕秃当做一种病来补钙不同的是，人家认为除了后枕位置以外的明显脱发才需要看医生。

总结

枕秃是孩子换发导致的生理现象而不是什么疾病，和缺钙无关。如果仅仅是枕秃而没有别的症状，根本不需要上医院，更不需去验血、拍片、查骨密度之类的。

除非是早产、低出生体重的孩子，1岁前母乳和配方奶基本能满足孩子对于钙的需求，正常孩子生后几天开始每天补充400IU的维生素D，1岁后多摄入牛奶等钙含量高的饮食就可以预防佝偻病，并不需要额外补钙。即便要补钙，也是要先检查孩子的日常饮食是否存在不足、是否有佝偻病的表现再作出决定。

过量补钙可能导致孩子便秘，影响铁、锌的吸收，增加肾脏负担。把枕秃和缺钙、佝偻病画上等号，已经让太多的孩子补了不必要的钙。

枕秃不是病，全民补钙才是病。

第

10

篇

医生让你"忌口"背后的真相

去看医生，常常会被告知吃清淡点，忌辛辣，或者被告知几样不能吃的东西。这些建议真的都有科学依据吗？真的有那么多需要忌口的食物吗？

前几天，我在某个医生群里也聊到了"忌口"的话题，让我想起以前的一些经历：每天查房时，常常要面对的一个问题是我的孩子能吃什么？我说得最多的是可以正常吃，平时怎么吃现在也怎么吃。但家长经常还是会接着问：能吃鱼吗？能！能吃牛肉吗？能！能喝骨头汤吗？能！……到最后就跟报菜单似的。

我以为只有普外科胃肠道手术多，家长们对"吃"这个问题会关注得多一些，医生群里的讨论让我发现其他科的医生也同样被这类问题所困扰，后来某位皮肤科医生说的这段话，我觉得是代表了很多医生的心路历程，也可能是很多医生口中"忌口"背后的真相。

饮食上的禁忌与中国人传统观念有关系。在平时工作中，有患者询问需不需要忌口，我说不需要忌口，结果患者都会非常诧异，会和我争论："皮肤病患者怎么会不需要忌口呢？"然后我会解释很久，影响后面的患者就诊。在这种情况下，最省事的办法就是患者一旦询问是不是需要忌口，就随便说几个东西不能吃，这样可以节省很多口舌。这种情况持续久了，就会形成一种职业习惯，只要是皮肤病，都要说几个不能吃的东西出来。

中国人对食物的讲究这么多，主要是受传统思想的影响。在传统认识中，药食同源，食物和药物没有绝对的分界，很多东西既可以是食物，也可以是药物，一样有寒、热、温、凉之分，有的食物能滋补，有的能"清火"，有的易"上火"……另外受到民间流传的各种说法的影响，认为有的食物吃了会"发"，有感染不能吃鱼虾、有伤口不能吃酱油、有发热不能吃鸡蛋；孕妇吃螃蟹会流产，吃兔子肉以后孩子会兔唇等。

我相信，一些读者知道这些说法是没有科学依据的，可能也有一些人对这些说法半信半疑，但又碍于传言里的那些严重后果，而这些食物又不是非吃不可，所以抱着"宁可信其有，不可信其无"的心态，还是给忌了。

现实中，大部分人对这些说法深信不疑，所以才会有那么多患者向医生"报菜单"，似乎非要被告知有几样不能吃的东西，才敢好好吃饭，如果医生说什么都可以吃，患者还会觉得医生不上心。

要纠正这类患者的观念，医生需要付出很多的时间和精力，但在公立医院医生每天看几十上百个患者，要他们耐心详细地帮你把菜单全部分析完是不太现实的，所以最后往往是——吃清淡点，少吃辛辣的。

当然，有的医生自己也稀里糊涂，本身相信传统或民间的那些传言，然后主动让患者去忌口的肯定也有。但你对医生穷追不舍得到的答案，真相往往是医生看你那么想忌，不想和你纠缠不清，就说几个不太健康的食品让你去忌，反正对你没什么坏处，还可以让你感觉能做点什么，得到些心理安慰。

真的需要忌口的疾病当然也有，比如糖尿病患者对西瓜这样的容易导致血糖升高的水果；痛风患者对动物内脏这样的高嘌呤食物；口腔溃疡、肛裂患者对辣椒这样的刺激性食物。或者你真的对某种食物过敏，该回避的食物医生自然会跟你讲。

如果医生没有主动对你说，绝大部分疾病和饮食没有关系，是不需要忌口的。如果自己有疑虑又担心医生一时疏忽，自然也可以问，但真不用和医生"报菜单"。

绑腿可以让孩子的腿变得又长又直吗

每到夏天，满大街随处可见短裙丝袜，修长笔直的美腿是夏日里一道赏心悦目的风景。爱美之心人皆有之，每个家长都希望自己孩子以后也能有一双令人羡慕的直腿，但仔细看看自己孩子，要么有点内弯，要么有点外翘，似乎不那么完美，有没有什么办法让孩子的腿直一点呢？

人们很早就想到了一个办法，那就是把孩子两腿拉直然后用布带捆好，认为这样就可以预防"O"形或"X"形腿，宝宝的腿就会又长又直。

随着育儿知识的普及，给孩子绑腿的家长越来越少，但在一些偏远地区仍然存在。宝宝绑腿，能否让腿又长又直呢？

事实上，如果你发现孩子的腿没有大人那么直，并不需要过多担心，因为在8岁以前，孩子有点"O"形或"X"形腿绝大多数是正常的生理现象。孩子刚出生时，可能由于宫内压迫的原因，都会有点"O"形腿。然后在2岁左右会自己变直，随着生长又会变得有点"X"形腿，到了7岁左右又会变直。最后变直的时间，不同人种之间可能存在差异，根据中国香港对2000多个孩子的统计，国人大概在8岁的时候腿会变直。

也就是说，在大约2岁之前孩子有点"O"形腿，在2~8岁有点"X"

形腿是正常的，要是孩子一生下来腿就笔直挺立，反而可能不正常。既然是正常的生理现象，家长就不需要为此烦恼，也不需要因此去给孩子绑腿。事实上，绑腿不但对孩子腿的塑形没帮助，反而可能造成一些危害。

髋关节主要由髋臼和股骨头组成，在婴儿期，髋关节还处于不稳定期，如果孩子下肢可以自由活动，当他像青蛙一样外展，股骨头就处于髋臼里。

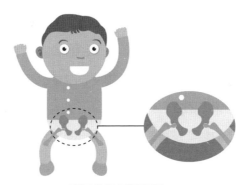

股骨头处于髋臼里

这种状态可以让髋臼和股骨头互相刺激发育，让髋关节更稳定。如果孩子下肢被绑得笔直，股骨头就可能跑到髋臼外面去，失去构成稳定髋关节的条件，髋臼变狭、变浅，股骨头和股骨颈也会变形，形成发育性髋关节脱位。严重的发育性髋关节脱位，则需要手术矫正。

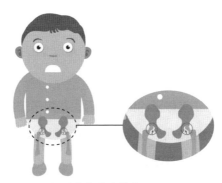

股骨头在髋臼外缘

婴儿皮肤组织很娇嫩，布带长期压迫可能导致皮炎、破损、感染。此外，用布带之类的绑腿，操作不当还可能压迫血管，导致肢体远端缺血。尤其是婴儿，绑紧了不会说，疼痛不适不能言语，晚上睡觉时即便发生肢体缺血，家长也无法及时发现，结果可能导致婴儿肢体坏死。虽然这些极端的情况很少发生，但如果这样做不会对孩子有任何好处，又何必去冒这些风险呢？

此外，婴儿处于快速发育阶段，肢体的自由活动对运动发育至关重要，坐、爬、站、走都需要下肢的参与，长时间固定下肢或多或少会影响发育的进程。对于发生骨折、发育性髋关节脱位这些疾病的孩子来说，固定下肢是治疗，如果不固定，则会影响以后的运动功能，也就是说，固定带来的收益远大于对运动发育的影响，那该固定还是得固定。但是，对于正常的孩子来说，就是有害无益了。

其实不光不能绑腿，襁褓包裹不当也会增大婴儿发育性髋关节脱位的风险，尤其是有些地方还有打"蜡烛包"的习惯，用襁褓将孩子的手脚裹得直挺挺的，像个蜡烛，效果其实和绑腿接近。

襁褓包裹孩子不是不可以，对于2个月以内的孩子，如果在家里有专人看护，包裹合适，是可以安抚孩子并促进睡眠的。包裹孩子时上肢可以固定，但不能包得太紧，要保证包被和孩子胸口之间能放入成人的2～3根指。如果俯卧，包被可能阻碍孩子呼吸，导致婴儿猝死，所以应该保证孩子仰卧。另一个要点就是不能裹住下肢，要保证下肢可以自由活动，目的就是降低发育性髋关节脱位的风险。2个月以上的孩子因为可能会翻身，就不要再包着襁褓睡觉了。

上面说的都是正常孩子的情况，但有些孩子因为一些疾病导致下肢明显弯曲畸形，比如佝偻病、遗传代谢性疾病、骨折、感染等引起了明显的"O"形或"X"形腿，那就需要治疗了。

如果你发现孩子出现以下情况，那就应该去医院检查一下：

★双下肢不对称，比如长短不一、粗细不等、弯曲幅度不一样。

★2岁之后"O"形腿还在加重，或8岁之后还有"X"形腿。

★下肢弯曲特别厉害，或者相比同龄孩子身高明显矮。

检查之后，明确病因，有些问题可以针对病因进行治疗，如佝偻病有的可以补充维生素D，有的可能需要矫形或者手术治疗，这些都需要在医生详细检查之后再作出治疗决策。

对这些病理情况，绑腿压迫，绑轻了应力不够起不到效果，尤其对骨骼更硬的大孩子；绑重了可能造成肢体缺血，皮肤软组织损伤。更何况有些情况不针对病因治疗是不可能矫正的，盲目自己在家绑腿，不但对病情没帮助，反而可能耽误治疗时间，延误病情。

所以，无论是对正常的孩子还是对有疾病的孩子，都不能指望通过绑腿来让孩子的腿变得又长又直，绑腿有害无益。

期望孩子有笔直的双腿，这种愿望是美好的，但绑腿这种陋习可以休矣。

我们为什么更愿意相信外人而不愿意相信家人

不知您是否遇到过这样的事，或者听到过这样的话："爷爷奶奶愿意相信路人邻居的，都不愿意信自己家的媳妇。"我想，这句话应该能戳中很多人的痛点。

其实有这个体会的不仅是普通家长，天天给别人看病的医生，在自己家人的健康问题上也经常没有话语权。我女儿小时候几天不排大便，家人情愿打电话问其他妈妈，也不愿听我的意见，尽管我写的科普文章改变了无数人的观念。

这是为什么？我觉得可能有下面这些原因。

人更愿意相信符合自己认知的说法

邻居或路人的说法有很多，在众多的说法里，总会有一个符合自己的认知。大家并不是只愿意相信路人或邻居的说法，而是更愿意相信符合自己认知的说法。

家人的说法只有一个或几个，如果家人的说法不符合自己的认知，甚至会特意去外部寻找支持自己观点的说法。

对未知的人和事更容易抱幻想

不管是科学家、医生还是律师，在家人眼里只是孩子、儿媳妇这些家庭身份，知根知底的家人不容易对他的看法产生不切实际的幻想，而面对家人，即便是专业人士，他的说法也会更加实事求是，而事实大部分不是激动人心的，也不讨人喜欢。对未知的人和世界，大家会更容易产生幻想：说不定人家有特别的本领呢？说不定就有用呢？

谣言比真相更吸引人

家人告诉家人肯定需要考虑一下可能的后果，而路人的话不需要为效果或者后果负责任，只需要有传播性就可以，促进传播的一个方法就是利用人性的那些弱点，比如恐惧、自私、贪念，有时也包括希望……

所以，那些听起来简便易行、功效神奇，又无毒无害的说法就很受欢迎，那些容易让人产生恐惧的说法也更容易流传，因为大家"宁可信其有，不可信其无"，以防有不良后果，所以恐吓式的科普总是大行其道。

家庭尊严比真相更重要

家庭很多时候不是讲道理而是讲感情的地方。家人之间，有时候哪怕明知道对方是对的、自己是错的，但可能会因为感情、身份这些因素而不肯听对方的。自己活了这么久，到最后还要听媳妇或者听孩子的，那以后在家里还怎么说话？平时都是我说了算，这次怎么能承认你说的对呢？

我想可能是因为上面这些原因，让我们说服家人比说服路人更难。了解了这些，未必能让我们更好地说服家人，因为这是由人性决定的，但可以让我们自己辨别信息时能更清醒一些，因为我们自己在家人眼里也可能是那种情愿相信路人，而不愿意相信家人的人。

第

13

篇

要不要让老人帮忙带孩子

作为一个大部分读者是孩子妈妈的科普作者，我看过太多对老人吐槽的留言，婆媳矛盾似乎也是妈妈群里永恒的主题之一，这些矛盾很多是来自对孩子养育问题上的分歧。

那要不要让老人参与带孩子呢？

这个问题让我想起几年前治过的一个孩子。孩子刚出生时肚子胀，不排大便，怀疑巨结肠，建议做进一步检查，孩子父母同意做，但孩子奶奶觉得当年孩子父亲也是这样，后来吃中药就好了。

奶奶在家比较强势，所以就没让做检查，而是把孩子带回家去吃中药。中药一吃就是两年，但大便还是一个星期才拉一次，孩子肚子越胀越大，不得已再回到医院。

终于做了钡灌肠检查，结果发现结肠粗得像充气的轮胎，是一个典型的巨结肠，只好做手术，手术中发现所有的结肠都已经肥厚扩张，都没能保留下来。

如果早一点诊断，孩子可以少受很长时间的罪；如果早一点手术，也许就能保留一些结肠，恢复也能更好一些……但没有如果。经过这件事，孩子奶奶就不怎么参与孩子的养育问题了。

这是一个老人参与孩子养育比较极端的例子，不具有代表性。但不可否认的是，类似的观念冲突造成的矛盾，困扰着很多家庭。

人的观念会受社会环境和教育背景的影响。中国社会在过去的几十年里飞速发展，日新月异的不仅是物质条件，还有知识和观念，这必然造成两代人在养育问题上产生不同的看法。

很多老人当年没有机会得到更好的科学和文化教育，所以更喜欢用以前在缺医少药年代里积累的经验去带孩子。他们成长在经济落后的环境里，一辈子很长时间都缺衣少吃，所以更容易担心孩子吃不饱穿不暖，会更喜欢给孩子多喂饭、让孩子多穿衣。当年没有纸尿裤、空调这些东西，老人会觉得没有这些东西我也把你们养大了，为什么现在就非要用呢？

观念形成得越久，就越牢固、越难以改变。虽然不排除有与时俱进、开放好学的奶奶外婆爷爷外公，也会有抱残守缺的年轻父母，但肯定都是少数。总体而言，相对于更年轻的父母们，老人的观念和知识不正确的概率会更大。

孩子从出生时和妈妈的肌肤接触，吸吮第一口母乳，然后妈妈哄睡、洗澡，爸爸第一次陪着过夜、更换尿片等，孩子很快就能熟悉妈妈和爸爸的气息，在他们身边也很容易产生安全感。

新手父母刚开始可能会因为缺乏经验而紧张焦虑，但这种焦虑会是他们学习的动力。得益于互联网的发达，也可以很便捷地得到更可靠的观念和知识。相对于老人，年轻的父母精力和体力更旺盛，所以如果条件允许，父母肯定是比老人更合适的看护人，自然可以不让老人帮忙带孩子。

孩子不是生活的全部，生了孩子就全职在家带孩子是不太现实的，而国内的幼托机构比较匮乏，为了孩子就完全放弃自己的生活和事业，对孩子也不是什么好的榜样。

孩子不是家庭的全部，为了孩子就完全剥夺老人亲近孩子的时间也是不合情理的。相对于保姆或其他外人，长辈会更耐心、更细心，能给孩子更多爱的呵护，也有更多的时间陪伴孩子，除了父母，祖父母是照看孩子的最佳人选。

所以，要不要让老人带孩子不是一个有标准答案的问题，有条件尽量自己多带，如果没有条件要老人来帮忙，在观念冲突时多沟通，在沟通困难时可以借用可信度比较高的第三方的说法，会更容易说服对方。

如果无法说服彼此，在影响孩子安全的原则性问题上，建议还是自己做主，毕竟孩子是自己的。在不太要紧的问题上，建议多一些妥协和宽容，毕竟老人是来帮自己的。

看病要不要找熟人

身体出了状况要上医院，很多人会先想想有没有医生朋友，找到个熟人看病会方便很多，也会踏实很多。

做医生也会时不时接到亲朋好友或同事的电话，说谁谁想找你看个病，谁谁谁是谁的亲戚朋友，请关照一下，甚至医生自己去别的医院看病，也会尽量找个熟人。

看病喜欢找熟人，这大概也是中国医疗的一大特色。

确实，一提到医院，大家都会想到各种排队，各种人挤人，还怕医生应付了事，怕排队几个小时看几分钟，几句话就被打发走了，做一堆检查啥也没发现，最后开一堆不知道有用没用的药，或者手术医生不上心。

有个熟人这些问题似乎都迎刃而解了。找熟人可以加号甚至不用挂号，可以在床位紧张的时候找到床位，医生也会问得更详细、检查得更仔细、态度更亲切、解答更耐心，也不用担心医生做可以不做的检查，开可以不开的药。

找熟人看病似乎只有好处没有坏处，事实是这样的吗？恐怕未必。熟人看病的好处有些是真的，有些只是自我感觉，也并不是完全没有坏处，只是这些坏处自己未必能感受得到。

熟人看病会有哪些坏处呢?

对大多数人来说,从医的熟人不会那么多,尤其在自己身边能用得上的,有一两个算多的了,所以一旦要看病,就首先会想到找这一两位医生朋友,也不管自己是什么病,他们是看什么病的。

就像我这个儿科医生,就经常接到咨询成人健康问题的电话。我在学校学的就是儿科,工作后也一直做儿科,儿科的常见问题基本可以回答,成人的问题我就大多要抓瞎了。因为成人疾病谱和儿童差别太大,有些成人的病在儿科基本碰不到,自然也没有相关的诊治经验,我自己遇到的健康问题也得去找相关专业的医生就诊。

像我这种比较保守的医生,对自己没什么把握的问题,不太熟的人我会建议去咨询相关的专科医生,亲人或者很熟的朋友会帮忙去找找相关的医生。

但有的人就会抹不开情面,或者怕在熟人里没面子,哪怕自己不太懂,没什么把握的也给诊疗意见,结果可能会耽误了病情。以前就接诊过好几个阑尾炎的孩子,都是先找搞成人内科的熟人看的,当做胃肠炎,最后转过来时已经穿孔形成脓肿了。

现在医学分科很细,除了少部分全科医生外,在大一点的医院医生大部分为专科医生,一辈子就看几种病,即便是做同一个专业的医生,技术特点和主攻方向也会有所区别,别说是专业不对可能会被耽误,就算找到专业对口的医生也可能会走上歪路。

比如普外科腹腔镜技术应用得比较广泛,但有些年龄大的医生对这种技术接触得晚反而不熟悉,因为自己开展得少,也不认可这种技术,哪怕这种技术有着明显的优势。如果你碰巧有这么个医生朋友,你去找了他,他可能就给做了开放手术,结果可能还不如找个陌生但微创做得很好的医生。

那如果找对了医生，是不是找到个熟人打声招呼就更好呢？接诊熟人的医生确实会更热情，看病似乎也更尽心，对亲朋好友介绍来的患者热情一点这也是人之常情，但并不意味着他的"尽心"就真的会对病情有更多帮助。

和其他职业一样，每个人都不希望自己的工作出错，因为这会给自己带来麻烦。对医生来说，因为不尽职而犯错导致的后果会更严重，患者会找麻烦，同事会嘲笑，医院会惩罚，甚至还要成被告。所以，对绝大部分医生而言，不会因为你不是熟人就草率看病，或者手术不仔细，更不可能存心乱治。只是有的病情比较简单平稳，他不会太过度关注，而病情危重复杂的，他想不上心都很难。

每个患者到了医院都希望得到医生更多的关注，但我们国家的医生工作量很大，他必须根据患者的病情去调配自己的时间和精力，少部分病情复杂的得到更多关注，大部分病情简单的得到较少的关注，所以在这种工作负荷下，大部分人的观感是医生不尽心。

如果是熟人过去，哪怕你病情简单，他也可能会多花些时间来和你沟通交流，你会觉得他很尽心，就医感受也会好很多，但诊治方案不会有什么实质性的区别。当然对有些医生来说，对熟人就不做那些可做可不做的检查，不开可吃可不吃的药是有可能的。

作为患者，觉得找了熟人医生会更尽心，能得到更好的治疗，但做医生的可能也知道，越是熟人反而越容易出问题，尤其亲近的人，因为关心则乱。

诊治疾病需要沉着冷静，作出最恰当的判断和决策，需要排除其他因素的干扰，亲人、熟人的情感因素往往会对诊疗决策造成干扰。常规做的检查心软省了，常规做的治疗又担心副作用而畏手畏脚，该做大的切口做小了，结果医生别扭、患者遭罪，自然也更容易出问题。

对于一些特殊身份的患者，也就是医院内部戏称的"VIP患者"，为了达到所谓的万无一失，医生反而更容易做更"积极"的治疗。

比如肠梗阻，如果是普通患者，医生可能会按自己的经验来权衡风险决定保守观察还是积极手术。但对于"VIP患者"，一旦发生肠坏死，医生可能万劫不复，他会倾向于早点手术。"VIP患者"当然不会很多，但对于一些要求特别高的熟人，医生同样容易产生这样的心理。

熟人的情感因素除了对判断决策产生影响外，还可能影响医疗程序。按照正常的医疗程序，医患之间会有充分的交流，患者可以表达自己的诉求和期望，医生也应该让患者明确相关的收益和风险，但熟人之间有些话反而不好直说，导致告知不充分。结果满意也就罢了，结果不满意的，克制一点的患者会忍气吞声，克制不住的则会翻脸，然后演变成一场医疗纠纷，熟人反而成了仇人。

所以，找熟人看病并不是只有好处没有坏处。大家之所以爱找熟人，除了上面说的原因，更主要的还是因为我们的社会是一个人情社会而不是规则社会，在医疗、教育这样的非市场化行业里，更是人情盛行。如果每一个人都按规则行事，谁也不能插队加塞，医疗资源也很优质均匀，医生能为每个患者提供同样的服务，那患者也不愿拉下脸皮四处托人找熟人欠人情了。

在优质医疗紧缺的大环境下，想找心仪的医生排不上号，又不能靠钱来解决，即便你不愿意求人，即便知道找熟人看病有潜在的危害，但还是会不得已而为之。

当然医生的决策会受到很多非专业因素的干扰，包括医生的培训体系、社会医疗环境、医生自身的利益，以及患者的态度等。相对于用药的决策，如果作出不用药的决策，医生需要承担更大的压力和风险，手术决策也一样。我们的制度应该让医生的决策尽量脱离这些因素的影响，才能让孩子们得到更安心、可靠的医疗。这需要全社会，也更需要参与医疗过程中的每一个人共同努力才能实现。

现在不讲究，以后要吃亏

　　我相信，读了《小时候没那么多讲究，你为什么还是好好的》，肯定有人会吐槽说："我们不是没那么多讲究，而是瞎讲究太多了。"

　　想想也是，比如：

　　怀孕不能吃螃蟹，否则会流产。

　　怀孕不能吃兔子肉，否则孩子会有唇裂。

　　孩子生下来要挤咪咪，否则长大后就没力气。

　　坐月子不能碰凉水，不能洗头，否则以后会身体不好。

　　感冒不能吃鸡蛋，咳嗽不能吃橘子，发炎不能吃鱼虾……

　　虽然从没被证实过，但不妨碍这些"讲究"一代代流传，你如果有所质疑、有所抗拒，就会被告知："现在不讲究，以后要吃亏的。"然后，这句话好像真的会应验。

　　比如很多女性被告知坐月子期间不能吹风，不能碰凉水，否则以后会身子虚，会头痛、关节痛等。如果没有按老话说的去坐月子，在以后漫长的岁月里，只要身体出点什么状况，就可能被当做反面教材："看吧，以前说你不听，现在出问题了吧。"你要是按要求坐了月子还出问题，可能还是会被说："那是你以前做得不够好。"

经过这样的心理暗示，很多妈妈也会觉得坐月子的那些讲究是有道理的。然后，传统的坐月子就这样被一代代人传承下来了。

事实上，人一辈子难免会出点身体状况。生孩子前身体可能出状况，生孩子后依然可能，再加上带孩子的辛劳，生完孩子很多女性也到了身体走下坡路的年龄，身体状况多一点也是有可能的。

有了孩子后，身体有好和坏的状态，女人如此，男人也如此，只不过男人身体有好有坏，那是应该的，女人身体无论好坏，都是月子造就的。

但事实上，月子里的那些不能下地、不能吹风、不能碰凉水的讲究没有任何科学依据。国外的妈妈没这么多讲究，身体也不会比国人更差。我们的妈妈1个月不洗澡、不刷牙也未见得身体有多好，相反倒是有的因为卧床不动导致血栓，有的因为大热天闭门窗盖被子导致中暑甚至死亡。

相比坐月子，饮食方面的讲究我们更是数不胜数，而且理由更是天马行空，比如兔子的嘴唇是裂的，就认为孕妇吃了兔子肉孩子会唇裂，因为穿山甲会打洞，就认为哺乳期女性吃穿山甲能通乳。

一方面，有依据的科学原则被认为是太讲究了；另一方面，我们有太多毫无依据的讲究，根源还是很多人没有证据意识和思辨能力，缺乏科学素养，才会有这么多的无意识的从众行为。

有科学思维能力，才能辨别哪些说法是有道理的，才能做到该讲究的讲究，不该讲究的不讲究。

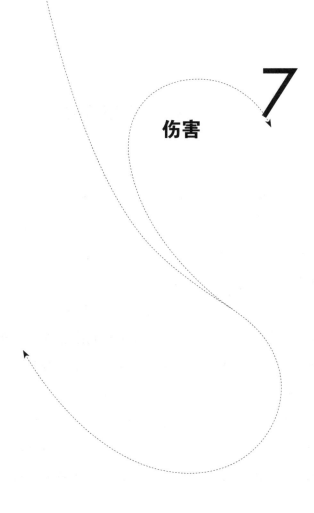

7

伤害

第

1

篇

警惕夺命的气管异物

曾经，老家一个一岁多的孩子，吃花生米时笑了一下，然后呛咳，在当地医院治了一周总不好，怀疑气管异物，处理不了，千里迢迢跑来深圳，住院做了纤维支气管镜检查，发现了花生米，镜子下取出了一粒咬碎的花生米。

为了这粒花生米，跑了两家医院，来回奔波上千公里，前后住院一周多，花了一万多块，家长后悔说不该在孩子吃花生的时候逗他笑。

孩子吃东西的时候逗他笑风险自然更大，但即便不逗他，让一岁多的孩子吃花生，这已经是一件风险很大的事了。

婴幼儿吞咽能力不那么完善，他们的气管更细，也更容易被堵住，他们又处于对世界充满好奇却缺乏安全意识的年龄，什么东西都喜欢往嘴里送，咀嚼能力又比较差，不能把一些块状的食物嚼碎，所以婴幼儿更容易发生气管异物。

气管异物主要发生在 3 岁以下的孩子，约 1/3 是果仁，尤其是花生，其他的如切成颗粒状的胡萝卜、苹果、豆子、玉米粒、瓜子等；纽扣、硬币、玩具的小零件等也可以被误吸；硬糖、口香糖、葡萄、桂圆、荔枝、果冻、热狗等一旦误吸，可以引起完全的气道堵塞，抢救不及时会很快导致孩子死亡。所以，美国儿科学会建议**不要给5岁以下的孩子吃这些东西**。

误吸了花生米，花了钱，医生把异物完全取出来了，孩子好了，这已经算非常幸运的了。其实每年都有很多孩子就因为一粒花生、一个果冻之类堵住了气管而不能呼吸，然后被活活憋死。所以，每个有幼儿的家长、幼儿园的工作人员都要提高警惕，防止这样的悲剧发生。

如果你发现自己孩子口中含有这些食物，不要用手去抠，也不要语言威胁他，可以静待孩子吞下去，事后再教育孩子不要吃这些食物。一旦孩子误吸后发生呛咳，要让孩子咳，通过咳嗽有的异物可以被气体冲出来。

如果孩子气道被堵住了呼吸困难或者不能呼吸，要开始海姆立克手法急救。1岁以内的孩子先击拍背部5次，再挤推胸部5次。1岁以上的孩子先挤推上腹部5次，然后检查口中是否有异物，有的话尽可能取出来，但要小心不要将异物推得更深。如果没有取出异物，重复海姆立克手法。如果孩子失去意识了，则通常建议开始心肺复苏（心脏按压＋人工呼吸）。

再说回老家这个孩子的父母，错的不光是在吃东西的时候去逗孩子，而是在给孩子吃这颗花生米时就已经错了。看了这件事，有个网友说："这件事对于我们家来说就是一个阴影，我堂哥儿子差不多一岁时来家里玩，隔壁老婆婆喂他吃荔枝，里面的核没拿出来就喂他吃了，结果孩子就没了，两年过去了，每次想起心都好痛。"类似的悲剧其实远不止这一件。

所以，不光吃东西的时候不要逗孩子，如果家里有不到5岁的孩子，他们吃东西的时候要看护一下，不要给他们吃那些易误吸的食物，不给他们玩易误吸的小物件，同时也要提醒那些"好心人"不要喂自己孩子，当然也不要随便喂别人家孩子。

第 2 篇

警惕祸从口入——消化道异物

曾经有个 2 岁多的孩子因为发热、呕吐、肚子胀看急诊，拍片发现肚子里有个小异物。

按说这么小的异物基本可以自己排出来，也不太可能引起肠梗阻，但这个孩子却有明显的肠梗阻，也有腹膜炎。孩子最终做了手术，手术中发现两处肠穿孔。

后来在肚子里找到了那个小异物，拿出来一看，是一个小磁铁和一个小铁条紧紧地吸在一起。

原来孩子趁家长不注意，先后吃进了一个小磁铁和一根小铁条，这两个东西进肠子后隔着肠壁吸在一起，慢慢地把肠子压烂了，导致肠穿孔。

以前还见过好几例吃了几个小磁铁导致肠穿孔的孩子，印象很深刻的是几年前有个吞食异物的孩子，医生看片以为是个钢条导致的穿孔，开刀进去发现那个钢条其实是 5 颗小磁铁吸成一串，导致胃和肠子多处穿孔，情形惨不忍睹。

其实消化道异物在儿童很常见，尤其是 6 个月到 3 岁的孩子，这个年龄阶段的孩子对什么都很好奇，又没什么安全意识，常常是拿到东西就往嘴里放。好在大部分异物都是硬币、纽扣、发夹、电池之类，没有上面说的磁铁那么危险。

这些异物一旦吞下，会跟食物一样沿着消化道往下走，但异物硬度很大，形状也各异，往往不能像食物一样正常通行，很多关卡会让它停留在消化道里。第一关就是食管，食管有 3 个比较狭窄的部位，即入口、与气管交叉的地方，还有食管穿过膈肌进入腹腔的位置，很多异物被卡在这 3 个位置。

因为异物千奇百怪，所以有食管异物的孩子症状也各不相同。有些孩子有恶心、窒息、咳嗽、流口水、拒食等症状，但也有约 1/3 的孩子完全没有任何症状。但是不管有没有症状，医生对那些有可疑异物史的孩子都会很重视，因为确实有些异物会导致很严重的后果，有些异物如电池可以引起电流烧伤，时间久了电池里的电解液流出来还会腐蚀食管引起穿孔和中毒，更别说那些尖锐的异物刺破食管，导致出血之类。以前还见过一个孩子吃进去一个鸡骨头，然后从食管扎到了主动脉。

一旦异物过了食管进了胃，95% 可以自行排出，大部分在 4~6 天内，时间长的要 3~4 周，导致消化道穿孔的不到 1%。误吞硬币、纽扣之类普通异物，预估不能自行排出，或者有毒性、腐蚀性的可以做胃镜取出，否则可以等待它自行排出。在等待的过程中孩子可以正常进食，也不需要吃什么泻药，家长需要观察孩子有没有异常症状，比如肚子痛、呕吐、发热，注意大便里有没有血，同时仔细检查大便看异物有没有排出。如果 3~4 周都没有排出，导致穿孔的可能性也不大，但要警惕孩子是否存在消化道畸形，比如肠憩室等，异物有时刚好掉进憩室里出不来。

但有些尖锐的异物比较容易损伤胃肠道，就相对更危险，比如铁钉、螺丝钉、别针，如果还在胃里，有条件的还是应该用胃镜取出来，这些东西进了小肠再想取就只有开刀了。但并不是尖锐的东西进了肠子就一定会伤到肠子，人类的消化道进化得比较神奇，好几次碰到吞食了 4~5cm 长螺丝钉的孩子，甚至还有张开的别针，以为排不出，结果孩子毫发无伤地排出来了。

除非预估不太可能排出，这类异物一旦进了小肠也可以选择等待自行排出，但等待的过程中一定要密切观察孩子，确实有些造成胃肠穿孔的，比如一些比较长的钉子，在通过幽门、十二指肠、回盲部的时候可能刺破胃肠壁，一旦有穿孔的迹象就要紧急手术。

相对上面两类，最危险的还是开始提到的磁铁。吃一个磁铁再吃进可以被吸住的金属异物或者同时吃两个以上的磁铁是很危险的，但并不是说单独吃一个磁铁就没有风险，很多低廉的磁铁玩具铅含量超标，吃进去也可能导致铅中毒，所以一定要让孩子远离这些东西。

胃肠穿孔会给孩子造成很大伤害，除了肚子上的瘢痕外，严重的感染也可能危及孩子的生命。即便没有发生穿孔，家长担惊受怕不说，孩子也要拍片子做胃镜，承受这些本可以不经历的伤害。如果监护到位，绝大部分消化道异物都可以避免，在孩子还没有安全意识的时候，家长的监护和教育至关重要。

相较于把异物吃进肚子，更危险的是这些放进嘴里的异物直接掉进气管导致窒息，每年都有很多孩子因气管异物死亡。由于没有见识过这些惨痛的病例，很多家长对此不以为然，期望这篇文章能提高大家的认识，避免更多悲剧的发生。

第

3

篇

好心给孩子吃补品，却可能让孩子丧命

在微博上曾收到过两条关于人参的提问，一条说："我家宝宝从出生三天开始吃高丽参，现在吃了差不多 17 次，有没有影响啊？"

另一条说："我的婆婆很坚决地让我给刚出生的宝宝进补，喝高丽参水！我很耐心地跟她讲解婴儿不能进食补品的事情，但她坚决摆出一副她就是这样养大他儿子，并且他儿子还长得好好的态度。我该怎么办？"

进补的思想在国内根深蒂固，各种名目繁多的补品，不光大人自己在吃，也在给孩子吃。

逢年过节带孩子回来，家里的老人都会特别开心，喜欢给孩子准备一些补品吃。家里添了新人，一些老人也喜欢给新生的宝宝吃点补品，希望孩子更加健壮。给孩子，甚至是新生儿进补是大人关爱孩子的一种表达方式。

前几天看到另外一条新闻——新生儿出生 15 小时后死亡，院方认为命丧于高丽参水。说的是一个出生不久的孩子发生消化道出血，抢救无效死亡，后来发现家人给孩子喂了高丽参水。

新闻中说：国内一些地方，有给刚出生的婴儿喂高丽参水的习惯，尤

357

其是老年人，很相信这一点，因为有很多人都在喂……那个因消化道出血死亡的孩子的家人至今也不认为给孩子喂下的高丽参水有什么不妥之处，因为就在他之前，孩子的姐姐在刚出生时也喝了高丽参水，而姐姐现在正健康茁壮地成长着。

虽然从新闻里的信息来看，在没有进一步的尸检之前确实还不能确定这个孩子就是死于高丽参水，但新生儿处于一个很脆弱的时期，对于健康的孩子来说，除了喝母乳或配方奶，可以喂维生素 D 以外，不需要喂别的东西。不论是喂白开水，还是高丽参水，都可能增加孩子不必要的风险。

母乳是新生儿最安全的食物，配方奶之所以也安全，是因为它在尽可能模拟母乳的成分，而且遵照了严格的生产标准。即便如此，我们在给孩子冲奶的时候也要按照说明书来做，过浓或过稀都可能导致孩子的健康出问题。

给孩子泡奶时，有的家长担心孩子吃不饱，会比说明书上多加点奶粉，或少加点水，让奶更浓一些。但这样做却可能导致孩子消化不良，甚至因为渗透压过高而诱发新生儿坏死性肠炎等，尤其是早产儿和低体重儿。

为了省点奶粉，给孩子的奶冲得过稀，也可能导致孩子出现水中毒、营养不良、发育迟缓等问题。国内就曾经发生过因为给孩子吃蛋白含量过低的劣质奶粉，导致一些孩子变成大头娃娃甚至夭折的事件。

所以，对于头六个月内还没有添加辅食的孩子来说，除了喂母乳或配方奶以及因为特殊健康问题可以在医生的指导下吃一些药品，连水都不需要另外喂，更不需要去喂什么高丽参水了。

喂参水不会让孩子发育得更好，也不会有别的好处，反而会增加不必要的风险。而且，确实有研究发现给新生儿喝高丽参水存在出现中毒性脑病、呼吸衰竭、药物性肝损害甚至死亡等风险。

在国内能危害新生儿的远不止高丽参，因为各地有各种各样的习俗，还有喂麝香、喂珍珠粉、喂柿饼导致胃穿孔的。

我相信给孩子喂这些东西的家长也是出于好心，但如果违背科学常识，好心也会变成坏事，甚至让孩子死于你的好心。

有的家长可能要说，别吓唬人了，哪有那么多讲究，我以前也这样喂过孩子，孩子不也是好好的吗？就像新闻里这个家长说的，姐姐在刚出生时，也喝了高丽参水，而姐姐现在正健康茁壮地成长着。

喂这些东西会增加孩子的风险，但确实不等于所有的孩子都会出现问题，就像闯一次红灯没被车撞，不等于就可以闯红灯。

不要再给孩子喝酒了

我国酒文化悠久流长，逢年过节，一家老小把酒言欢，孩子也会被倒上点来共举杯，觉得这样一家人才其乐融融。甚至对于那些才几个月大的孩子，也会被用筷子蘸点酒尝尝，然后看他被辣得呲牙咧嘴，大家开心地笑，酒桌上的气氛就特别欢快。

逗孩子喝酒，看他们滑稽的表情，大人们很开心，可你是否知道，这种行为可能影响孩子的一生，甚至断送他的性命。

近期，新闻上连续出现了两个这样的悲剧。一个 2 岁大的孩子被父亲带去朋友家做客，被灌了 2 两白酒后发生急性酒精中毒，不治身亡；一个 2 岁多的孩子被伯父逗着喝了一两多的米酒，同样发生急性酒精中毒，导致脑损伤，智力发育落后。

事实上被媒体报道出来的只是冰山一角，以"儿童酒精中毒"在医学专业数据库里搜索，可以得到一长串的结果，智力障碍、癫痫，甚至死亡的报道都不少。

我们都知道喝酒不好，会对肝、肾、大脑、心血管、骨骼造成影响，导致肝肾功能损害、记忆力下降、脑萎缩、高血压以及骨质疏松等问题。

酒能不喝尽量不喝，但如果真想喝，自己权衡口欲和风险，然后自己承受相应的健康风险，不发酒疯伤害别人，那也是大人自己的自由。但儿童自己没有分辨能力，不知道酒精的危害，不能给他们这个自由。

孩子身体发育不成熟，对酒精的耐受能力更差。我们知道用酒精擦浴都可能引起酒精中毒，除了和孩子皮肤娇嫩容易吸收有关外，也和孩子的肝代谢能力更弱有关。同样的酒量，大人可能没什么反应，孩子可能已经中毒了。孩子的神经系统还处于发育阶段，对酒精毒性也更敏感，一旦有损伤就可能导致终身的后遗症，比如智力障碍或者癫痫。即便不留下后遗症，在儿童期间喝酒的孩子，长大后也更容易形成酒精依赖，导致很多相应问题。

没喝过酒的孩子不会对酒上瘾，也不太可能自己缠着要喝酒，即便他自己想喝，作为大人也有义务让他们远离酒精。美国法律规定不满21岁的人不能饮酒，《中华人民共和国未成年人保护法》也要求父母预防和制止未成年人酗酒。

但现实是有的大人不但没有这样做，反而引导孩子喝酒。上面所说的那个因喝白酒死亡的2岁孩子，在他父亲的影响下已经有近1年的喝酒史。很多家长自己也有小时候被大人蘸酒喝的记忆，这个陋习在某些地区仍不少见。

很多人说自己小时候也喝酒，为什么现在还好好的？有个人还在我微博留言说自己从五岁就开始喝酒，但年底一样会拿到博士以及第二个硕士学位……孩子喝酒会有风险，不等于这些风险都会出现，但喝酒对孩子没有任何好处，为什么非要让他冒着中毒的风险呢？小时候喝酒现在很成功的人士自然有，但当初你没喝酒现在可能更成功。

给孩子喝酒这样的陋习是源于无知，不管自己小时候有没有被灌过酒，现在做了父母一定要让自己的孩子远离酒精。从怀孕开始就不能喝酒，哺乳期间也尽量不要喝酒，因为酒精可能通过母乳影响孩子，月子酒下不了奶，反而可能导致奶水减少。不能让自己孩子喝酒，也不能给别人的孩子喝酒，哪怕是用筷子蘸，因为对孩子有害无益。

血的教训：伤口出血，先按压止血

有人曾经叙述过这样的一次历险记：因为一个碗砸到脚背，喷血不止，她根据自己的印象，在家人帮助下用衣衫包扎之后，用根绳子在脚踝扎了一圈，然后搭了个"小电驴"独自去了医院，赶到医院的途中一路出血，最后失血性休克，好在被救回来了。

最后医生发现患者为大隐静脉破损，是包扎不当引起的过量出血。这位女士用血的教训写的那篇长文，为的就是转述医生的话："所有的出血，都是用按压止血，用一块折叠到最小的纱布压住伤处，然后压住就行。"

整个过程幸运的是休克发生在到医院之后，要是再晚一点到医院，我们可能都没机会看到这篇长文了，或者只能靠亲属代写了。由此可见，普及一些急救医学常识是多么的重要。

伤后出血，首先应该用肥皂和流动水清洗一下伤口，同时检查一下出血的部位和严重程度，然后用手头能找到的干净敷料，比如纱布、衣服、纸巾、卫生巾之类，按压在伤口上，哪里出血厉害朝哪里用力。血止住了最好，如果血透过敷料继续出，就继续加敷料按压，直到止血为止。不要尝试向伤口里撒药粉或香灰之类，止血效果很有限，而且会增加伤口清理的难度。如果出血很严重，如伤口比较深，血从伤口里搏动性喷射出来，在按压的同时要拨打120求救。

如果伤口在四肢，在按压的同时可以抬高患肢，让它高于心脏的水平面以减少血流。如果通过按压止住了血，不要揭开敷料，用绷带或者胶布固定敷料保持压迫，同时尽量放松，减少活动，以免牵拉刺激伤口再次出血，然后去医院做进一步检查处理。

非医务人员不要轻易使用止血带止血，否则可能只压迫了静脉而没压迫到动脉，血液可以从动脉向足部灌注，从静脉回流却受阻了，导致从静脉破口出血更厉害。

只有发生四肢伤口内大血管搏动性的喷血，直接按压伤口止不住，有生命危险时才考虑用止血带。可以用橡皮管或者绷带在伤口的近心端缠绕压迫，松紧以能止住血为宜。然后，尽早去医院或者等待急救人员到来。这种止血带压迫肢体时间不能太长，否则有肢体缺血坏死的风险。

无论大人、孩子，生活中磕磕碰碰很难免。对孩子来说，因为活动量更大，危险意识也不足，各种意外受伤的情况更常见。绝大部分情况是小伤，出血不会很厉害，但一旦碰到大血管的破损，哪怕就住在医院旁边，也不太可能马上找到医生帮忙，所以每个人都很有必要掌握这些常识。同时，在家里也可以备一点纱布、绷带之类，没机会用自然最好，一旦有机会用就可能挽救自己和家人的生命。

把孩子独留车内，到底有多危险

2016 年，杭州有个 5 岁的男孩被反锁在车里，哭成了泪人，后来找到家长，发现两口子是医院的，孩子病了没人带，而医院又规定不能带孩子上班，孩子爸爸想着自己查房只要半个小时，就把生病的孩子反锁在车里了。

这件事让很多人为医生的辛苦感到唏嘘，尤其是一些父母，因为很多人都经历过孩子没人带自己却要上班的窘境。这个医生父亲之所以这样做，很大的可能是他没意识到这样做有多危险，否则哪怕是要丢工作也不会这样做的。

夏天把孩子留在车内到底有多危险？

我们去室外取车的时候，打开车门就能感受到扑面而来的热气，座椅摸起来都发烫，要吹很久空调才敢进去，这是因为车辆停在室外，阳光从车玻璃透射进车内，热量却无法发散出去，车内温度会越来越高，是温室效应的结果。

如果孩子被单独留在车内，他们自己不能解开安全带打开车门逃生，里面越来越热，而他们的体表面积相对体重更大，在高温环境下更容易丢失水分，体温调控能力又不如大人，对外界的高温也更敏感，很快就会发生脱水、中暑、休克，甚至死亡。

在美国，每 10 天就有 1 个孩子因留在车内被热死，从 1998 年起已经有 575 个孩子因此死亡，只需要 15 分钟就可以给孩子带来致命性的脑、肾损伤。在很多国家，单独把孩子留在车内是要上法庭的，如果是故意这样做，那就是犯罪。

有人可能会觉得只有把车窗关闭放在太阳底下晒才会有这种危险，文章开头提到的那位父亲给车窗留了缝，而且是在下雨天的早上，半个小时是没事的。但是，事实并非如此。有人做过试验，一辆蓝黑色车关上车窗，一辆浅灰色车开着车窗，放在 34℃ 的室温下，开着窗的车内温度是要低一些，但温度上升幅度和速度两车差别并不大，只需要 20 分钟，两辆车内的温度都大幅度升高。

能接收阳光的车玻璃面积很大，而车窗能散发的热量却很少，车辆停下来后空气对流很差，车内温度快速上升也是难免的。我们自己可能也有这样的经验，车辆在开动的时候不觉得热，但一停下来很快就感觉闷热了。

那是不是在阴雨天就安全呢？事实上车内温度主要和外部温度有关，而不是天气状况。看看下面的表格就更清楚了，只要到了 41℃，孩子就会有生命危险。20℃ 的室外气温，应该是很舒适宜人了，但从表中可以看出，哪怕是在这样的气温下，车辆在室外停留 1 个小时，车内的温度都可以达到 46℃。

而且，人的记忆总是会出差错的，我们本来可能想着下车买点东西就上车，去查个房就回来，但谁能保证不会因为某些事一下车就忘记了车上的孩子呢？那些在车内被活活热死的孩子，绝大多数不是被故意关在里面，而是因为大人的记忆出现了差错。

不同室温条件下随车辆封闭时间延长车内温度的升高情况

外部温度	车内温度			
	5 分钟	10 分钟	30 分钟	60 分钟
20℃	24℃	27℃	36℃	46℃
22℃	26℃	29℃	38℃	48℃
24℃	28℃	31℃	40℃	50℃
26℃	30℃	33℃	42℃	52℃
28℃	32℃	35℃	44℃	54℃
30℃	34℃	37℃	46℃	56℃
32℃	36℃	39℃	48℃	58℃
34℃	38℃	41℃	50℃	60℃
36℃	40℃	43℃	52℃	62℃
38℃	42℃	45℃	54℃	64℃
40℃	44℃	47℃	56℃	66℃

所以，任何时候，无论什么理由，都不要把孩子单独留在车内，哪怕一小会儿。如果你开车带孩子，也可以放点重要物品在孩子身边，下车拿这些东西时能多看到一次孩子。如果发现有孩子被独自关在车内，要立即报警并施救。

摇孩子会不会把孩子摇傻

微博上之前广泛流传着一个国外案例，一个可爱的小女孩，当时才 8 个月，因为父母分开了被爸爸带着过周末，一个半小时后竟然呼吸心跳停止被送往医院，诊断为脑出血、骨折等问题，做了包括半脑切除等多次手术。手术后孩子嘴里插着管子，身上多处手术瘢痕，经过后续的康复治疗情况逐渐好转，但依然遗留了癫痫、右下肢无力等后遗症，而这一切的原因竟然是因为哭闹不止被爸爸剧烈摇晃过。

这个故事转发量很大，也引起了一些家长的恐慌，摇晃孩子竟然能造成这么大的伤害？

这个案子是真实的，医学上也确实有"婴儿摇晃综合征"这个诊断，为什么孩子被摇晃后就变成这个样子了？孩子在摇篮里、婴儿车里、抱着哄睡也经常被摇晃，会伤害孩子吗？为了避免这种无谓的伤害，每个新手父母都应该了解一下婴儿摇晃综合征。

婴儿摇晃综合征是大人对孩子剧烈快速摇晃造成的颅脑损伤，损伤的具体机制还不是很明确，可能是因为孩子头部占身体重量的比例更大，而颈部肌肉又不发达，不能很好地支持保护头部，在剧烈的摇晃之下，头部急剧加速减速，脑组织因为惯性和颅骨发生冲击挤压，造成脑组织损伤或颅内血管破损出血，很多虐待性颅脑外伤的孩子只有被摇晃过而没有被撞击过也支持了这种推论。

婴儿摇晃综合征主要发生在1岁以内的孩子，尤其是2~4个月的孩子，可能是这个年龄段的孩子比较爱哭又比较脆弱，最大的可以到5岁。至于多剧烈、多快速的摇晃才会造成伤害是没办法去定量的，也不会有人拿孩子去做这种实验。但可以明确的是，婴儿摇晃综合征属于儿童虐待，是大人抓住哭闹不止的孩子使劲摇晃宣泄自己的情绪，是外人都能看出的明显伤害性动作的结果。

硬膜下和（或）蛛网膜下以及视网膜出血，但头外部却看不到明显的撞击伤，是婴儿摇晃综合征的重要特征，孩子可以有烦躁、昏睡、喂养困难、呕吐、惊厥等症状，严重的会昏迷，甚至呼吸心跳停止，5个孩子中就有1个会死亡。经过治疗有的孩子会留下失明、失聪、癫痫、智障、脑瘫等后遗症。

欧美发达国家很重视儿童权益保护，孩子在家里突发的病情变化或意外拨打911后，救护人员和警察都会到场，警方会跟踪随访诊疗以判断是否有虐待的可能。一旦被医生诊断为婴儿摇晃综合征，家长可能面临儿童抚养权的剥夺甚至监禁，比如开始提到的那个小女孩的父亲，就因此被判刑。

但在我国，儿童权益保护还远远不足，对于有颅脑外伤的孩子，一般家长说是怎么回事医生就当是怎么回事，因为多一事不如少一事，医生很少会直接下儿童虐待的诊断，即便是医生怀疑虐待报警，也常常是不了了之。所以婴儿摇晃综合征在国内比较少诊断，并不代表国内的孩子比较耐摇，也不代表国内儿童虐待少见。

导致孩子被摇晃伤害往往是因为家长情绪失控，对于新手父母来说，从没和这么小的孩子相处过，不能明白孩子为什么怎么哄都哄不住，最后被孩子的哭声弄得心烦意乱失去理智，也可能没意识到孩子比他们想象的更娇嫩，这样摇晃竟然会导致如此严重的后果，最终酿成大错。

事实上对于不会说话的孩子来说，哭闹几乎是他们和外界交流的唯一方式，孩子哭了要先检查孩子是不是尿了或者拉臭了，是不是饿了，是不是衣服穿得不合适，同时也要排除一些疾病的表现，然后可以抱、可以哄、可以包襁褓，也可以用奶嘴，还可以让他听白噪声（比如电风扇的声音），听轻柔的音乐，可以用婴儿床推着走走，或者开车带他出去逛逛，这些都是常用的安抚孩子平息哭闹的方法。

但这些方法并不一定有效，尤其是对肠绞痛的孩子来说，家长要知道这是一些孩子必经的阶段，过了这个阶段就会慢慢好了。一个人带着一个持续哭闹几个小时怎么哄都哄不住的孩子，确实很容易抓狂。如果各种方法都试过了还是安抚不了，可以找医生看看，也可以找亲近的人帮忙来带带，甚至可以把孩子放在一个安全的地方由着他哭十几分钟，自己找个安静的地方放松一下，平复自己的情绪。

孩子哭一阵不至于有什么伤害，因为他哭而使劲摇他、打他、扔他才可能造成不可挽回的伤害，除了控制自己不去做这些伤害性动作，也要告诫其他帮忙带孩子的家人、亲朋好友、保姆等不要这样做，尤其是男性，因为他们是儿童虐待的主角。

虽然多大的摇晃能给孩子造成伤害很难衡量，但可以明确的是婴儿摇晃综合征是一种故意伤害性的动作造成的结果，也是可以预防的。只要能控制住自己并告诫其他带孩子的人不对孩子做伤害、危险的动作，就不用担心。

当然，可以肯定的是把孩子放在摇篮里轻轻摇，抱着孩子轻轻晃哄睡，这些比坐车还舒缓的晃动不会对孩子造成伤害。

第

8

篇

被动操，玩不好真的很被动

在微博上，时不时会有一些婴儿被动操的视频被热议，这类视频之所以引起这么多关注，主要是这些动作看起来很吓人。

就在 2017 年，微博上曾经流传过一个很火的视频，一位护士模样的人给一个两三个月大还不能很好抬头的婴儿做所谓的"被动操"。在视频里，只见她剧烈地左右翻动着孩子的身体，时而倒提孩子左右晃，时而拎着两只手翻转身体，时而拉着孩子上肢上下窜、左右摇，甚至只拽着一只胳膊晃，整个操作过程像演杂技，孩子头颈也完全没有保护，看得人心惊肉跳。视频宣称可以促进孩子的大脑发育。很多人还纷纷表示开眼了、学习了，有的还说要照着给自己孩子做做。

我想说的是，这个操作既不规范，也不神奇，当你打算这样折腾自己的孩子时，请先了解一下婴儿摇晃综合征，做这样的被动操，玩不好真的很被动。

我们都知道，月龄小的孩子不能抬头，因为他们颈部肌肉力量还比较弱，还不能很好地支撑、保护头部，我们在抱不能自己抬头的孩子时，一定要用手托住孩子的头颈部，以防止孩子颈椎过度屈伸造成损伤。

视频里那个孩子看起来也就 2 个月左右，还不能很好地抬头。如果在快速翻滚孩子身体，拉着上臂起身，提着孩子上臂悬空，倒提孩子左右晃的时候没有很好地保护孩子的头颈部，会冒很大的风险，有可能导致婴儿摇晃综合征，出现颅脑或颈椎损伤，这也是主要的危害。

几个月大的婴儿还很娇嫩，关节韧带也很松弛，拉着孩子的双手，让孩子整个身体悬空，也可能对上肢造成牵拉损伤。儿科医生都知道这种动作容易诱发一个问题——桡骨小头半脱位。很多孩子，哪怕更大一点的孩子，也经常是因为被父母拉着胳膊然后就脱位了。合格的儿科医生，是不会给这么大的婴儿做这种动作的。而且，这么大的孩子骨骼强度也比大人低，在这种粗暴的操作下，也可能导致孩子骨折。

有人可能会说，我的孩子也这样做过，怎么还好好的？这些动作会增加上文所说的各种风险，当然不等于说每个孩子都会发生。就像告诉你飙车风险大，你说我飙完了我怎么还好好的，那我只好说你高兴就好。

在做任何一件事之前需要权衡的是风险、利弊，如果这样做真有很大的好处，而且没有别的更安全的方式，那冒一点点风险也是可以理解的。这些被动操看起来虽然很吓人，但其实都是父母自己把孩子送去做的。之所以送过去，是因为很多父母相信这样做对孩子有很多好处，尤其听了一些早教机构的宣传，婴儿阶段是脑发育的关键期，说这样能开发孩子大脑，促进智力、运动发育等。很多家长也是抱着对孩子好，不想让自己孩子输在起跑线上的心态去做，所以这类被动操在国内很流行。

被动操对于存在神经、肌肉、骨骼问题的孩子，比如脑瘫之类的疾病，通过被动牵引可能可以改善肢体张力，改善这些患者的肢体功能。对于健康的孩子，**目前并没有临床证据表明被动操对健康婴儿有运动、神经及智力方面的促进作用**。相反，由于这么大的孩子还没有足够的力量支撑或者保护自己，在这种剧烈操作下容易受到伤害。

妈妈对孩子进行婴儿抚触、对孩子说话、给孩子亲子阅读等这些安全的方式，同样可以增进母婴交流，促进母婴感情，让孩子和妈妈感到愉悦；而且有证据证实，给孩子说话、阅读可以刺激孩子的大脑发育。

被动操对孩子来说是被动的，大人掌握不好力度会让孩子感到不适，孩子没有安全感，对亲子关系也是一种伤害。就像那个视频中，孩子在被剧烈翻动时不停哭闹。如果剧烈、粗暴地进行所谓的"被动操"，发生损伤甚至的意外的风险都很大，已经有被动操导致孩子骨折的临床报告了。

也正是因为没有确切的收益而又有风险，美国儿科学会早在 1988 年就发表过一份声明，建议：①程式化的婴儿运动项目不可以宣扬对健康婴儿发育有治疗性收益；②鼓励家长为孩子提供安全、优质和自由的活动环境。

所以，对于健康的孩子，与其为了一点虚无的智力提高去花钱做这样的被动操折腾孩子，不如花点时间陪孩子自在地玩玩、说说话、读读绘本，既安全还省钱，还能促进亲子感情。即使对于有神经肌肉疾病的孩子，康复训练应该找正规的医疗机构进行。

打与被打的背后

我曾经在网络上做了一个关于打孩子的小调查，跟踪着调查结果，看着投票人数逐渐增加，然后对比着各个选项的变化。很有意思的是，从开始到最后，参与的人数逐渐增多，但各个选项的比例却没什么变化。

每个参与调查的"你"，可能认为自己是独立的个体，有自己的性格，有自己的价值观，自己孩子也是独一无二的，自己有自己管教孩子的方式，可能会认为自己选择的选项和别人没有关系。

但事实上，一千多个这样的"你"却被无形的手，按照固定的比例往四个框里分配着，你以为这是你自己的选择，但实际上却可能是别人替你做了选择，只是你意识不到。当初打孩子可能就是他太调皮了，让自己难以忍受，或者自己心情不好，或者当时在气头上没能控制自己，自己动的手，和别人能有什么关系？

截至写稿时，参与调查的人数为 1300 多人次。从调查的结果来看，自己小时候挨过打的比例真是蛮高，高达 82.6%，而打过自己孩子的比例为45.9%。也就是说，父辈这一代和我们这一代，打孩子这种行为下降了近一半。

这其中可能有抽样误差，参与这个调查的人群，总体文化水平、科学育儿的意识应该会高于普通人群，将管教方式诉诸打孩子的比例可能也会更低一些，但影响应该不会太大。同样是人，同样为人父母，为什么几十年间，家长的管教方式发生了这么大的变化？

人类的性情是不太可能在短短几十年间发生这么大的改变的，更可能的是社会的价值观、教育观发生了很大变化，也有可能是独生子女政策的影响，让孩子变得更金贵、家长更珍视，更有精力和耐心去教育孩子。打孩子，我们以为这是我们自己的选择，但其实可能是社会的发展和变迁影响了我们的选择。

调查结果里还有一点很有趣，那就是自己小时候挨过打的人，现在也打自己孩子的概率（51%），远远高于小时候没挨过打的人（21%），前者将近是后者的 2.5 倍。事实上，国内外的研究也早发现，小时候挨父母打的人，更容易打自己爱的人，比如自己的孩子、配偶，孩子体罚也和社会暴力存在关联，甚至有人类学家说过：打孩子屁股可能是战争的心理种子。

把这些数据分析一下真的很有意思。你以为自己打孩子是因为孩子顽皮，是因为自己性格急躁，却不知道竟然还和自己小时候被父母打过有关。你嫁了个小时候挨过打的人，结果你的孩子挨打的机会就更大。你打了自己儿女，未来你孙子（孙女）被打的风险也增大了。

这种关联建立的方式可能会比较复杂，遗传对性格的影响也不除外，但更大的可能是，父母的行为对孩子心理冲击和示范的影响。

人都是在和外界接触的过程中学习、成长的，按照本能去调整自己以适应社会。被温和对待的孩子，拥有安全感，内心会更开放，也会更温和地对待世界；被打骂的孩子时刻处于自我保护的状态，缺乏安全感，在不停遭到攻击的环境里，他也只有攻击别人才能生存。

我在德国学习期间，在那里见到的医生护士，大部分都热情而有礼貌，无论是对我们这些陌生人，还是对他们的患者，见面有力地握手打招呼，开门总是会为后面的人挡门。他们查房时第一件事就是笑着问候小患者，走出病房前还会和小患者握手道别，哪怕是刚会走路的孩子。这些在我们国家可能会被认为是作秀的行为，在他们却是自然而然，在这样的环境下长大的孩子，自然也会这样对待别人，不然就会显得很另类。

在管教我自己女儿的时候，有阵子发现她竟然也会大声地反抗，语气竟然和我一模一样，我意识到她是从我身上学过去了。她就像一面镜子，从她身上我看到了自己的影子，也更加认清了自己。我们每个人都或多或少会有些性格缺陷，可能自己意识不到，但印在孩子身上再反作用于自己，就可能看得更清楚了。

当然并不是说，打了孩子，孩子就一定会变得暴力，但确实会增大孩子的暴力倾向，就像吸烟会增大肺癌的风险，但不等于吸烟就一定会得肺癌。影响一个人行为的因素有很多，自身的性格特质、对压力的耐受能力等，个人经历和教育也都可能改变一个人的行为，挨过打的那部分父母，也有一半没打过自己的孩子。

被温和对待的孩子，也更可能会温和地对待外界。对孩子来说，父母几乎就是世界的全部，所以父母的行为对孩子的影响可想而知。认识到这一点，学会控制自己，改变自己的管教方式，这是我从这个调查数据里得到的一点启示，分享给大家。

更多的人一起改变，我们的孩子将来面对的社会也会更温和。

第

10

篇

婴儿戴脖圈游泳安全吗

有家长曾经问我："听说游泳对婴儿有很多好处，那婴儿戴脖圈游泳安全吗？听说国外都没有人用这个，是真的吗？如果不安全，那应该采用什么工具呢？"

婴儿游泳的好处，我们可能听过很多，诸如促进运动发育，促进婴儿神经发育，提高智力之类，但大部分是来自商家的宣传。实际上，孩子学会游泳最大的好处是多了一项生存技能，其他的收益都不明确。

虽然有少数研究说婴儿游泳能提高孩子的抓握和平衡能力，或提高孩子的运动评分，但这些研究的样本量都很小，不足以得出结论。当然，坏处是有溺水、低体温、低钠血症等风险。

国外婴幼儿游泳的虽然也不少，但更多是出于预防溺水或娱乐放松的目的。美国儿科学会以前不赞成 4 岁以下孩子学游泳，后来有少量证据显示婴幼儿学游泳不会增加反而可以降低一点溺水的风险，但证据还不那么充足，所以目前仍然是支持 4 岁以上孩子去学。对于更小的孩子，当前的证据是不足以支持、也不足以反对，所以就让家长自己定。

所以，婴幼儿游泳目前没有什么确切的好处，如果自己想让孩子游，孩子不抗拒或者喜欢游，就可以去游。

至于套着脖圈的游泳方式，确实主要是国内在用，国外也有用，但很少，因为这类产品的安全性没有被很好地验证过，也确实有安全方面的担心。

2018年4月，英国游泳教师协会和一家婴儿游泳教育机构还发布过一份警示，认为脖圈固定孩子的头颈部，让孩子在水里无法自由活动，背离了游泳的初衷，而且孩子头颈仰着，有影响脊柱及运动发育的担心，不建议在未提示家长这些风险的情况下常规使用。

从分析来看，套着脖圈孩子在水里唯一的着力点都在颈部，而婴幼儿颈椎又相对脆弱，确实有颈椎方面的担心。如果脖圈松紧不合适同样可能造成风险，过紧会导致颈部压迫，过松会导致口鼻被遮掩，而且脖圈也会给家长造成孩子自己可以靠脖圈安全漂浮的错觉，疏于看护进而造成意外，比如2013年4月，上海黄浦区一个不到两个月的孩子在使用脖圈游泳时，母亲有事离开，结果脖圈松开造成了溺水。

所以，如果真的想让婴儿去游泳，相对于套个脖圈让孩子自己游，不如大人自己下水带着孩子一起游。一方面，通过手臂支撑保护，能给孩子更大的活动自由；另一方面，大人陪在身边能给孩子安全感，促进亲子感情。更主要的是，孩子在大人手臂能够着的范围内也能最大程度地减少意外的风险。

当年我女儿出生时，我对循证医学还没有达到今天这样的认识，所以很多事情也是随大流，那时候听人说婴儿游泳对孩子好，也买了个家用的婴儿游泳池，也是戴着脖圈游泳，但女儿显然不喜欢，每次都哭，所以只游了两次就束之高阁了。

在做决定之前要考虑做这件事有什么收益，有什么风险，并且会去试着思考和查证这些收益和风险，这是循证医学理念对我最大的影响。

建立了循证思维之后，会有蜕变的感觉，也会发现当年的自己有些傻，但好过还像当年那样傻，不是吗？

保护孩子，远离学步车

学步车有个很好听的名字，很多父母一听，以为可以帮助孩子学走步，就买了一个，甚至去看望朋友的孩子时也拿这个当礼物。还不能独自站立的孩子，往车子里一放，孩子脚尖轻轻一点地，就可以满地跑了。孩子玩得开心，家长也觉得轻松，这场景看上去似乎很美。

然而，很多父母并没有意识到，将孩子放进学步车其实也意味着让他们暴露于危险之中，有时这些危险还是致命的。央视曾报道过一个孩子坐在学步车里从台阶上摔下，导致颅脑损伤的案例，引起很多人的关注。事实上，这样的事件绝非偶然。学步车对儿童"学步"并无帮助，相反它还会带来意外伤害的风险，对于家长来说，购买学步车实在不是一个明智的选择。

儿童学步车的安全问题由来已久，在国外很早就引起了医学界的重视。从 1990 ~ 2001 年，美国总共有约 197 200 个 15 个月以下的孩子因为学步车相关伤害到急诊室就诊。

为什么学步车会造成这么多伤害？如果用一句话概括，那就是学步车给了孩子和他们年龄、危险意识不相称的速度和空间，这就是造成各种伤害的原因。

学步车的车轮使还不会走路的孩子能轻易地以较高的速度移动（速度可以超过 1 米 / 秒）。然而这么大的孩子对危险没有多少意识，也不会自主控制车子，随时可能朝危险的地方冲过去。绝大多数学步车都没有制动装置，即便有，孩子也不会使用。有些家长觉得只要自己看好了就不会有事，而事实是速度这么快，即便家长一直在监视也可能反应不过来。美国的统计数据发现，69% 的相关学步车意外都是在大人看护下发生的。更何况很多家长就是抱着省力、省心的想法才给孩子用学步车的，把孩子往车里一放就走开了，风险就更大了。

因为速度过快直接冲下楼梯或台阶，然后翻倒造成孩子外伤，这是学步车相关伤害最常见的类型。根据美国的数据，从楼梯上摔下造成的外伤占了学步车相关伤害的 75% 以上，很多都是头颈部外伤，包括颅骨骨折、颅内出血等，而且几乎所有的严重外伤都是这种方式造成的。央视报道中的那个孩子也属于这一类。

学步车相关的伤害事件中，烫伤也比较常见。借助学步车，孩子可以去一些以前他不能去的地方，比如厨房、卫生间。在这些地方，碰翻热水瓶，掉进浴缸、水桶里的事情都有可能发生。学步车也给原本只能爬行的宝宝创造了新的高度，他可能接触到一些以前不会碰到的危险因素，比如扯下桌布、打翻桌上的热茶。2012 年 12 月山东聊城一幼儿坐学步车撞翻开水锅被烫伤……这类新闻并不少见，而国外也早有类似的文献报道。

因为速度过快，即便没有翻倒，学步车也容易发生各种擦碰，同样会给孩子造成各种伤害，比如磕破头、磕伤牙齿、划破手指等，这类小患者在外科急诊也不少见。

很多家长认为学步车可以帮助孩子早点学会走路，促进发育，但事实上这一点也并不如人愿。孩子在学步车里身体靠坐垫支撑，行走的时候主要依靠足尖滑动，"站立"和"行走"的模式都不同于真正的走路，这样的运动很难说能对学走路产生什么正面作用。甚至还有一些研究显示，学步车可能对孩子的运动发育造成负面影响。

早在 1977 年，有人将 6 对双胞胎孩子随机分组，发现每天使用学步车 2 小时的孩子出现很多非正常的肌电表现，明显不同于不使用学步车的孩子。随后在 1982 年，有人对 15 对双胞胎随机分组，从 4 个月大时开始，一组每天至少用 1 小时学步车，另一组不使用，发现两组孩子开始走路的时间没有明显差别。2002 年发表于《英国医学杂志》的一篇文章认为，使用学步车的孩子爬行、独立站立、独立行走的时间均晚于不用学步车的孩子。但这项研究不是随机对照试验，所以也有人质疑该结论，认为需要进一步研究。

学步车对孩子发育不利的证据还不充分，但考虑到目前没有发现它对孩子有利的证据，而导致意外伤害的证据却相当充分，对孩子而言它还是有弊无利。

为了降低相关意外伤害，美国于 1997 年对学步车出台了新的标准，要求学步车要做得更宽大（这样就不能穿门而出），或者能在台阶边缘自己制动，以减少意外的发生。新标准实施之后，学步车相关伤害大幅下降，但直到 2001 年，仍有 5001 例相关伤害发生。

为了彻底避免伤害，美国儿科学会旗下网站建议"把学步车扔出去"。加拿大政府走得更远，他们于 2004 年开始禁止使用和销售学步车，其他国家的医学界人士也呼吁政府向加拿大学习。著名医学期刊《柳叶刀》曾刊文呼吁加大对学步车危害的宣传。2011 年我国原卫生部发布的《儿童跌倒干预技术指南》中也明确指出，不建议婴儿使用学步车。

对孩子有害无利的学步车，为什么还有这么多家庭使用？

一方面是宣传不足，很多父母没有意识到学步车的危害；另一方面，学步车确实也给父母带来了方便。即便是在政府禁用后，加拿大有孩子的家庭中有学步车的还是占到了 21%。由此可见，婴儿的辅助行走工具还是有很大的现实需求。那么，有没有既能避免危害又能满足这种需求的产品呢？学步车最大的风险来自车轮，选用固定的活动中心、游戏场和游戏围栏，可以让孩子在里面练习坐、爬、站、走。实在抱累了，大一点的孩子也可以让他坐在高椅上玩。

看到这里大家可能也注意到，文章里所引用的数据都是来自国外，不是我有意为之，而国内几乎没有相关数据。

我曾在微信上做过调查，使用了学步车的家庭中发生相关伤害的比例达到了 9.5%，考虑到国内巨大的人口基数，这种意外伤害的数量是惊人的。所以，学步车相关伤害并不是国内没有发生，而是在国内还没有得到足够重视。不仅是普通家长，很多儿科医生也没有专门关注过这个问题。为了减少学步车对孩子的伤害，无论在研究还是宣传方面，我们都有很长的路要走。

宝宝生后要挤乳头吗

不止一个人问过我这样的问题："听一些老人说，女孩出生要挤乳头，不然以后生孩子没有奶，这是真的吗？"

答案当然不是真的。

新生儿体内会残留一些从妈妈那里带来的激素，受这些激素影响，有的新生儿乳腺看起来会有点大，甚至还会有少量泌乳，这是正常的生理现象。随着这些激素被逐渐代谢，宝宝泌乳及乳腺增大的现象很快会消失。

在这些生理现象消失之前，宝宝的乳腺可能会被误以为是有问题的，导致一些地方产生了给新生儿挤掐乳头的习俗，甚至认为只有挤过，长大后生孩子才会有奶，但这是没有依据的猜测。

事实上，成年后做了母亲，是否有奶主要受哺乳技术的影响。宝宝出生后，要尽早实现和妈妈的肌肤接触并哺乳，注意让宝宝正确衔乳，在正确的哺乳方式下，宝宝的吸吮刺激才能让妈妈产生更多的母乳。

乳头的形态存在一定的个体差异，10%～20% 的女性存在乳头内陷，这是先天决定的，没有证据证明在新生儿期挤过乳头能避免成年后出现乳头内陷。

相反，新生儿组织娇嫩，人为挤压可能造成损伤诱发感染。女婴乳头一旦因挤掐感染后发生乳芽糜烂，有可能导致一侧乳房缺失不发育，长大后还得进行乳房再造。

我在临床工作中曾接诊过不少因为挤乳头而出现乳腺感染的宝宝，这些宝宝有的乳腺形成脓肿，然后破溃，最后瘢痕愈合，反而可能影响乳腺和乳头，影响成年后哺乳。

给孩子挤乳头是陋习，对孩子没有任何好处，不管女孩还是男孩，都不要挤。

警惕滥用的利巴韦林（1）

对于利巴韦林，家长估计都不会陌生，生病上医院，无论是普通感冒还是轮状病毒肠炎，或是普通型手足口病，都可能被开上利巴韦林。虽然很多医生都说过这个问题，但鉴于其滥用程度，有必要再提醒一下大家。

根据公开资料显示，某儿童医院对医院里 2007 年下半年的门诊处方抽样分析，12.82% 的处方里含有利巴韦林，其中超过 81.17% 是针剂，将近 70% 是用于 3 岁以下的孩子，同时合用抗生素的占 85.80%。该医院作为国内知名儿童专科医院之一，使用情况是如此，其他专科医院、综合医院，以及更基层医院的使用情况就可想而知了。

利巴韦林之所以被如此广泛使用，原因可能是利巴韦林的另一个名字——病毒唑。不知道当初谁给它取了这么个名字，很多医生把它当做一个无所不能的抗病毒药，无论是呼吸道、消化道还是其他部位，只要怀疑病毒感染，就可能会用上它。

虽然体外试验（是指没有进入临床阶段进行的试验，如动物试验、实验室试验）证实利巴韦林确实有较广泛的抗病毒作用，但利巴韦林在人体试验中证实有效的疾病并不多，而且几乎所有的权威医疗机构都认为普通感冒和手足口病不需要抗病毒治疗。

在国外，批准使用利巴韦林的疾病很少。

在美国，口服的利巴韦林被批准用于治疗 3 岁以上没经过 α - 干扰素治疗的慢性丙型肝炎，但必须联合干扰素才有效，而且很多患者因为副作用而中途停药。利巴韦林喷雾剂被批准用于治疗儿童呼吸道合胞病毒引起的重度肺炎，但有争议，小规模的研究认为利巴韦林可以降低这类患者的上呼吸机的时间，但并不能改善远期肺功能。美国儿科学会的意见是医生可以根据自己的偏好，自行选择是否对呼吸道合胞病毒肺炎重症病例使用利巴韦林喷雾剂。

在世界卫生组织的儿童基本药物示范名单里，利巴韦林唯一的指征是用于治疗病毒性出血热。

在国外利巴韦林的使用指征之所以这么严格，是因为它的临床效果还不那么确定，且副作用比较大。动物实验显示利巴韦林有明显的致畸性，而且利巴韦林半衰期很长，用药后可在体内存留长达 6 个月，所以孕期和哺乳期女性不能使用，配偶双方有一人用了这个药，6 个月内都要避孕。此外，利巴韦林可以导致溶血性贫血以及心肺方面的副作用。对于利巴韦林，美国食品药品管理局（FDA）上有一个长达 4 页的用药指引，重点是让患者知晓用药的注意事项及其副作用。

国内利巴韦林有各种剂型，包括口服的颗粒、片剂、胶囊等，还有注射针剂和喷雾剂，药监部门批准的适应证很宽，除了呼吸道合胞病毒引起的病毒性肺炎和支气管炎、皮肤疱疹病毒感染（口服及针剂），还可以用于流行性感冒的预防和治疗（喷剂），连普通的病毒性上呼吸道感染都可以用（喷雾剂）。而对于这些指征，并没有可靠的研究证据支持。

虽然药监部门批准的适应证已经很宽了，但实际临床上医生们还常常在超适应证用药，比如不在适应证里的轮状病毒肠炎、手足口病。这些都是儿科门诊的常见病、多发病，这也是为什么连上文提到的国内知名儿童专科医院，含有利巴韦林的门诊处方都超过 10%。

一个药用上去，如果收益大于风险，而且收益风险比在所有可选药物里是最大的，那自然可以用；如果用了不但没用，花钱不说，反而可能导致一些副作用，那自然是滥用，尤其是对普通感冒、轮状病毒肠炎、手足口病这样基本靠自愈、偶尔需要对症治疗的疾病。

你需要知道的是，利巴韦林在国外主要用于治疗慢性丙型肝炎和出血热，重症呼吸道合胞病毒肺炎住院时可以选用。如果因为感冒、拉肚子、手足口病，门诊医生给孩子开了这个药，基本都是滥用，你可以温和地提醒医生不想用这个药。

有人可能要问了："利巴韦林不能用，那该用什么呢？"该用什么药要根据病种、病情、病毒种类、耐药性等具体分析，而不是一概而论用什么药取代什么药。有些病毒感染，存在有效的抗病毒药物，那自然可以用；像普通感冒、手足口病、轮状病毒肠炎，虽然是病毒感染引起的，然而这些病毒目前没有有效的抗病毒药，就不需要用什么抗病毒药物。

第

14

篇

警惕滥用的利巴韦林（2）

《警惕滥用的利巴韦林》这篇文章在微博上被转发了 4000 多次，反响之大出乎我的意料。因为我的这篇文章，同时其滥用问题也被很多其他医生说过很多次，我以为很多人都清楚了，所以本来也没兴趣再写这个问题。

但不久前看到某位明星在一条转发微博里说："朋友的孩子最近得了手足口病，班上孩子也被传染，家长交流时发现几乎所有孩子都被开了利巴韦林。"就这样一条很平淡的讲述，结果竟引来一堆谩骂："利巴韦林是效果最好且最便宜的抗病毒药物""病毒感染必须利巴韦林"……这样的评论竟然被很多人点赞而成为热门评论。

一面是利巴韦林被广泛滥用，一面是大众还在为这种滥用行为叫好，甚至对提出警醒的人进行围攻谩骂，深感对这个药的滥用问题说得不是够多，而是远远不够。

手足口病是否应该抗病毒治疗，说实话，我没有查到哪个可靠的研究说用了利巴韦林可以降低手足口病的死亡率，我只查到了以下这些资料：

世界卫生组织：手足口病没有特效的抗病毒药。

美国疾病预防控制中心：手足口病没有特效治疗，但你可以做点什么来缓解症状，比如吃点非处方药来退热和止痛，用漱口水或喷雾剂来给嘴里止痛。

美国儿科学会： 对肠道病毒引起的感染目前没有批准的特效药，试验过一个叫普可那利的抗病毒药，但还没批准常规使用。

我们国内专家制定的医学临床指南里，也没有提到得了手足口病时用利巴韦林来抗病毒治疗。

手足口病目前没有有效的抗病毒药，要降低因手足口病而死亡的孩子数量，要靠预防，要注意卫生、勤洗手，靠家长提高对疾病的认识，发现有重症表现及时送医，靠医疗机构治疗水平的提高，而不是靠用一个没被证实有效果但却明确有不少副作用的利巴韦林。在没有证实有效性之前，给绝大多数可以自愈的手足口病患者使用副作用不少的利巴韦林，增加的这些副作用是不是反而有增大死亡率的风险呢？

很多人都和我说过，你总是告诉我这不能用，那也不能用。利巴韦林不能用，那你能不能告诉我该用什么？

在很多人眼里，病就是靠治好的，生病了就应该用药，哪怕你告诉他这是自愈性疾病。普通感冒、手足口病、轮状病毒肠炎是病毒感染引起的，这些病毒目前没有有效的抗病毒药。利巴韦林是抗病毒药，但目前没有可靠的研究结果来证实它可以治疗这些病。它既不能改善症状，也不能缩短生病时间，还不能降低死亡率，而利巴韦林的副作用并不少。既然用了它可能有坏处但却没有好处，自然不能用。

至于该用什么，再次强调：有些病毒感染，存在有效的抗病毒药物，那自然可以用，该用什么药要根据病种、病情、病毒种类以及耐药性等具体分析，而不是一概而论用什么药取代什么药。普通感冒、手足口病目前没有有效的抗病毒药，那就是不该用什么药去抗病毒，除非将来哪一天研发出了有用而且安全的抗病毒药。

有病就要打针吃药，不管对不对路，有没有效，用上了就心满意足，不用就心里发慌，甚至打骂医生，这是一些家长的心态，也是一些医生开药的原因，所以说一些药物的滥用，家长不是完全无辜的。

我还要说，是否使用一个药不是完全看病情的轻重，而是看对病情有没有帮助。既然普通感冒、手足口病没有有效的抗病毒药物，那就无论轻重也不要滥用利巴韦林。但不用药，不等于不需要观察、不需要治疗，比如手足口病，虽然绝大多数是普通型，到一定时间会自己好，但你必须注意孩子的精神反应，如果出现持续高热、精神不好以及呕吐等要及时去医院。

既然没有有效的抗病毒药，那去医院干什么？去医院，是让医生帮孩子挺过去，比如他有脑水肿了帮他脱水消肿，呼吸不行了用呼吸机帮他呼吸。在医疗措施帮助下挺过去比完全靠他自己挺过去成功的机会大，所以该去医院还是要去医院。

当然，如果感觉就要挺不过去了，这时候想试试利巴韦林也不是未尝不可，我国的《肠道病毒 71 型（EV71）感染重症病例临床救治专家共识（2011 年版）》里说：目前尚无确切有效的抗 EV71 病毒（引起手足口病的一种病毒）的药物，利巴韦林体外试验证实有抑制 EV71 复制和部分灭活病毒作用，可考虑使用。

这种说法，说难听一点就是死马当活马医，反正已经没希望了。美国儿科学会同意让医生自己决定是不是给重症呼吸道合胞病毒肺炎的孩子使用利巴韦林，大概也是出于这个心态。试试这个没有在人体验证过有效性，但在体外证明有抗病毒效果的药物，有用最好，没用就当为医学研究做了些贡献，总结一下提醒以后的医生用或者不用。这我觉得可以理解，但这种状态的患者基本是躺在重症监护病房（ICU）里了，在门诊给本来就绝大部分可以自愈的普通型手足口病患者用具有这么多副作用的利巴韦林，那就是滥用了。

还要多说一点的就是，源于专业精神的缺乏、人和人之间基本信任的缺乏、基本科学素养的缺乏、对疾病基本认识的缺乏，导致很多人对药品要么神化要么妖魔化，要么就对医学抱有过度的期望，一有不好的结果，不管是疾病病情自身的发展所致，还是医疗的原因，都要医生给说法，而法制环境又不能给医生提供基本的人身安全保障，安抚家长、保护自己也成了导致儿科医生滥用一些药物的重要原因之一。

在一个正常的医疗体系，应该是医生说什么，患者就听什么；医生开什么药，患者就用什么药。如果整个社会科学素养足够高，似乎根本就不需要写什么科普文章来解决这类问题。如果医疗体系很可靠，那更不需要患者去注意医生用的药是否合适。利巴韦林的滥用折射了整个医疗体系甚至整个社会体系的很多问题，在这个体系里，每个群体既是受害者，也是加害者，每个群体都在抱怨别的群体，把每一个抱怨者换到被抱怨的群体里，结果最可能的还是抱怨别人，但谁也不愿正视自己的问题，也不愿自己做出一点改变。

回避自己的问题，抱怨别人的问题，这是正常的人性，我也不例外。写这篇文章，绝不是出于什么正义感，而是因为自己一面是医生，一面也是孩子的家长，同时也是在从事所谓的自媒体写作，现实给了这么丰厚的素材，想不写都很难。我说别人用药的问题，不等于自己的用药就没有问题，虽然我自认一直在凭良心行医，但肯定多少也会存在用药或者诊治上的错误，如果有人指正，我肯定乐意改正。

同样，有一些医生在滥用一些药物，也不等于说患者完全不要相信医生。对于普通感冒、轮状病毒肠炎、手足口病这样的疾病，门诊医生给你开的没有效果反而有危害的利巴韦林，你可以拒绝。但绝大多数疾病，尤其在诊断不清的时候，没办法靠家长自己去简单判断哪个药能用、哪个药不能用，尤其是处方药物，你所能做的就是听医生的。

要知道，总体而言，医生正确的概率要远远高于患者自己的判断。知道医生在滥用利巴韦林你可能很气愤，但如果你没看前面的文章，真要孩子得了手足口病，要你自己来判断需不需要用利巴韦林，互联网搜索一通后，给自己孩子用上的可能性未必会比医生低。焦虑加上无知的结果就是乱吃药，科普可以传递知识，但永远代替不了面对面的诊疗。在自己非常有把握的时候可以拒绝，没把握的时候一定听医生的，医生出错了你至少还可以找医生，自己出错了只有自己把眼泪往肚里吞。

我自己是儿科医生，我的孩子偶尔也要面对别的儿科医生，这篇文章如果能让医患双方改变一点，信任增多一点，对我自己的执业环境，对我孩子的就医环境能有点改观就足矣，能改变几个医生的想法，或者能帮到几个父母读者，这几篇文章也就更有意义。

父母病了，孩子吃药

给孩子喂的很多药，其实只是为了安慰自己。

关于用药的科普我写过很多，提醒大家避免一些坑，很多人觉得这些知识有用，但也常常看到这样的留言："这个不要用，那个不要用，那到底该用什么？"

每个人的病情不一样，需要用的药自然也可能不一样，科普可以讲一些普遍性的医学原则，让大家避免一些错误的选择，比如关于感冒、发热、腹泻、咳嗽以及湿疹等。

我从来都不是主张生病不要用药，而是主张合理用药，但病情确实有个体差异，如感冒也可能合并鼻窦炎、中耳炎等细菌感染问题。指望通过科普来指导个体的具体用药是不现实的，我们只能把那些没用还可能有害的药物指出来，让大家少踩一些坑。

那用药有没有什么普遍原则可以遵循？在准备用一种药之前，可以想一想下面三个问题：

有没有好处？

是不是好处大于坏处？

是不是可选药物中收益／风险比最高的？

如果三个问题都是肯定的，那就可以用，如果任何一个回答是否定的，就不要用。

相信有思维能力的人都能明白上面的逻辑，但现实常常是一旦孩子病了，不管有用没用的，都先招呼上去再说，似乎如果不用点什么，就觉得愧对孩子，如果做了点什么，不管有没有用，自己就会更安心。

所以哪怕孩子就是一个普通感冒引起的发热，家长也可能会贴退热贴、洗温水澡、吃退热药、吃中药、吃抗病毒药、吃抗生素，甚至上医院打吊瓶。

哪怕孩子本来好好的，但有的家长总担心孩子吃不够，于是喂饭，逼他们多吃，孩子吃不下就认为是积食了，然后看中医吃中药，甚至去挑疳积，挑完不吃再去挑，直到孩子不敢不吃。

这种就叫父母病了，孩子吃药。

其实作为父母，都希望孩子好，之所以会做出那些明显错误的选择，一方面是缺乏相关知识，不知道什么是正常、什么是不正常，不知道一个药的好处在哪里、坏处在哪里。越是不了解，就越容易焦虑，越是焦虑，就越想做点什么来安慰自己。

另一方面是因为关心则乱，哪怕天天给别人家孩子看发热、咳嗽的儿科医生，轮到自己孩子生病，一看到孩子烦躁哭闹，也可能会六神无主，然后去尝试一些没依据的药物和治疗。

我们或多或少都做过这样的事。要想这样的事少一点，作为父母，需要多学一些儿童健康知识，多学之后还需多想，相信你在孩子下次生病时就会淡定很多。

虽然用药大部分是医生的事，但家长的意愿也容易影响医生的决策，而且自己买药给孩子用的家长也不少。所以，在用药之前，最好仔细阅读一下药品说明书，因为所有的药品说明书里都会注明适应证、不良反应和注意事项的，其实也就是告诉大家哪种情况可以用，用了有什么好处，有什么风险。

　　另外，在自己担心焦虑，心里没底的时候，寻求专业人士的帮助会比自己盲目决策更安全，该问医生的时候问医生、该去医院的时候去医院，听一听可信任的第三方的意见，可以让自己少做一些折腾孩子、安慰自己的事。

第

16

篇

非处方药里的处方药

有段时间，有个感冒药广告引起了我的兴趣，大致内容是："抗病毒，治感冒""治感冒，对付病毒很关键"。

有点医学常识的人可能会有疑问，不是说感冒是自愈性疾病，抗病毒没效果吗？抗病毒药不是属于处方药吗？怎么可以做大众广告呢？

你的疑问是对的，这个广告确实做得很聪明，当时正是流感肆虐的季节，投重金在热播节目做广告会产生很好的效果，该款感冒药也肯定热销。

但你可能想不到，感冒了你只是想吃点感冒药，结果却吃进去了一些起不到作用，还可能对身体产生危害的处方药。

我们日常说的感冒指的是普通感冒。流行性感冒和普通感冒虽然都是由病毒感染引起的呼吸系统疾病，名称里都有"感冒"的字眼，症状也相似，但两者的致病病毒和治疗方案有很大不同，严格意义上来说是两种不同的疾病。

普通感冒可以由鼻病毒、冠状病毒等两百多种病毒引起，它可能引起流涕、鼻塞、喉咙痛、咳嗽、发热等症状，但症状一般比较温和，而且大多在1周左右自愈，目前没有抗病毒药可以减轻病情或者缩短病程，所以无须抗病毒治疗。

流行性感冒是流感病毒引起的，发热、疼痛、四肢乏力、干咳这些症状要比普通感冒重，出现肺炎甚至其他全身并发症的风险更高。流感是有抗病毒药物可以治疗的，如果在发病早期应用抗病毒药物效果更好。

那做广告的那个药能抗病毒吗？我们来分析一下它的成分。根据说明书，每片"复方氨酚烷胺片"含有：对乙酰氨基酚 250mg，金刚烷胺 100mg，人工牛黄 10mg，咖啡因 15mg，马来酸氯苯那敏 2mg。

对乙酰氨基酚是解热镇痛药；马来酸氯苯那敏就是扑尔敏，也是抗组胺药，是用来缓解感冒症状的；咖啡因大家都知道，是神经兴奋剂，可以加强止痛效果；人工牛黄这种中药就不评述了；真正用于抗病毒的是金刚烷胺。

单方的金刚烷胺片是一种处方药，这可以在我国的处方药品目录里查实。根据药品说明书，主要用于帕金森病和防治 A 型流感病毒引起的呼吸道感染。其不良反应包括眩晕、失眠和神经质以及恶心、呕吐、厌食等，属于妊娠 C 级，也就是动物研究证明对胎儿有毒副作用的药物。另外，这个药的治疗剂量和产生副作用的剂量比较接近，过量可能出现心、肺、肾、神经系统的损害，严重的甚至致死，而且这个药没有解毒剂可用。

大部分药物都有副作用，如果能治病，使用收益大于风险，而且是所有选择里收益 / 风险比最大的，哪怕治疗窗很窄，病情需要该用也得用。

但是，如果你只是得了本来可以自愈的普通感冒，听信"抗病毒，治感冒"这样的广告词，买了这样的感冒药吃，吃进去的金刚烷胺不但对病情没有任何帮助，反而要承受这些不良反应的风险。

要知道，除非碰上流感大暴发，一年四季里，普通感冒发病人群是远远大于流感发病人群的，如果大家都听信了"抗病毒，治感冒"这样的说法，不知道多少人要花冤枉钱吃这些对自己身体没帮助反而可能有伤害的药。

那流感流行季节呢，能吃这个药吗？金刚烷胺确实是有抗流感病毒的作用，它是最早用于治疗流感的抗病毒药，美国食品药品管理局（FDA）也批准它用于抗流感，但它只对 A 型流感病毒有用，对引起普通感冒的病毒无效，对 B 型流感病毒也无效。而且，A 型流感病毒对它耐药也很普遍。

早在 2006 年，加拿大已经明确不推荐金刚烷胺用于治疗流感，因为在检测了 47 种流感病毒之后，发现 91% 对金刚烷胺耐药。根据中国疾病预防控制中心的研究，在 2003～2005 年分离的 A 型流感 H3 型病毒株，金刚烷胺耐药率已高达 75%。从 2005 年到今天的这 11 年，这个药在我国一直被随意加入普通感冒药广泛使用着，现在它的耐药率进一步上升，一点也不奇怪。

金刚烷胺对 B 型流感病毒没用，A 型流感病毒耐药率很高，副作用还不少，这是它逐渐被奥司他韦、扎那米韦及帕拉米韦这些药物取代的原因。

所以，无论你得了普通感冒，还是流行性感冒，除了电视网络广告，医生一般不会推荐你用含有金刚烷胺的复方感冒药来抗病毒。那万一自己的流感病毒就是对金刚烷胺敏感呢？神经氨酸酶抑制剂更贵，我就不能试试这便宜的复方氨酚烷胺吗？

如果敏感、有效还可以省钱，当然可以尝试。但是，生病用药关系到健康预后，不是什么决定都可以靠自己凭运气去碰的。像不像流感？要不要进行抗病毒治疗？选哪一种抗病毒药物？需要靠医生运用自己的专业知识，根据病情来决定，这也是无论哪个国家金刚烷胺都是处方药的原因。

0.1 克每片的金刚烷胺片在中国也是处方药，但同样是在中国，0.1 克的金刚烷胺，却可以作为一种成分，加入感冒药里，然后作为可以在药店随意购买的非处方药（OTC）进行销售，可以在大众传媒上做广告宣传。

很多发达国家规定，除非是医生建议，不要给 4 岁以下的孩子吃感冒药，我国不仅有很多针对儿童开发的感冒药，而且之前很多年，很多热销的儿童感冒药都添加有金刚烷胺，在 2012 年因被质疑可能对儿童产生肝肾损害，我国药监部门对说明书进行了修改。

但在药监部门发布修订含金刚烷胺的非处方药说明书的通知之后，在2013年仍有药厂未按要求修改说明书，直到被网络曝光。现在，一些已经按照药监部门要求剔除了金刚烷胺的药厂，又开始以自己的产品不含金刚烷胺为卖点，继续主攻OTC儿童感冒药市场了。

时至今天，以"复方氨酚烷胺"进行查询，仍然可以查到多达30多家国内药厂的成人感冒药产品，并在电视、网络上以"抗病毒"功能大肆广告。

这些广告做得很聪明，在这样的环境之下，要求我们做得更聪明，不要随便给孩子吃感冒药，更不能给孩子吃大人的感冒药，也要多学点健康知识才能保护自己和家人。

第

17

篇

没用还可能有害的儿科用药

　　无论做什么事，我们都会权衡利弊，找工作、做生意、投资莫不如此。经过分析，如果收益大于风险，你可能会把它列入选项，在所有的选项里，如果有一项你认为收益／风险比最大，那它应该就是你最终的选择。

　　医疗选择其实也一样，也是要分析收益和风险，只是医疗问题专业性很强，而普通人没有医药知识就很难准确判断病情，也很难判断一个药物有哪些收益（药效）和风险（副作用），所以需要医生、药师帮忙。

　　理想状态下，医生应该站在患者的角度做出病情分析、用药决策，但事实上影响医生用药的因素有很多。如果医学专业的培养以及知识更新出了问题，会导致医生的判断不专业；如果缺乏合理的制度以及医患关系的问题，医生决策时还会纳入自己的收益和风险，影响医生的决策。

　　不合理用药每个国家都有，只要合理用药超过不合理用药，完全相信医生，那么对你而言就是利大于弊的，但如果不合理用药超过了合理用药，除非你认为自己比医生更了解病情、有更好的用药方案，否则还是应该相信医生。

　　在相信医生的前提下，如果能识别一些明确没用还可能有害的药物，自然可以提高收益／风险比，这类药物在我们的儿科处方里还不少见。

四年前我整理了一份没用还可能有害的药物清单，在此后的四年里，清单里的这些药有的被停用了（如艾畅、兰菌净），有的被限制使用了（如匹多莫德和很多中药注射液）。

同时，我发现了更多形形色色的不合理药品，所以现在就把这份清单做一次补充更新。记住，不用这些药物不仅能省下些钱，还能增加孩子的用药安全。

退热药

安乃近、安痛定、来比林：这类药容易发生粒细胞缺乏症，还可能导致自身免疫性溶血、血小板减少性紫癜、再生障碍性贫血等问题。

阿司匹林、贝诺酯：在流感、水痘时应用可能会发生瑞氏综合征，12 岁以下儿童使用含阿司匹林的退热药会增加这种风险。

尼美舒利：肝毒性比较大，12 岁以下儿童禁用。

退热药中比较安全的选择是对乙酰氨基酚和布洛芬（见前面的文章）。

抗病毒药

利巴韦林：这个药在本书中有专门的文章来叙述，这里只需要知道利巴韦林滥用情况非常严重就够了。

金刚烷胺：这个药无论对普通感冒还是对流行性感冒基本没用，还有很多不良反应，而且治疗剂量和产生副作用的剂量比较接近，过量可能出现心、肺、肾、神经系统损害。药品名里含有"烷胺"的感冒药里都添加了这种成分。

阿糖腺苷：此药没有 2 岁以下儿童有效性和安全性的资料，在美国仅作为眼膏用于治疗由 HSV-1 和 HSV-2 引起的急性角膜结膜炎和复发性浅表性角膜炎。有致畸作用，高剂量可引起胃肠道和中枢神经系统反应。

特别说一下：抗病毒口服液是中药，其有效性和安全性大多没有经过严格的临床药物试验验证。

感冒药、止咳药

感冒药和止咳药对儿童感冒的效果不确定，但副作用不少，严重的可导致呼吸抑制。美国食品药品管理局（FDA）建议 4 岁以下的孩子不要使非处方类感冒药和止咳药；英国、加拿大、澳大利亚等国建议 6 岁以下的孩子不要使用这类非处方药。不建议**以治疗感冒为目的**给孩子使用抗组胺药，如马来酸氯苯那敏、苯海拉明、氯雷他定、西替利嗪等。

此外因为担心呼吸抑制作用，欧洲药品管理局、美国食品药品管理局（FDA）、国家药品监督管理局均要求 12 岁以下儿童禁用含可待因的止咳药。

化痰药

包括愈创甘油醚、盐酸氨溴索（沐舒坦）、氨溴特罗（易坦静）、N-乙酰半胱氨酸等。

洋垃圾药

匹多莫德这个药在本书中有专门的文章来叙述，2018 年国家药品监督管理局修改了药品说明书，改为禁用于 3 岁以下孩子，但其实不论孩子多大都没必要用这个药。

匹多莫德这篇文章的逻辑适用于声称能调节免疫的脾氨肽，也适用于另外一个声称能调节免疫的洋中药施保利通，这个德国的传统草药在美国是当膳食补充剂来卖的。

像施保利通这样的欧洲植物药很多，比如"小绿叶"、银杏叶提取物等，它们的共同特点是有效性证据不足，在国外都是一些无法进入主流市场的药物，但在我国却被包装成"高大上"的进口药备受追捧。

中成药

中成药在上市前也大多没有经过严格的临床药物试验，所以不清楚它们的药效和安全性，也无法权衡收益和风险。和民众的认知不一样的是，中药并不是天然、无毒性的，很多中药被证实有肝、肾和神经毒性。

中国孩子从一出生就可能和中药打交道，茵栀黄等大家都耳熟能详，还有各种名目繁多的中成药，都是儿科非常常用的中成药。

去医院没被开上中药是小概率事件，更危险的是中药注射液，2018年国家药品监督管理局发布了多个和中药注射液相关的通告，主要是限制这些药物在儿童中使用。

中药注射液药效未得到验证，但成分却很复杂，过敏反应频发，严重的致死性过敏性休克也不少见，所以最好不要给孩子使用。

"消"字号产品

"消"字号是卫生消毒产品，这类产品上市前不需要经过临床药物试验，只需获得省级卫生行政部门批准，一些不法厂商把这些消毒产品包装成药物，而且违规添加激素、抗生素、抗真菌药物。

此外，每年手足口病流行的时候，就会有人兜售一种叫"手足口病病毒抗体喷剂"的产品，同样是毫无用处的骗钱产品。

医院自制药

医院自制药的生产许可、生产条件以及后续监管要求比"准"字号药低很多。虽然不排除医院自制药里有一小部分是因为需求小，所以药厂不愿意规模化生产，但大部分医院自制药都是有效性和安全性得不到验证的药物，而且这类药都有正规的可替代药，所以没必要使用。

孩子病了到底用什么药

在用药之前，我们都应该想一个问题：吃这个药，能解决什么问题？按这个思路，我们可以把药分成两类。

能改变病情结局的药物

脓毒血症患者用敏感抗生素能增加活下来的机会；肿瘤患者用适合的化疗药，能提高 5 年存活率；高血压患者用降压药控制血压，能降低心、脑、肾病变的风险、延长寿命；流感患者在发病的头 48 小时用奥司他韦，能缩短一点流感症状的持续时间，也能降低严重并发症的风险。这类药能改变疾病的最终结局，或者改变疾病的持续时间。

能改善生病时不适的药物

流感所致的发热，用退热药不能让流感好得更快，但能让患者发热时没那么难受；咳嗽咳得睡不着，吃止咳药能让你睡得安稳一些，人也舒服一些；因癌症而疼痛的患者用止痛药对 5 年存活率影响很小，但能提高生活质量。针对症状的用药，如退热药、止咳药、止痛药都属于这一类。

通常来说，能改变病情结局的药物，也能改善舒适度，因为病好了，人也就舒服了。改善舒适度的药物，对病情结局没有影响或影响很小，但能改善生活质量。

第一类药：因为收益／风险比很大，所以医生会强烈推荐使用，基本是处方药。

第二类药：因为收益与患者对症状的敏感度和忍耐度有关，用或不用、什么时候用，很大程度上取决于患者的意愿。

回到儿科，儿童和成人的疾病谱有很大不同。高血压、糖尿病、癌症这些慢性病在儿童相对少很多，而感染性疾病却要多很多，尤其是幼儿。

这是由于幼儿的免疫系统还没接触足够多的病原体，免疫系统还在完善的过程中。烈性感染性疾病可以通过疫苗来预防，所以普通的、能自愈的病毒感染性疾病就成了儿童最常见的疾病种类，比如感冒、支气管炎、病毒性腹泻、手足口病、疱疹性咽峡炎等。

这些常见的病毒感染性疾病，大部分能自愈，而且大多还没有药物能改变病情结局，能做的主要是对症支持。这就决定了儿童用药，尤其是家庭和门诊用药，以第二类药物为主，所以家长们最熟悉的，也往往是退热药、止咳药之类。

儿童和成人用药还有另外一个不同，那就是儿科用药决策者不是患者本人，而是家长。家长对疾病的认知很多只停留于症状，对疾病的本质、转归并不清楚，也就很难意识到上面说的这些常见病是大多能自愈的，也是"治不好"的。

同时，孩子不能准确地表述，家长感知到了孩子的症状，却不清楚原因，会很焦虑，想去做点什么，比如喂点药。虽然并不知道这个药到底有没有用、有什么用，只要是听亲戚朋友说过、在广告或朋友圈里看到过，或者看药名好像对路，在病急乱投医的状态下，就给孩子吃上了。

于是出现了第三类药：不能改变病情结局，也不能改善孩子的不适，甚至还会增加孩子的风险，但能缓解家长的焦虑。于是就出现了那么多没用还可能对孩子有害的药，而且这些药很多都成为了大家追捧的"神药"。

再回到前面的这个问题：孩子病了到底用什么药？

这是一个非常大的问题，儿童总的病种非常多，所以这不是一两篇文章能回答完的问题，也不是一两本书能完整回答好的问题，我只能针对儿科最常见的症状和疾病介绍一下常见的家庭用药。

发热

对乙酰氨基酚和布洛芬。

咳嗽

6 岁以下不建议用药；6 岁以上如果咳嗽严重，可以使用含右美沙芬的止咳药。

腹泻

轻中度脱水，在孩子能喝水的情况下，建议使用口服补液盐 Ⅲ；发展中国家的孩子也可以补锌，如硫酸锌、碳酸锌等。一般不需要用抗生素，但特定致病菌引起的细菌性肠炎则需要在医生的指导下使用抗生素。

呕吐

通常不需要用止吐药。满 6 个月的孩子，病毒性胃肠炎引起的轻中度脱水并因为频繁呕吐不能口服补液，在医院外可考虑用昂丹司琼。

湿疹（特应性皮炎）

保湿剂（如凡士林）+外用激素（如氢化可的松乳膏、地奈德乳膏等）。

尿布疹

氧化锌软膏。

过敏性疾病

如变应性鼻炎、荨麻疹等，2岁以上的孩子可针对过敏症状使用西替利嗪、氯雷他定等抗组胺药。

功能性便秘

乳果糖或聚乙二醇（国内没有儿童剂型），大便嵌塞时可临时用开塞露。

外伤

可用生理盐水冲洗，污染伤口可用稀释的聚维酮碘（证据弱）。

需要提醒的是，以上提到的只是儿科最常用的那些家庭用药，不等于没提到的药就是不能用的药。

能用的药，也都是有一定的使用指征，并不是出现了前面的症状或疾病，就一定需要用所列举的药，比如不是一发热，就需要马上吃退热药，而是孩子体温到了一定度数（如 39℃）且有明显烦躁、哭闹等不适的表现，才需要用药。

同一种病，病情轻重不一样，用药也会不一样，比如腹泻导致的脱水，轻中度的、呕吐不频繁的孩子可以口服补液盐；重度脱水或频繁呕吐的孩子，则需要静脉输液或鼻饲管补液。用药也不是治疗疾病的唯一方式，比如肿瘤的治疗，往往是化疗 + 放疗 + 手术的综合治疗。

同一种药，对有适应证的情况是好药，对没有适应证的情况，就可能是毒药。比如对严重的细菌感染，抗生素是救命的药，但对于普通感冒，抗生素则没有任何帮助，反而增加过敏、腹泻等不良反应风险。所以抗生素不要自己服用，而是要在医生的建议下使用。

总的来说，用药是在了解病情和药物的基础上做出的决策，也是专业要求比较高的决策。作为家长，我们可以了解那些家庭常用药，知道哪些是没用还可能有害的药，但不太可能通过几篇文章学会给自己孩子用药。

我们需要学习的是儿童常见问题的家庭护理方法，知道哪些情况需要去医院。

育儿强迫症之喂食强迫症

家长都希望孩子能安安静静地坐在桌旁大口吃饭，大口吃菜，认为这样孩子就能长得高、长得壮。

但现实却是一到吃饭时间，孩子就躲得远远的，好不容易哄上了桌，却这也不吃那也不吃，要不随便吃几口就跑了，要不就是只吃某一样自己喜欢的菜。

大人担心孩子吃不饱、吃不好，就端起碗一勺一勺地喂，喂着喂着孩子跑开了，大人就端着碗追着孩子满地跑，为了哄住孩子，玩具、电视、手机全用上，但饭还是不能好好吃。

这些家长可能没想到，孩子吃饭越来越不好，自己喂饭越来越辛苦，根源可能在自己的喂食强迫症。

孩子生长有自身的规律，在出生头1年里，体重增长很快，1年内可达到出生时的3倍，然后增长速度就明显放缓了，而第2年体重只能达到出生体重的4倍，这个生长速度的变化是每个健康孩子都会有的自然规律。

影响孩子身高、体重的因素有很多，有的和饮食营养有关，有的和无法改变的遗传因素有关。每个人的体形多少会有些差异，有的在平均线上，有的在平均线下，明显偏离正常范围的孩子该去看医生，但只要孩子的生长曲线在正常范围内，就是正常的。

不了解这一点的家长，看到孩子突然长得慢了，或孩子没别人家孩子那么高、那么壮，就以为孩子是吃得太少、营养不良，担心孩子生长发育落后，进而开始喂饭了。

喂饭的大人并不能准确估算孩子想吃什么、能吃多少，往往会按自己的喜好和标准去给孩子喂食，给两三岁的孩子大碗盛饭，孩子吃不下了也一勺一勺地往嘴里塞，结果就是孩子一口饭含几分钟才吞下。

被强迫进食的孩子，吃着自己不想吃的饭菜，吃着自己吃不下的饭量，吃饭成为一件很痛苦的事情，他们渐渐失去了对食物的兴趣和对饥饱的感觉，越发恐惧吃饭，抗拒进食。

越是不吃大人越担心，越是忍不住进一步强制喂食，孩子就越痛苦，形成恶性循环，最后的结果就是大人端着碗追着孩子一勺一勺地喂，一顿饭要吃大半个钟头甚至一个多钟头。

正常人都能产生饥饿感，饿了觅食是人的本能，只要家长提供充足丰富的食物，孩子有手，有自己进食的能力，他是饿不坏的。这餐吃得少了一点，孩子会更早感到饿，下一餐可能就会吃多一点。在物质供应丰富的今天，有手有嘴的健康孩子完全不用担心他会饿坏。

刚开始学着自己吃饭的孩子，可能会把吃的弄得到处都是，甚至把碗勺掉到地上。成长阶段的孩子好奇心也重，所以吃饭时也好动，进食习惯经常变化，不太可能像大人一样有意识地去选择比较均衡的饮食。

但随着孩子精细动作的发育，自我管理能力的提升，这些都会慢慢好转。大人需要做的是提供健康、合理的食物，自己做好进食的榜样，从孩子能抓手指食物，能抓勺子就开始有意识地培养他自主进食，给孩子一点时间，并适当引导，孩子就能够自己好好吃饭。

有喂食强迫症的家长，总担心孩子输在起跑线上，看到孩子没有按自己想象的那样吃就开始代劳，不尊重孩子自身的发展规律，越俎代庖的喂食只会让孩子失去自我进食的意识和能力，干预了孩子自我进食能力的形成。

被强迫喂食的孩子要么抵触进食，生长落后，或者依赖上喂食而被过度喂食，导致肥胖等问题。担心孩子输在起跑线上而喂食的家长，自己辛苦不说，还害了孩子。

如何培养孩子自主进食

养育一个孩子需要花费很多心血，对一些家长来说，真的是自己一口一口把孩子喂大的。而另外一些家长相对会轻松很多，因为他们有意识地培养孩子自主进食，孩子从小就能自己好好吃东西。

良好的进食习惯，不但可以让父母更轻松，还可以让孩子得到均衡合理的营养。相反，喂食以及强迫进食，不但大人更累，还可能导致孩子肥胖及其他相关营养问题。

那该如何培养孩子自主进食呢？

和大人不一样的是，孩子的精神、体格或活动能力在不停地发育变化，在各个阶段有不同的生理特点，所以培养孩子自主进食的方法不是一成不变的，也不是越早越好，而是需要根据孩子自身的发育规律进行。

出生头 6 个月里，孩子四肢的运动能力尚无法支持他们自主进食，因此只能依靠大人将乳头或奶嘴送到嘴边，然后依靠原始的觅食反射、吸吮吞咽反射去完成进食。这个年龄段也只需母乳或配方奶，饿了他们会哭闹，饱了会吐出乳头或奶嘴，大人可以通过观察这些信号实现按需喂养。

6 个月以后，单纯的母乳或配方奶已不能完全满足孩子的营养需求了，家长要开始给幼儿添加辅食。同时，随着月龄的增加，孩子也慢慢具备了一定的运动能力，渐渐的他们能双手捧着奶瓶自己喝奶，能抓着手指食物往嘴里送，或者握住勺子自己进食。通常，在8~9月龄之后，孩子已经具备了足够自主进食的能力，并且大部分会有自主进食的意愿，这正是家长鼓励并培养孩子自主进食的良好时机。

鼓励自主进食时，家长首先需要为孩子提供合适的食物。对于8~9月龄的孩子，手指食物是帮助学习自主进食的理想选择。我们还需要根据孩子的发育特点为他们提供恰当的工具，比如当他能自己捧住杯子时，就可以让他试着自己喝水、喝奶，当他能自己握住勺子时，就可以给他提供勺子和容易舀的食物进行尝试。

同时，父母要学会控制自己的心魔，不要有太强的控制欲望。孩子在不同的年龄段有各自的生理特点，不要指望孩子总是如大人的期望和想象那样做好每一步。孩子刚开始自己吃东西时，可能会出现各种状况，比如把食物弄得满桌子都是，把水或者奶倒翻，吃得食物满脸满地都是，衣服脏了、碗勺掉了、桌子乱了、地上脏了……

但你要知道，谁也不是一生下来就能做好这些事情，凡事都需要有个过程。你自己动手帮他喂食，可以做得更快更好，但你完全代劳了，孩子就失去了学习的机会。孩子刚开始做得不好时，父母可以示范、引导，只要不危害孩子的健康和安全就不必太在意。

在饮食习惯上，孩子也有自身的特点，比如食量没有大人那么大、只吃某种自己喜欢的食物、不愿意尝试新食物、注意力不集中、比较好动等，父母应该按照孩子的特点进行引导。

要给孩子提供适合他们的餐具，比如不容易打碎的，这样即便被他们扔在地上也不用担心。有的父母总是期望孩子多吃多喝，给孩子用大的碗盘装很多，但孩子不是吃得越多越好，过量饮食反而会增加孩子的健康风险，一次少盛一点，不够再添，可以减少浪费，还可以避免大碗的食物给孩子造成的进食压力。

不要为了不浪费粮食，在孩子已经吃饱的情况下非要他去把碗盘里的饭菜吃光，现在不是物质短缺的年代，为了节约一点粮食强迫孩子吃光，过量进食引发的健康代价不是这点粮食能换回来的。

在发育阶段，孩子不愿意尝试新食物也是很常见的，不能给一次孩子不吃，就判定孩子不吃这种食物，而是应该多尝试几次。可以改变上菜的顺序，在孩子比较饿的时候先将想让他吃但他不想尝试的食物端出来，将他已经接受并偏好的食物最后端上来，这样可以促使他去尝试新食物。

有的家长可能会注意到，孩子在家不肯吃饭，但去餐馆却吃得很好，有时候在家不吃青菜，到外面却很乐意吃。遇到这种情况，家长就应该反思一下到底是孩子真的挑食，还是自己做的食物品种和花样不够丰富，不要自己把饭菜做得单一难吃，还怪孩子不吃而强迫他吃。

大一点的孩子也可以让他们参与食物的制作，让他们做一些力所能及的事情，比如择菜、洗菜之类。他们未必能帮上什么忙，但自己参与了容易有成就感，也可能更有兴趣去吃自己参与加工的食物。

在幼儿阶段，孩子生性好奇，喜欢活动，可以让孩子坐在高脚椅上进食，进食的时候不给玩具，不让他们看手机或电视。父母的习惯也很容易影响孩子的饮食习惯，大人应该做好表率，不挑食、不偏食，坐在餐桌前吃饭，不在吃饭时玩手机、谈笑。

同时，家庭成员也要共同学习育儿常识，比如让老人一起来看这篇文章，但最好让家里最靠谱的那位成员掌控全局，否则不同成员对孩子的应对方式不一致，可能让孩子无所适从，也会让其他成员的努力前功尽弃。

自主进食习惯的养成，短期内可能需要花费大人一些心力，但习惯一旦养成，大人会轻松很多，孩子也会终生受益。当然，并不是所有的挑食、偏食、喂养困难的孩子都是大人的问题，有少部分孩子确实是因为存在精神、心理、胃肠道问题。如果孩子生长发育曲线异常，该看医生还是要去看医生。

育儿强迫症之穿衣强迫症

有次收治一个十几天大的新生儿，孩子发热，双侧大腿软组织红肿，考虑为细菌引起的软组织感染，在城市里，这样的软组织感染现在并不多见了。

那时还是春天，室温有 20 多摄氏度，孩子父母两个都只穿了一件短袖，孩子却里里外外穿了 5 件衣服，最外面的是一件厚厚的棉衣，孩子小脸红彤彤的，伸手一摸，身上全是汗。衣服穿成这样，发生软组织感染我也不奇怪了。

这样的家长并不是一个两个，而是经常可以遇到。有些发热的孩子，查房的时候嘱咐减少一点衣被，家长无动于衷，自己动手给孩子减少一个盖被，脱掉一件衣服，转身发现孩子奶奶又给加回去了，因为有些家长认为孩子发热应该捂汗，汗捂出来了，感冒就会好了。

我可以理解孩子家长的想法，孩子小，怕他冻着，多穿几件可以给他保暖。确实，新生儿，尤其是早产儿的自我体温调节能力还比较弱，需要在一个相对适中恒定的环境温度下才能维持正常的体温，有些早产儿还需要放在暖箱里待上一阵子。但中国的家长对孩子穿衣似乎有普遍的强迫症，总觉得孩子会冻着，认为衣服穿得越多越好。

没有哪个父母不希望自己的孩子好，但好心有时也会办坏事，任何事情都是过犹不及。

衣服穿少了会冻着，目前的经济条件下不怎么担心这一点，但给孩子衣服穿太多实在是太普遍了，很多家长情愿在孩子脖子上塞个吸汗的毛巾也不愿给孩子脱掉一件衣服，一到秋天就把孩子穿得像个粽子，却不知道衣服穿多了一样会损害孩子的健康。

对新生儿和婴儿来说，穿得太多，最严重的就是捂热综合征。孩子的身体都限制在厚厚的衣服里，产生的热量无法散发，衣被里的温度越来越高，孩子又小，热得不行了也不会诉说和挣扎，长久的高温导致孩子高热、脱水、缺氧、昏迷，甚至呼吸、循环衰竭，这就是捂热综合征。这是一个很有中国特色的疾病，每年都有很多孩子因此丧命。有些孩子抢救过来了，却落下脑损伤，一辈子残疾。在医学数据库里搜索一下"捂热综合征"，你会发现多么触目惊心。此外，过度穿衣还会增加婴儿猝死的风险。

除了这些严重后果，穿衣过多还会限制孩子的肢体活动，让孩子的运动发育落后。有个疾病叫发育性髋关节脱位，在北方地区发病率明显高于南方，就可能与北方的孩子穿衣服多，下肢长久固定在不恰当的体位有关。

孩子的新陈代谢本来就比成人旺盛，过多的衣服让孩子更容易出汗，容易出现痱子、毛囊炎等皮肤疾病，这些小的感染病灶也可能扩散，进而导致软组织感染，甚至蜂窝织炎，就像文章开头提到的那个孩子。

孩子发热时，体温上升阶段孩子感觉冷的时候，可以用衣被保暖；但一旦孩子出汗了，要及时给孩子减少衣被，否则热量无法散发可能导致体温持续上升，甚至到 42℃以上。短时间内大量的出汗，还可能导致孩子脱水、休克。对于不能说话的婴儿，保暖尤其要仔细观察。

有些儿科医生还有这样的经验，经常感冒发热的往往是那些穿衣服很多很厚的孩子，家长认为多穿衣可以避免孩子着凉，却不知道这样导致孩子更少接受冷空气的刺激，身体对气候的变化更脆弱，更容易生病。

那应该怎样给孩子穿衣才更合适？人类穿衣有两个主要的目的，一为遮体，二为保暖。当气温足够高了，到了24℃以上，清醒状态下就没有什么保暖的需求了，穿一件单衣遮体即可，孩子也一样。

当气温低于24℃，大人会根据自己遍布皮肤的温度感受器感知冷暖，调整穿衣的件数和厚度。婴幼儿不会自己诉说，我们可以参考一个比较实用的原则：

1个月以内的孩子比大人多穿一件（平均厚度的）衣服。

1个月以上的婴儿和儿童体温调节能力基本和大人一样，可以参照大人一样穿衣。

3岁以上的孩子很多已经具备了自我表达冷暖的能力，只要孩子不觉得冷就没必要多穿，你也可以摸摸孩子的手心和后背，如果是暖和的，身上也不出汗，就说明衣服穿得比较合适。

爱孩子，就应该让他穿得舒服，而不是让他多多穿衣服。那些被活活捂热致死的孩子，是死于家长的无知，死于社会文明的落后，这不是某一个人的错，而是整个社会的问题。

后记

很多事情，虽然太过于普遍，但不等于能被人广泛认同。我的这篇文章在微博上发出后，就收到了很多有意思的评论，有的也让我哭笑不得。

· 来自于一位儿科医生：

昨天有个39℃的娃被家长捂了4层厚衣服加两层小被子，我反复建议脱衣服并讲解为什么，父亲支持，母亲和爷爷奶奶强烈反对，一家人打了起来，最后母亲报警……结局是39℃高热的娃仍然被捂得严严实实。

· 文章也勾起了很多人关于小时候穿衣的回忆。有个网友说：

"小时候跟着姥姥长大，记得上小学低年级，天气都已经很暖和了，早晨姥姥还非得让我穿棉裤上学，跟姥姥闹了一早晨还是失败了，结果到了学校热的我上厕所都解不开衣服，全被汗水粘身上了，好几个同学帮我……这痛苦的感觉一辈子都忘不了。"

另一位网友的说法可能有些夸张，"气死我了！小时候曾被裹上十一件毛衣，胳膊都折不过来了。"但小时候衣服穿得动都动不了的记忆很多人都有，包括我自己。

也有人在纠结于我写的穿衣方法，到底是该比大人多一件还是少一件？美国儿科学会旗下的网站 HealthyChildren.org 的推荐是在 24℃气温以下，新生儿建议比大人多一件。

但穿衣这样的事情是很难精准到一个公式的，毕竟每个人大人、孩子的身体条件都有所差异，这样的建议也只能做参考，只要孩子不冷不热穿得舒适，多一件少一件真不那么重要。否则，就算遵守这个原则去做，一样会让孩子抓狂。比如有个网友说："朋友的孩子冬天被外婆套了 6 件衣服，还开着空调，看着她动不了觉得好可怜，因为孩子外婆自己穿 5 件。"所以，纠正这种过度穿衣是当下最迫切要做的。

过度穿衣在中国是如此普遍，原因是人们对寒冷存在很多误区。英语里"cold"一词的一个意思是寒冷，另一个意思就是感冒。在中医的观念里，受寒会导致很多疾病，被风吹了着了凉，会感冒，还会导致风湿等。无论是东方还是西方，在人类的潜意识里寒冷总是和疾病相关。

事实上，现代医学已经证实，无论是普通感冒还是流行性感冒，都是由病毒感染引起的，比如鼻病毒，冠状病毒，呼吸道合胞病毒，流感、副流感病毒，而不是寒冷引起的，这早已经被实验证实的。

至于寒冷会不会增加感冒的风险，实验结果不一。很多研究认为寒冷不会影响感冒的发生，但也有相反的结论，有些人认为寒冷会影响人体的免疫系统，增加病毒感染的机会，所以对此尚有一些争议。

至于"风湿"，这是国人对一大类与关节有关疾病的泛称，在现代医学里这类疾病和受寒也没什么关系。类风湿关节炎是自身免疫性疾病，与自身体质有关，风湿热与乙型链球菌或柯萨奇病毒感染有关，也属于自身免疫性疾病，和受寒没有关系。

还有些家长看见孩子打个喷嚏就说着凉了，要赶快加衣服。事实上，打喷嚏的原因有很多，除了感冒，过敏性鼻炎也是常见的引发喷嚏的原因，甚至光线、气体的刺激都可能引起喷嚏，偶然性的喷嚏和感冒一点关系也没有，即便真的感冒也不是多多穿衣服就能好的，相反穿多了还会引起体温的升高。

我们需要知道的是，冻到孩子不应该，但热到孩子一样会出问题，**让孩子不冷不热，穿得舒适是我们的目标**。

由于观念的不同，孩子穿衣问题也会引起很多家庭矛盾。年轻的家长们普遍反映老人特别喜欢给孩子穿很多衣服，这一方面可能与老人新陈代谢比较慢，自己觉得冷所以总担心孩子冷有关；另一方面也说明相对于老一辈人，年轻一代的育儿观念进步了，很多年轻的家长也在为自己一直给孩子正确穿衣而自豪。

我一直努力科普正确的育儿知识，并不是我比大家聪明，而事实上，我自己小时候也是经常被穿得胳膊动不了，现在回家也经常被妈妈说衣服穿得太少了。如果我不是去学了医，也很可能沿用父辈的方法把自己孩子穿得里三层外三层。

观念的形成和成长环境有关，但也可以通过教育而改变，我儿时形成的观念在学医和从医的过程中被现代医学改变。有了孩子后为穿衣问题和家人也发生过争执，但我在逐渐改变着自己家人的观念，让自己的孩子受益。在行医的过程中，我也在尽量纠正家长们的错误观念，让就诊的孩子受益。

我当然也希望自己的文字能改变更多人的观念，让更多的孩子受益。

后　记

接受自己的不完美

几年前，在产房门口，从护士手里接过一个皮肤皱皱，满脸胎脂的新生儿，我意识到自己成为了别人的父亲。

初为人父的那一刻，有兴奋，也有迷茫和焦虑，一度怀疑自己能不能把她养育好，觉得自己还没准备好做别人的父亲。

虽然自己是儿科医生，但有了自己的孩子，变换一下视角，才发现自己在育儿问题上还有那么多困惑，自己所学的知识，原来还有那么多含糊的，甚至错误的地方。

所幸的是，那时我自己建立了循证医学的理念，在用这个理念系统梳理自己知识体系的过程中，一方面让自己孩子受益了，另一方面，因为职业规划开始了科普写作，有了微信公众号 drpei，再到后来有了这本书以及这次的增订本。

看完了这本书的内容，估计不少读者会感到懊恼，原来自己在育儿过程中曾经走过那么多弯路，自己曾经有过那么多的误区，自己给孩子吃过那么多本可以不吃的药。

作为父母，我们都想让孩子得到最好的呵护，我也知道很多妈妈甚至在有了孩子后就放弃了自己的职业，做了全职妈妈。

虽然我一直认为孩子不应该是我们人生的全部，过度的关爱未必有利于孩子成长，我们需要在养育孩子和发展自我之间去找一个平衡，但即便把全部的身心投入到孩子身上，因为种种原因，我们在孩子健康问题上都可能无意间犯下种种错误。

多花了一些钱是小事，让孩子受罪是大事，更让人担心的是可能对孩子身体造成伤害，但其实大可不必自责，因为没有一个父母是完美的。

在我们的医疗和社会环境下，即便是医生的孩子，生病了都很难保证得到很规范的治疗，给自己孩子吃中成药的医生大把，给自己孩子错误使用抗生素的医生也不少，曾经还有医生告诉我他自己孩子发热，他会用激素。

作为医生，虽然在生病用药的问题上我让我自己的女儿得到了最大程度的呵护，但也曾经因为错误的认识给女儿用过物理降温，我也一直觉得自己在儿童心理问题、儿童行为管教上有很大的短板，让她的成长并没有那么完美。

此外，孩子是在整个社会、家庭环境下长大的，父母双方、老人、幼儿园、保姆都可能对孩子的成长产生影响，即便我们自己能尽力去做好，但也不可能让别人完全按照自己的要求和标准去做。

我们自己是不完美的，我们的家庭、社会环境是不完美的，而且社会在不停发展，医学也在不停进步，我们今天所遵循的真理，到了明天确实有可能是错误。

我们可以通过学习知识，提高自己，在当前医学条件下，在自己力所能及的范围内，尽可能让孩子得到最好的健康看护、最安全的成长环境，但我们永远保证不了孩子得到的就是最好的。

每个孩子在成长过程中多少会遇到一些健康问题，如果读完这本书，让你对一些疾病有了新的认识，在孩子下次生病时，他就有可能得到比大部分孩子更好的呵护，你买书花的钱就物有所值了。

很多家长是在有了孩子以后开始重新认识医学和科学的，如果读完这本书，能让你建立一点科学的思维方式，让你刷新一下对科学的认知，那这本书就物超所值了。

谢谢大家的阅读。